U0018860

食療聖經·食譜版

預防·阻斷·逆轉15大慢性病的全食物蔬食╳天然調味料理

麥克·葛雷格醫師 Michael Greger, MD｜金·史東 Gene Stone ——合著

羅蘋·羅伯森 Robin Robertson ——食譜設計

謝宜暉 ——譯

THE HOW
NOT to DIE
COOKBOOK

100+ Recipes to Help Prevent and Reverse Disease

THE
HOW NO
COOKBOOK

麥克·葛雷格醫師 Michael Greger, MD │ 金·史東 Gene Stone ——合著

羅蘋·羅伯森 Robin Robertson ——食譜設計

謝宜暉 ——譯

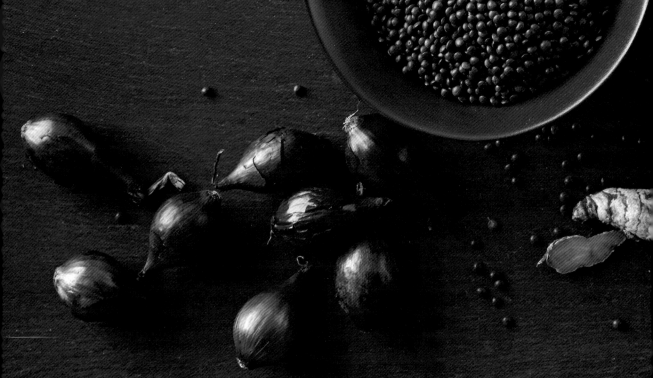

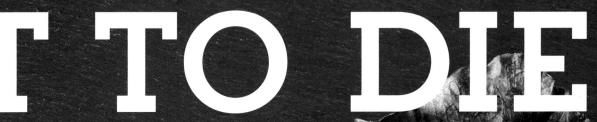

食療聖經・食譜版

預防・阻斷・逆轉15大慢性病的全食物蔬食╳天然調味料理

T TO DIE

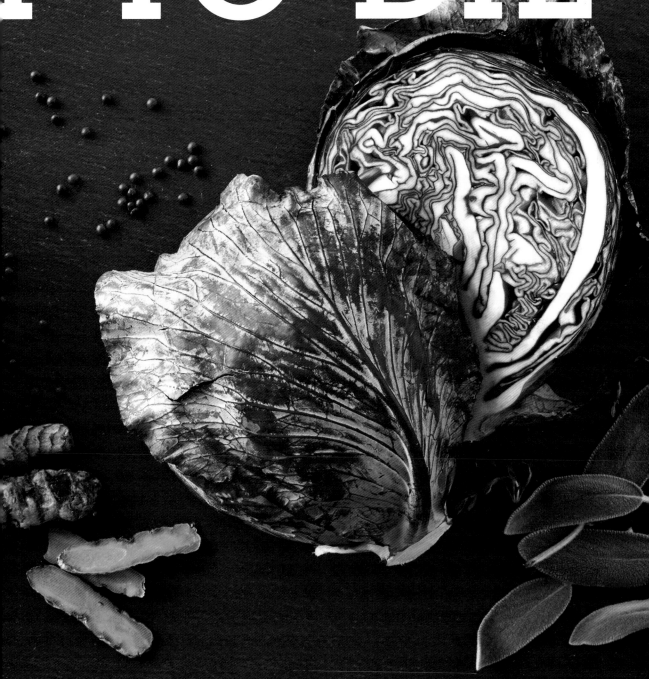

目錄
CONTENTS

● 請使用標準量杯、量匙來計量。

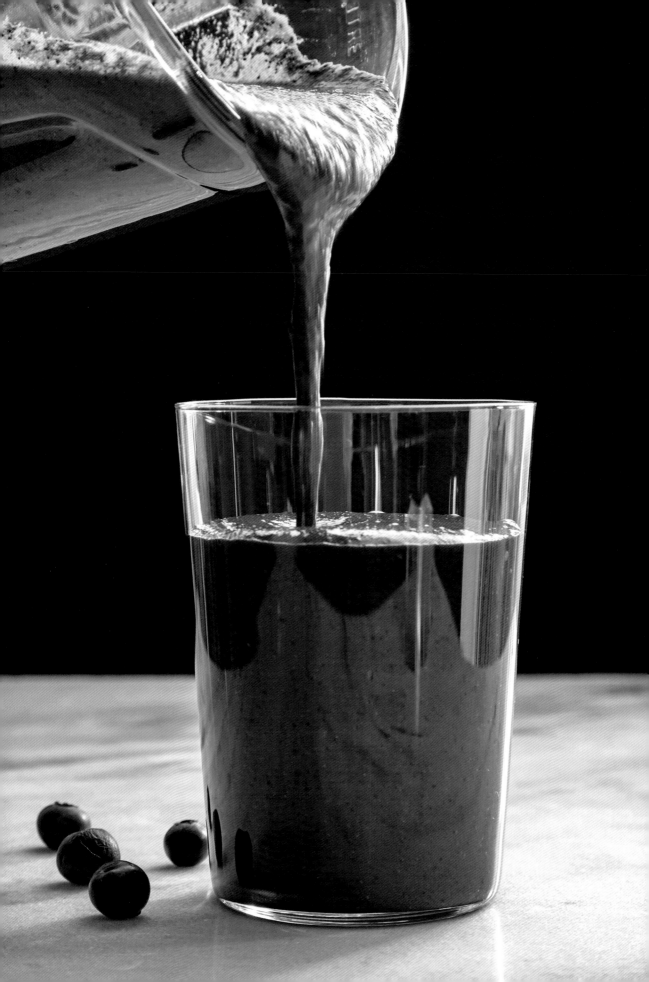

飲食新啟發
INTRODUCTION

我承認，我是個營養學偏執狂！我熱愛從科學文獻中挖掘真相，對於解開所有的謎團以及了解人體如何運作感到深深著迷，並樂此不疲。高中時，我常常蹺課泡在附近大學的科學圖書館裡，花費數不清的時間，試著閱讀所有期刊裡的新問題，雖然幾乎都看不懂，但就是喜歡這整個科學探究的概念：用實驗證據來檢驗我們關於宇宙的理論。

上大學後主修生物物理，最感興趣的部分，是我們每個人內部宇宙的秘密，這就跟所有的科學與數學一樣令人著迷，我逐漸意識到，造成死亡與殘疾的頭號殺手並非希格斯玻色子（Higgs boson＊），而是我們的日常飲食。我的母親深入參與公民運動，啟發了我投注畢生之力來使世界變得更美好；而我祖母因改變飲食而從心臟病末期奇蹟痊癒的經驗，提供了我方向：讓我想成為一名醫生，並專攻營養學。

儘管這樣做並沒有什麼實質幫助，但我仍樂於花上一週七天的時間，在某個醫學圖書館的地下室，忘情於布滿灰塵的書堆中，滿足好奇心。但每天早晨激勵我跳下床（並踏上跑步機）的最大動力，則是源自於能夠用所發現的資訊來拯救與改變的所有生命。多年來，透過「食物真相」（NutritionFacts.org）網站，我的工作已經影響了數百萬人，但一直到《食療聖經》（How Not to Die）出版後，影響力才真正開始蔓延開來。讀者真摯的感謝函如洪水般淹沒了我的信箱、e-mail 與語音信箱，告訴我這些所分享的科學知識，是如何幫助他們與家人變得更健康，而這些訊息，都是珍貴的禮物。

更棒的體驗，是能夠面對面地接受對我工作的衷心感謝。在走遍世界各地分享這本書的過程中，我見證了無數個改頭換面的故事，在演講結束後，有好多人大排長龍地來與我交談，有時甚至久到僅剩幾小時讓我趕去機場。

讀者與聽眾跟我分享的故事，通常都不是像大部分醫生會聽到的那些病痛纏身的經歷，而是恢復健康與幸福結局的故事，所以你認為哪種故事會讓我們更滿足呢？

請讓我分享其中一則故事。

在美國波士頓哈佛大學丹娜法伯癌症研究院（Harvard's Dana-Farber Cancer Institute）的一次演講後，我遇見了一位在此任職的中年男子克里斯。克里斯會來聽我的演講，是因為他大約在十歲時就被診斷出有第二型糖尿病（type 2 diabetes），但他不甘心屈服於醫生所斷言的命運，一輩子服藥與接受監測。

克里斯的醫生告訴他，他的糖尿病可能是來自於不良的遺傳，他需要服藥，並且應隨時「注意糖量」（無論這意味著什麼）。克里斯知道糖尿病會導致一些像是失明或截肢的併發症，而他的醫生似乎對預後不太樂觀，且也沒有提供任何其他的建議。

十年前，克里斯在絕望與無助中離開了診間，他覺得自己就好像被宣判了死刑，但他從未放棄尋求其他的答案，正因如此，他來聽了我的演講。

在克里斯講述了他的經歷後，我告訴他，不管他的醫生怎麼想，我們實際上對於自己的健康與命運有著巨大的影響力，大部分的英年

＊譯註：希格斯玻色子，又稱為「上帝粒子」，是一切物質質量之源。

早逝與殘疾，都可以用蔬食與健康的生活方式來避免，而第二型糖尿病就是可恢復疾病中的一個最佳例子。

隨後，克里斯遞上了一本《食療聖經》請我簽名，我照例在簽名後面留下我的個人 e-mail 與手機號碼，並鼓勵他如果有任何需要我幫助的地方，歡迎跟我聯繫。

大約十個月後，我收到了克里斯的 e-mail：

親愛的醫師：

你相信嗎？我的糖尿病沒了！醫師，我打敗它了！《食療聖經》確實救了我的命！猜猜看還發生了什麼事？我太太從青春期就一直有體重的困擾。我們一起實行蔬食，然後在這麼多年後，她的體重終於第一次回到正常範圍，我們都高興得不得了，感覺就好像是重回青春期一樣！（我有告訴過你，我們是高中班對嗎？那真的是很久以前的事，但現在感覺似乎沒那麼久了！）

我還要告訴你，這種飲食方式幫我們省了很多錢！過去我每個月花在糖尿病的醫藥費都超過 70 美元，包括了藥費、血糖檢測儀和試紙等，現在我們把在醫藥費上省下來的錢，都存進「幸福帳戶」裡！

我們一直都想要養一隻狗，當我終於戰勝糖尿病後，我太太說：「你恢復健康的那天，是我這輩子最棒的一天！我們應該要慶祝一下。」我告訴她，我想要去動物收容所領養一隻狗。當收容所的員工問我們想要哪種狗時，我告訴他：「一隻你覺得其他人都不會想要，其他人都會放棄的狗，一隻需要第二次機會的狗——那就是我的狗。」

收容所的員工彼此交談了一會兒，然後就牽出了一隻黑色大狗，她垂著頭，兩腿夾著尾巴，我們相互對望了一眼後，我領養了牠，並命名為「喜樂」，對一隻遭遇悲慘的狗而言，這真是個不太搭調的名字對嗎？但我們很快就變得親密，現在我太太、喜樂和我每天早上都會一起去散步，我們稱之為我們的「喜樂漫步時光」！如今喜樂就像她的名字一樣，開心地生活著，而我認為在救出她的同時，她也拯救了我。

對我而言，在大多數的日子裡，要做到這些新的健康選擇都很容易；而當感到迷惑時，只要看著喜樂，我就會想起過去是什麼樣子，提醒自己絕不要再重蹈覆轍。

感謝你跟我說過的那番話，也謝謝你關心我和我的家人，你可能永遠都不知道這對我來說意義有多麼重大，我希望你能把曾經告訴過我的那些話告訴大家——基因不代表我們的命運。人生是充滿希望與喜樂（至少在我家）！謝謝你，葛雷格醫師！

別客氣，克里斯！

然而，並非每個人都如此寬宏大量，有些人感到很生氣：為什麼他們的醫生沒有告訴他們，我們的飲食選擇可以救命？當我展示一些數十年前的研究，顯示我們的主要死因可以輕鬆就被逆轉時，觀眾腦中就會想著：「等等，這是否意味著我的兄弟（或者姐姐、母親、摯友）其實可以不必死？！」迪恩・歐尼斯醫師（Dr. Dean Ornish）早在 1990 年代就發表了研究，證明心臟病可以被逆轉。[1]而我在克里斯參加的講座中所發表的糖尿病逆轉研究，則發表於 1979 年。該研究表明，患有第二型糖尿病長達 20 年，每天必須注射 32 個單位胰島素的人，可以在短短 13 天內，就不再需要任何的胰島素。[2]

讓我們深思一下：長達 20 年為糖尿病所苦的人，可以在少於兩個星期的時間裡，就不再需要仰賴胰島素，而他們之所以忍受糖尿病 20 年，只因為沒有人告訴過他們蔬食飲食的好處。多年來，他們離自由其實一直只有 13 天的距離而已……

. . .

雖然嚴格說來，素食與蔬食是一樣，但我並沒有把這本食譜定位為素食食譜，因為吃得健康，與素食主義、純素主義或任何主義都無關。從營養學的角度來看，我不喜歡「素食」或「純素」的說法，是因為這些是由你「不吃」的食物所定義。我經常遇到純素食者很得意的告訴我關於他們無動物飲食的內容，不外乎是由薯條、素肉與非乳製冰淇淋所組成，或許這樣的菜色可能是純素，但卻並非有益於健康。

這就是為什麼我更喜歡用「全食物蔬食營養」這個詞。現有的最佳科學實證表明，最健康的飲食是盡可能減少肉類、蛋類、乳製品與加工垃圾食品的攝取，並增加水果、蔬菜、豆類（豆子、豌豆、鷹嘴豆和扁豆等）、全穀物、堅果和種籽、菇類、草藥與香料的攝取。基本上，從土裡長出來的，才是真正的食物，是我們最健康的選擇。

那麼，什麼是全食物？我所指的，是沒有過度加工的食物。換句話說，沒有添加什麼不好的成分，也沒有損失什麼好的營養。

食品加工的典型例子，是研磨穀物，像是把全麥磨成白麵粉，或者將糙米「精緻」成白米。白米可能看起來很乾淨，但卻幾乎喪失了糙米中所具有的必需營養素，例如維生素 B 群。在食品製造商於白米中添加維生素前，有成千上萬的人死於腳氣病，也就是因為食用缺乏營養的白米所導致的維生素 B 缺乏症。儘管現在的精製穀類通常會添加少量維生素，但仍然缺乏許多在全穀物中所含有的無數植化素（phytonutrients）。

根據我對於全食物的定義是──無壞添加物，無營養流失。因此鋼切燕麥、傳統燕麥，甚至（原味）即食麥片都算是相對未加工的食物，不過如果能夠的話，最好的選擇還是完整、未經加工過的全穀物。

而我所指的蔬食，是盡可能地將飲食以整棵植物的食材為主。在《食療聖經》中，我建立了一個紅綠燈系統來分類食物。人們應該要多吃綠燈食物，少吃黃燈食物，而理論上每天都應避免紅燈食物。對健康的人而言，在生日、週末與特殊節日裡，吃什麼都沒有關係，因為真正會累積並對健康造成影響的是每天的日常飲食。正如凱薩醫療機構（Kaiser Permanente）出版的指南──《蔬食飲食：一種更健康的飲食方式》（The Plant-Based Diet: A Healthier Way to Eat）中所說：「如果您無法百分之百做到蔬食飲食，那麼就以百分之八十為目標吧！任何朝更多蔬食、更少的動物性產品（與加工食品）的改變，都能夠改善您的健康！」[3]

我盡力確保本書中的所有食譜都是由綠燈的食材所組成，這並不是說所有的加工食品都對身體不好，食物與其說是絕對的好或壞，不如說是相對的較好或較差，因此未經加工的食物，往往會比加工食物更健康。你不妨這樣想：在燕麥片裡加進杏仁，要比加杏仁奶好，而加杏仁奶會比加牛奶好。

. . .

《食療聖經》是受到我了不起的祖母所啟發的。醫生曾告訴她，她活不過 65 歲，她被醫生用輪椅送回家等死，然而就在從醫院回家後不久，她看到電視節目《六十分鐘》（60 Minutes）播出了一段關於納森．普立提金（Nathan Pritikin）的報導。普立提金是早期生活型態醫療的先驅，因為用蔬食逆轉末期心臟病而聞名，於是我的祖母飛到加州的普立提金中心，看看他的計畫是否能夠幫助她。當時他們用輪椅把祖母推進去，而她出院時，卻是自己用雙腳健康地走出來，她在被醫生宣判死刑後還能多活 31 年，與她的六個孫子一起繼續享受人生，其中也包括了我。

而這本書，則是受到你──我的讀者與支持者們所啟發，因為你們經常詢問我最喜歡的食譜、對於飲食計畫的確切建議，以及盡可能在生活中獲取每日十二清單中食物的最佳方式。所以我希望能夠藉由此書幫助你的家庭，就像普立提金幫助我的家庭一樣。

《食療聖經》的養生法

我會鼓勵那些還沒有聽過或讀過《食療聖經》的讀者，到附近的書店或圖書館去找一本來讀，我個人並不會因為賣書而獲利，所有從我的書籍、DVD 以及演講中獲得的收入，全數都捐贈為慈善之用。因此，我並不是因為個人的利益才希望你去閱讀我的上一本書，而是真心相信，它能夠幫助你生活得更加健康快樂。

以下是《食療聖經》主題內容的精簡摘要，這個快速摘要可以幫助你了解在這本配套食譜中囊括這些特定（且美味）食譜的原因：它們全都含有最可能幫助預防疾病與恢復健康的全食物蔬食。

在 1950 年代後期，41 歲的工程師納森‧普立提金被診斷出患有冠狀動脈性心臟病（coronary heart disease），他的醫生告訴他，他無能為力，能做的只有多睡點覺、避免爬樓梯，以及盡可能多花點時間跟家人相處，但普立提金並沒有坐以待斃，而是自力救濟，盡力吸收所有關於他疾病的知識。

他的研究最終啟發了他採用蔬食飲食，就在兩年內，他的膽固醇從 300 多降到低於 160。普立提金並沒有因心臟病發作而死亡，反而繼續幫助無數的人逆轉他們的心臟病，其中一位就是我的祖母，正如普立提金的傳記中所描述的，成為他最著名的成功故事之一。[4]

我祖母奇蹟康復的故事，正是啟發我就讀醫學院的原因。然而當我真正到了那裡，卻驚訝地發現，透過改變生活方式來逆轉慢性疾病的所有證據，也就是不用藥物或手術就能讓動脈暢通的道理，大部分都被主流醫學所忽視。如果能有效治癒我們主要死因的方法都可能掉進兔子洞裡被忽略，那麼醫學文獻裡還可能埋藏了哪些其他的資訊？我把找出這些答案當成我人生的使命，這就是我創設「食物真相」網站以及撰寫《食療聖經》的原因。

蔬食營養是在大多數病人身上唯一被證明能夠逆轉心臟病的飲食方式。如果逆轉我們的頭號死因，是蔬食飲食能夠做到的，那麼在得到新證據推翻這個理論之前，何不將它當成預設的飲食方式？更何況它也能有效地治療、遏止與逆轉一些其他的主要死因。

在《食療聖經》中，我介紹了飲食在預防與逆轉 15 種英年早逝的死因中可能發揮的作用，以下我將它們按照順序列出，就從最常見、也是我祖母成功逆轉的疾病開始。

冠狀動脈性心臟病

這是我們的頭號殺手，每年讓 37 萬 5 千名美國人命喪黃泉。[5] 但正如中國—康乃爾—牛津計畫（China-Cornell-Oxford Project）所言，其實這是可以避免的。這項由康乃爾大學名譽退休教授湯瑪斯‧柯林‧坎貝爾（Professor Emeritus T. Colin Campbell）所領導的詳盡研究，檢視了幾十萬名中國農村人口的飲食習慣與死亡率，之後成為坎貝爾教授的暢銷書《中國研究》（The China Study，台灣翻譯書名為《救命飲食》，由柿子文化出版）的基礎。令人驚訝的是，坎貝爾教授與同事發現，西方許多流行的慢性病，包含冠狀動脈性心臟病，在蔬食為主的中國人口中都不存在。[6] 而二十世紀初在非洲農村所進行的類似研究，也發現了相同的結果：以蔬食為主的人口罹患心臟病的情形，比同齡的美國人少了一百倍。[7]

從意外身亡受害者的屍檢報告顯示，心臟病從生命非常早期就已經開始。[8] 事實上，如果你的母親具有高膽固醇，那麼你的心臟病可能從胚胎時期就已經開始了。[9]

1953 年，在《美國醫學協會期刊》（Journal of the American Medical Association）中的一項研究，檢視了 300 名在韓戰中陣亡的美國士兵遺體，平均年齡為 22 歲。研究人員發現，有 77% 的士兵身上，已經出現冠狀動脈粥樣硬化

（coronary atherosclerosis）的明顯證據；其中甚至有些人 90% 以上的動脈都已經阻塞。[10] 而針對意外死亡受害者的其他研究也顯示，脂肪斑紋（fatty steak）——動脈粥樣硬化形成的前兆，早在十歲時，就已經出現在那些採取標準美國飲食的人體內。[11]

儘管如此，在測試前我們仍無法確定這是否真的是食物的緣故。而迪恩・歐尼斯醫生是在隨機對照試驗中，證明蔬食飲食以及其他健康生活方式的改變，能夠逆轉心臟病的第一人。[12]

隨後，小寇德威爾・艾索斯頓（Dr. Caldwell Esselstyn Jr.）醫生僅採用飲食的部分繼續研究。在 2014 年，他發表一項包括近 200 名嚴重心臟病患者的研究，其中一些人就像我祖母一樣，連走到信箱這樣一小段路，都必須忍著疼痛，一拐一拐地辛苦跛行。試驗開始時，艾索斯頓醫生告訴他的病人採用全食物蔬食飲食，就在改變飲食後，超過 99% 有遵照醫囑的病患，都避免了進一步的重大心臟病症。[13]

肺部疾病

肺癌、慢性阻塞性肺病（chronic obstructive pulmonary disease，簡稱 COPD）和氣喘（asthma）每年奪取 29 萬 6 千名美國人的生命。[14] 但蔬食飲食可以幫助預防以上三種疾病。當然，預防肺癌最好的方式，就是避免吸菸，且每天攝取一株綠花椰菜以增強肝臟中解毒酶的活性，並有助於防止肺癌所引起的細胞層級的 DNA 損傷。[15] 再者，每天吃一份水果，就能降低 24% 的 COPD 死亡風險，其症狀包括了會使人呼吸困難，並隨著時間逐漸惡化的肺氣腫。[16]

最後，高蔬菜攝取量可以讓兒童的氣喘發病率減低一半。[17] 就治療氣喘而言，在一項隨機對照試驗中顯示，在飲食裡添加幾份蔬菜和水果，可將氣喘發作的機率減半。[18]

腦部疾病

兩種最嚴重的腦部疾病是中風和阿茲海默症（Alzheimer's disease），每年共造成 21 萬 5 千名美國人死亡，[19] 這兩者都曾出現在我的生命中：我的外祖父是死於中風，而外祖母則是死於阿茲海默症。在大多數的中風情況下，大腦的血流會被切斷，因而造成缺氧，而中風造成的後果，取決於腦部的哪個區域受損，曾經歷過短暫中風的人，可能只需要克服四肢無力感；而那些嚴重中風的人，則可能會癱瘓、失語，或者因而死亡。

值得慶幸的是，蔬食飲食可以減少中風發生的機率。每天只要增加 7 公克的纖維（只有植物中有此成分）攝取量（份量相當於一杯覆盆子），就能減少 7% 的中風風險。[20] 此外，《美國心臟病學院期刊》（Journal of the American College of Cardiology）中的一篇綜合分析發現，每天增加 1640 毫克的鉀攝取量（相當於一杯烹調過的綠色蔬菜或者半杯豆類），就能降低 21% 的中風風險。[21]

阿茲海默症是一種破壞我們記憶力和自我意識的可怕疾病，既無法治癒，也無法有效治療。然而，一種共識正在形成，即阻塞我們動脈的食物也會阻塞我們的大腦。阿茲海默症研究中心（Center for Alzheimer's Research）的一位資深科學家，發表了一篇名為〈阿茲海默症無法治癒但可預防〉的回顧文章。[22] 驗屍報告一再證明，阿茲海默症患者往往明顯具有更多的動脈粥樣硬化斑塊堆積，以及腦內動脈變窄的現象。[23]

許多研究顯示，阿茲海默症並非主要來自於遺傳。例如，住在美國的日裔男性，阿茲海默症的發病率，就比那些住在日本的明顯高很多。[24] 比較住在美國印第安納波利斯（Indianapolis）的非裔美國人，與住在奈及利亞（Nigeria）的非洲人，也有相同的結果。[25] 因此問題可能出在典型的美式飲食，可能會阻塞大腦內的動脈。而什麼地方具有世界最低的阿茲海默症確診率？答案是印度北部的農村，[26] 傳統上採用穀物和蔬菜為主要飲食的人們。[27]

消化道癌

每年有 10 萬 6 千名美國人死於或許可以事先預防的癌症。[28] 雖然有些癌症的主因是來自於遺傳，但常見的消化道癌很可能是選擇了不良飲食習慣的結果。如果把腸子攤平，它們可以覆蓋數十坪的空間，[29] 這意味著當食物通過消化道時，跟它們相互作用的表面積非常大，因此食物可說是使人們（人體）受到外在環境影響的最大媒介（因素）。

大腸直腸癌（colorectal cancer，包含大腸癌與直腸癌）是美國最常見的癌症之一，但在印度卻相對罕見。相較之下，美國男性的大腸直腸癌診斷率高出 11 倍，女性則高出 10 倍，[30] 一個可能的原因是香料，例如薑黃（turmeric），是印度料理中必備的食材（包含咖哩粉），似乎具有多種抗癌特性，[31] 而另一種可能性在於使用含有薑黃的咖哩粉所製作的食物：印度是世界上最大的蔬果生產國之一，因此人口中只有大約 7% 的成年人每天都吃肉，大多數的人每天都吃豆科植物（豆類、豌豆、鷹嘴豆和扁豆等）和深綠色葉菜，[32] 這些蔬菜都含有另一種抗癌化合物，稱為植酸酶（phytates）。

胰臟癌（pancreatic cancer）是最致命的癌症之一，只有 6% 的患者在確診後存活到五年，[33] 這就是為什麼預防是當務之急。在美國國立衛生研究所（National Institutes of Health，簡稱 NIH）與美國退休人員協會（American Association of Retired Persons，簡稱 AARP）合作的研究，從 1995 年開始追蹤 52 萬 5 千名 51 到 71 歲的人中，研究結果發現，動物性脂肪攝取量與罹患胰臟癌的風險有顯著的關係；而攝取植物性脂肪則沒有發現這樣的關聯性。[34]

同樣的，在歐洲癌症和營養前瞻性研究（European Prospective Investigation into Cancer and Nutrition，EPIC）從 1992 年開始，對 47 萬 7 千人進行為期十年的追蹤中，研究結果發現，每天食用 50 公克的雞肉（大約是 1/4 塊雞胸肉），胰臟癌的風險就會增加 72%。[35]

感染

在我們每一次呼吸裡，都吸入了數千個細菌；而在每一口食物中，我們吃到肚子裡的細菌，更是超過數百萬個，雖說大部分的微生物是無害，但有些卻能引起嚴重的感染，例如單單是流感與肺炎，每年就會殺死 5 萬 7 千名美國人。[36] 所以蔬食飲食能提高免疫力，讓你更加安全。

2012 年發表在《美國臨床營養學期刊》（American Journal of Clinical Nutrition）上的一項研究顯示，每天被隨機分配到吃五份以上蔬果的年長志願者，對肺炎疫苗的保護性抗體反應，比與那些吃兩份以下的人高出 82%，[37] 換句話說，多吃一些農產品，可以增強免疫系統功能。

另外，綠花椰菜和其他十字花科蔬菜也已被證實能提高上皮淋巴細胞（intraepithelial lymphocytes）的功效，這種特殊類型的白血球，是腸道抵禦病原體的第一道防線。[38] 同樣的，實驗證明藍莓能夠把我們的自然殺手細胞提升到幾乎兩倍的程度，而自然殺手細胞是免疫系統中對病毒與癌細胞快速反應團隊的重要成員。[39]

第二型糖尿病

目前有超過 2 千萬名美國人被診斷出有糖尿病；這種「21 世紀的黑死病」，自 1990 年以來，病例增加了三倍。[40] 目前，糖尿病每年在全美造成約 5 萬人腎功能衰竭，7 萬 5 千人下肢截肢，65 萬人失明，以及約 7 萬 5 千人死亡。[41]

第二型糖尿病是由於人體對胰島素作用產生阻抗所引起，胰島素是一種很重要的激素，能夠將葡萄糖（血糖）運送到細胞，以避免它在血液中堆積到危險的程度。而這種胰島素阻抗（insulin resistance），主要是由於脂肪堆積在我們的肌肉細胞中所造成，[42] 這種脂肪可能是來自於我們飲食中的過量脂肪，也可能是體內多餘的脂肪。

其實，有高達 90% 的糖尿病患者，都有過重情形。[43] 而蔬食飲食有助於減重，當一個人從非素食者轉變成彈性素食者（flexitarians，偶爾素食、方便素）、海鮮素食者（pesco-vegetarians，吃海鮮的素食者）、素食者（vegetarian）乃至純素食者（vegan），就能發現肥胖率有逐漸下降的趨勢。而上述提到這些以蔬菜為主要飲食的族群，是唯一平均達到理想體重的飲食組別，平均身體質量指數（BMI）是 23.6（BMI 超過 25 就被認為是過重。），非素食者的 BMI 高居榜首，是不健康的 28.8。[44] 假如你正試著減重，那麼在飲食中加入蔬菜會有幫助：研究發現，僅僅在飲食中加入豆類，在減小腰圍與改善血糖值上，就能達到與減少食量作熱量控制相同的效果。[45]

根據一項針對美國與加拿大數萬名成年人的研究顯示，完全不吃任何動物食品（包含魚、乳製品和蛋）的人，罹患糖尿病的風險明顯降低 78%。[46] 假如你已經罹患糖尿病，蔬食飲食甚至可以逆轉病況，即使沒有減重，蔬食飲食也能夠讓長年患有第二型糖尿病的病人，在短短兩星期內可以不再需要注射胰島素。[47]

這就是為什麼如果你正在服用降血糖或降血壓的藥物，在嚴謹的醫療監督下進行這些健康的改變是很重要的；如此一來，你才能很快在適當的時候擺脫藥物，否則當飲食改變的效果可能太好時，會讓你的血糖或血壓降得太低，一旦你的身體開始有機會進行自癒過程，你很快就會發現自己用藥過度。

高血壓

高血壓是全世界致死與致殘的頭號危險因子，[48] 每年踩躪全球 900 萬人，[49] 以及 6 萬 5 千名美國人的生命，[50] 增高的血壓會對心臟造成壓力，可能損害眼睛和腎臟中的敏感血管，並引起腦出血。許多醫生都認為血壓增高就像皺紋或白頭髮一樣，是一種自然老化的現象；畢竟，超過 60 歲的美國人中，有 65% 預期會被診斷出高血壓。[51] 但近一世紀以來，我們已經知道，血壓可以一輩子都維持穩定，甚至在 60 歲後還能降到更低。[52]

平均而言，高血壓藥物降低 15% 的心臟病發風險，以及 25% 的中風風險。[53] 然而在一項隨機控制的試驗中，每天吃三份全穀物類，就能幫助人們在沒有用藥的情況下達到相同的好處。[54] 每餐一杯洛神花茶的人，收縮壓比對照組降低了 6 個單位。[55]

一項雙盲、安慰劑對照的隨機試驗發現，每天食用幾湯匙亞麻籽的高血壓患者，在持續六個月後，平均血壓從 158 ／ 82 降到了 143 ／ 75。這樣的改變長期來看，預計可以減少 46% 的中風，以及 29% 的心臟病機率。[56]

肝臟疾病

每年大約有 6 萬名美國人死於肝臟疾病。[57] 許多人認為，肝臟疾病是由於酗酒或靜脈注射毒品所造成，但非酒精性脂肪肝病（nonalcoholic fatty liver disease，簡稱 NAFLD）已悄然成為美國慢性肝病最常見的原因，估計約有 7 千萬名患者，[58] 而其中幾乎所有的人都嚴重肥胖。[59]

與酒精性脂肪肝一樣，NAFLD 肇因於肝臟上的脂肪堆積。在極少數的情況下，這會造成發炎，導致致命性的肝臟疤痕，稱為肝硬化。[60] 僅僅是每天喝一罐汽水，就能讓罹患脂肪肝的機率增加 45%。[61] 每天吃相當於 14 塊炸雞塊肉量的人，罹患 NAFLD 的機率，比每天吃相當於 7 塊以下炸雞塊肉量的人高了將近三倍。[62] 一種用蔬食來對抗肝臟發炎的方法：在一項雙盲、隨機與安慰劑對照的試驗中發現，對過重的男女而言，食用麥片可以顯著改善肝臟功能，同時幫助他們減重。[63]

血液癌症

血液癌症包括了白血病（leukemia）、淋巴癌（lymphoma）和骨髓瘤（multiple myeloma），有時也被稱為液體腫瘤，因為通常這種腫瘤細胞會循環遍及全身，而非聚集成一團的固體。每年這些癌症奪走 5 萬 6 千名美國人的生命。[64] 關於飲食與癌症最大規模的其中一項研究發現，那些攝取蔬食的人，不太可能發展出各種形式的癌症，而最有效的，似乎就是在預防血液癌症上。[65]

在一項追蹤了幾十年超過 3 萬 5 千名女性的愛荷華州婦女健康研究（Iowa Women's Health Study）中顯示，綠花椰菜與其它十字花科蔬菜的攝取量越高，罹患非何杰金氏淋巴癌（non-Hodgkin's lymphoma）的風險就越低。[66] 這與梅奧醫院（Mayo Clinic）的一項研究結果相符。

該研究發現，每週吃三份以上綠色葉菜的人，與那些一週吃不到一份的人相比，罹患淋巴癌的機率大約少了一半。[67] 這種保護作用可能是因蔬食中具有高含量的抗氧化劑。重要的是，在抗氧化劑的營養品中並沒有發現這些好處。

腎臟疾病

你的腎臟每 24 小時過濾 142 公升的血量，使你每天尿出 0.9 到 1.9 公升的尿液。若腎臟無法正常運作，代謝的廢物就會在血液中聚積，並會導致包括虛弱、呼吸急促、精神錯亂和心律異常等危及生命的問題，最終腎臟功能可能會完全喪失，除非進行洗腎（dialysis），否則就會死亡，而每年有將近 4 萬 7 千名美國人因此死亡。[68]

最近的一項全美調查發現，受試的美國人中，只有 41% 具有正常的腎功能。[69] 大多數有腎臟疾病的人，甚至可能不知道自己已經患病。[70] 哈佛大學的研究人員追蹤數千名健康女性的飲食與腎功能情況超過十年，他們的結論是，有三種特定的膳食成分，與腎功能下降有關：動物性蛋白、動物性脂肪和膽固醇。[71] 而這三種成分，都只有一個來源：動物性產品。

動物性蛋白質會引發腎臟的發炎反應。[72] 在食用肉類後的幾個小時內，腎臟就會轉換成超過濾（hyperfiltration）狀態，[73]（超過濾意指腎臟在內部壓力不斷累積下，開始超時工作。）終生過量攝取動物性蛋白，可能會對腎臟造成傷害，導致腎功能隨著年齡增長而每況愈下，然而腎臟在處理相同份量的植物性蛋白時，卻完全沒有問題，[74] 且植物性蛋白甚至還有助於保護功能不良的腎臟。[75]

乳癌

乳癌每年導致 4 萬名美國女性死亡，[76] 是女性最害怕診斷出的疾病之一，而我們的飲食與之息息相關。長島乳癌研究計畫（Long Island Breast Cancer Study Project）發現，在一生中食用較多炙烤、燒烤或燻肉的停經後女性，罹患乳癌的機率，比一般人高出了 47%。[77] 在目前對膽固醇和癌症最大規模的研究中，調查了超過 1 百萬名參與者發現，總膽固醇超過 240 的停經前女性，比膽固醇在 160 以下的女性，罹患乳癌的風險高出了 17%。[78]

這意味著能幫助女性降低心臟疾病風險的蔬食飲食，也同樣有助於降低乳癌風險。黑人婦女健康研究（Black Women's Health Study）從 1995 年開始追蹤 5 萬名非裔美國女性的健康，結果發現，每天食用兩份以上蔬菜的女性，明顯降低了很難治療的乳癌——雌激素受體陰性（estrogen-receptor-negative）和黃體素受體陰性（progesterone-receptor-negative）乳癌的風險。[79] 對於停經前女性而言，採取高纖飲食則可以將罹患雌激素受體陰性乳癌的機率大幅降低 85%。[80]

自殺性憂鬱症

每年有 4 萬 1 千名美國人自殺，[81] 而憂鬱症是主要原因。[82] 儘管有自殺念頭的任何人都應該尋求專業協助，生活型態介入也有助於療癒身心，但或許可以用綠色蔬菜來對抗藍色憂鬱：高蔬菜攝取量可以減少 62% 的憂鬱症發生率。[83]

一般情況下，食用大量蔬果可能是「一種非侵入性、自然且便宜的治療手段，來維持大腦健康。」[84] 此外研究發現，番紅花（saffron）在治療輕度到中度憂鬱症的效果，與抗憂鬱藥物百憂解（Prozac）相當，[85] 但嚐起來美味多了。

攝護腺癌

攝護腺癌比一般人想得還要普遍：解剖研究顯示，80 歲以上的男性，大約有一半都罹患攝護腺癌。[86] 其中大部分的人死於其他疾病，但每年仍然有 2 萬 8 千名男性死於攝護腺癌。[87]

最近的研究揭示了飲食與攝護腺癌之間的關聯。人口研究顯示，當動物性食品的攝取量增加，攝護腺癌的患病率也隨之增高。舉例來說，自二戰以來，日本的攝護腺癌死亡率增加了 25 倍，此戲劇性的增長，與乳製品攝取量增加了 20 倍，雞蛋攝取量增加了 7 倍，肉類攝取量增加了 9 倍的成長趨勢一致。[88] 乳製品的攝取量一直與患病的風險相關：在 2015 年的一項綜合分析與回顧發現，乳製品（包括低脂與非低脂的牛奶和乳酪，但不含非乳製品來源的鈣）的高攝取量，似乎會增加罹患攝護腺癌的整體風險。[89]

如果你患有早期攝護腺癌，或許可以用蔬食飲食來逆轉其進程。在打敗了頭號殺手——心臟病後，迪恩‧歐尼斯博士開始對付二號殺手：癌症。攝護腺癌病患被隨機分成兩組：在醫囑之外沒有給予任何飲食或生活方式建議的對照組，以及以蔬果、全穀物、豆類等蔬食為主要飲食，配合其他健康生活方式的健康生活組。

經過一年後，對照組血液中的攝護腺特異抗原（PSA，一種體內攝護腺癌生長指標）趨於增加，然而蔬食組的 PSA 值則有降低趨勢，[90] 這表明後者體內的攝護腺腫瘤實際上縮小了。不用手術，不用化療，也不用放射線治療，只是在飲食與生活上過得更健康，就能達到這樣的效果。

帕金森氏症

帕金森氏症每年奪走 2 萬 5 千名美國人的生命。[91] 這種病在遭遇持續反覆頭部創傷的職業拳擊手及美國國家美式足球聯盟的後衛球員身上很常見，也可能肇因於從食物鏈中累積的污染和有毒重金屬所導致的腦損傷。研究發現，家禽與鮪魚是砷的主要來源；乳製品是鉛的頭號來源；而包括鮪魚等海鮮類，則是汞的首要來源。[92]

一項橫跨 20 國，囊括了超過 1 萬 2 千種食物與飼料取樣的分析研究發現，有毒化學物質多氯聯苯（PCB）污染程度最高的是魚和魚油，其次是雞蛋、奶製品，然後是其他肉類，在食物鏈底部污染最低者就是植物。[93] 研究發現，那些採用蔬食飲食的人，能夠顯著降低血液中多氯聯苯的含量，從而減緩帕金森氏症生成的風險。[94]

看到這裡，有些明察秋毫的讀者可能會發現：等等，醫生，你只列出了 14 個耶。的確如此！第 15 位殺手實際上是第三大死因，每年造成 22 萬 5 千人死亡。[95] 而且，它並不是疾病。

它，就是醫生。

沒錯！醫療照護是第三大死因。不論是醫院感染、[96] 非必要的手術、錯誤用藥，或者是正確用藥造成的不良副作用[97] 所造成的死亡。令人悲傷的現實是，只是到醫院去進行一項常規治療程序，就可能會讓你永遠回不了家，雖然醫院一直致力於減少醫療失誤和感染擴散，但仍然是個危險的地方。[98]

你知道研究估計，一次常規的胸部斷層掃描，可能會造成與吸七百支菸相同的癌症風險嗎？[99] 而每 270 名中年女性在接受一次斷層血管造影檢查後，就有一人可能會罹癌？[100] 還有即使是高風險患者，在五年期間從膽固醇、血壓和血液稀釋藥物中受益的機會，通常都低於 5%？[101] 醫生和病人都高估了藥物和治療程序抵禦死亡和傷殘的力量。

對我而言，真正的悲劇，是我們錯失所有解決慢性病根源的機會。現代醫療系統擅長修復骨折和治療感染，但在預防和逆轉最常見的死因上卻是一塌糊塗。在系統改變之前，我們必須為自己和家人的健康承擔起責任，我們不能等到社會趕上科學的腳步之後才去做，因為這是攸關生死的問題。之前我撰寫了《食療聖經》幫助你理解食物在預防、阻止或逆轉 15 種主要死亡原因方面可以扮演的角色。而現在我寫了這本書，就是要來幫助你在自己的廚房中實踐這一切。

每日飲食十二清單

THE DAILY DOZEN

很多人告訴我，《食療聖經》是他們的營養「聖經」。

我很榮幸，能聽到來自無數民眾分享他們對於《食療聖經》的熱愛，以及從高中生到研究生，甚至是教授，都告訴我他們將這本書作為論文或授課的必備資源。沒錯！我從科學文獻中引用了幾千篇經過專業審查的論文，但我不只是想要寫一本參考書；我還想創造一本實用指南，把這些堆積如山的證據轉化成容易做到的日常決策。這就是我設計《食療聖經》第二部分的方式，我把所有自己試著放進日常慣例的事物，集中成一份「每日飲食十二清單」建議，並且也鼓勵你這麼做。

好消息是：有個應用程式可以幫助你。「葛雷格醫師的每日飲食十二清單」（"Dr. Greger's Daily Dozen"）在 Android 跟 iPhone 都有免費的應用程式可下載，這個應用程式列出了每種食物的份量，可以幫助你追蹤每日的飲食情況。

我的家人把「每日飲食十二清單」當成非常實用的提醒，並盡可能讓每頓飯越健康越好。令人振奮的是，我發現其他人也覺得這份清單很有用，我收到了幾千封電子郵件，信中人們興奮地告訴我，在那天他們在清單上打了多少個勾。

「我吃了比我想像中還要多的十字花科蔬菜，」一位女士告訴我：「而我以前甚至不知道『十字花科』這個字！」其他人則說，磨碎的亞麻籽現在已經變成了他們生活相當基本的一部分，連旅行時都要帶上一罐才行。還有一些人告訴我，他們在看我的書之前，烹調時從不加香料，但現在他們這樣做了，不僅從薑黃、奧勒岡以及其他香料中獲得了有益健康的好處，也讓他們的餐點獲得了前所未有的美味。

很多人把這個清單變成一種遊戲。為了要達成我建議的所有份量，你每天必須要勾選 24 個項目。人們不斷來詢問有助於達成每日十二清單的飲食計畫與食譜，我很喜歡聽到讀者跟我分享他們如何發揮創意，把像是豆類與綠色蔬菜等食物加進早餐裡的方法，但許多人仍然不知道該買些什麼、該怎麼料理，也不知道該怎麼食用，他們說他們需要的，是一本食譜書。

所以，這本《食療聖經·食譜版》誕生了！它的目的是為你提供美味營養的餐點，並幫助你盡可能將所有「每日飲食十二清單」裡的食物，變成你生活中的經常性元素。

以「每日飲食十二清單」為主的日常飲食，應該讓你更容易保持健康。請記住，飲食是個零和遊戲，當你決定吃一樣食物時，就意味著你選擇不吃另一樣食物。

畢竟，在一天內，你能吃的東西就只有這麼多而已。因此，你所選擇的一切都帶有機會成本。也就是說，每次當你把一樣食物放進嘴裡，也就喪失了一次追求更健康食物的機會。不妨這麼想：假如你銀行存款裡有兩千元的食物預算，你會想怎麼運用呢？你會把大筆錢花在很棒的食物上，好讓你能把「每日飲食十二清單」上的大部分項目都勾選起來嗎？還是你會把它浪費在一桶桶炸雞和一包包零食上呢？我願意相信，如果你閱讀過這本書，你的選擇會是前者。事實上，每天你能「花費」的熱量大約就只有 2000卡路里，而你對食物做出的每個選擇，將決定了你是讓自己的健康越來越富有，還是破產。

本書中的食譜將為你提供在卡路里的預算之內最營養的餐點。從芒果酪梨羽衣甘藍沙拉佐薑味芝麻橙汁醬、藜麥羽衣甘藍黑豆湯，到鑲波特菇佐香草蘑菇醬汁，你會發現這些讓你口水直流的食譜，同時也有益你的健康。

NOTE：「每日飲食十二清單」呈現了我努力想要變成日常生活一部分的 12 種東西，也就是從五份健康的飲料到至少一份的莓果、亞麻籽、堅果與種籽以及香料。你會在每篇食譜的最後看到一張列表，告訴你該篇食譜包括了那些「每日飲食十二清單」裡的項目。

以下是每日飲食十二清單 APP 的 QR Code，掃描後下載應用程式，天天提醒你達成健康的日常飲食。點選十二清單任一項，即有相對應的食物選單、建議吃法及份量。每達成一項請記得勾選，讓 APP 成為你聰明的健康小幫手！

（ios）

（Android）

葛雷格醫師的「每日飲食十二清單」

✓✓✓	豆類
✓	莓果
✓✓✓	其他水果
✓	十字花科蔬菜
✓✓	綠色蔬菜
✓✓	其他蔬菜
✓	亞麻籽
✓	堅果和種籽
✓	香草與香料
✓✓✓	全穀物類
✓✓✓✓	飲料
✓	運動

以上是「每日飲食十二清單」以及我對每類食物所建議的份數。多年來，我都把這份清單寫在冰箱的備忘板上，歡迎你把這張表剪下來（或影印下來），跟我一樣貼在冰箱上。當你去採買時，帶著這份清單也會很有用，它能引導你做出最健康的選擇，而且請記得一件事，只要盡力就好。有些時候，尤其是我旅行在外，往往只能達成 1/4 的目標而已，當這種情況發生時，我會在第二天試著彌補，所以對你而言也是如此：假如在某天的飲食中只吃了一些些清單中的食物，那麼隔天再努力多做到一點就好了！

ONE

簡易基本材料製作

我們為你設計了一系列超乎想像的美味食譜，

但在進入正題之前，我想要先分享十種基本材料的作法。

這些材料在本書中的許多料理中都會用到。

雖然每一種我都很喜歡，但最喜歡的兩種，是香辣複合調料與鮮味醬。

前者不僅能夠增添無比的風味，而且無鹽健康；

後者則是醬油的美味替代品，能夠在煎煮炒炸中增添風味。

在本篇章裡還有自製杏仁奶與蔬菜高湯的食譜、

用來撒在義大利麵上的健康版帕瑪森起司、椰棗糖漿、

椰棗巴薩米可陳年酒醋醬和田園沙拉醬，

以及關於如何烤大蒜的簡單食譜。

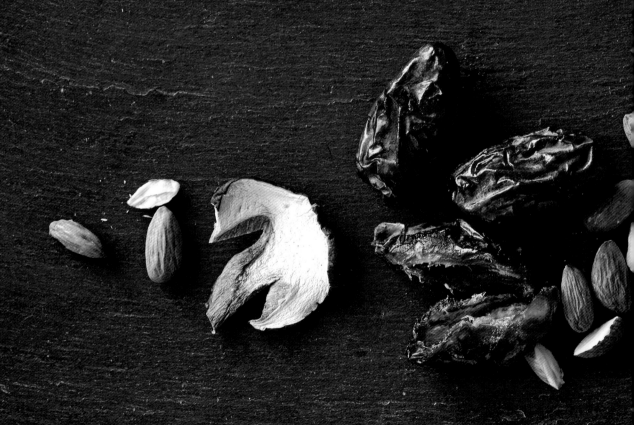

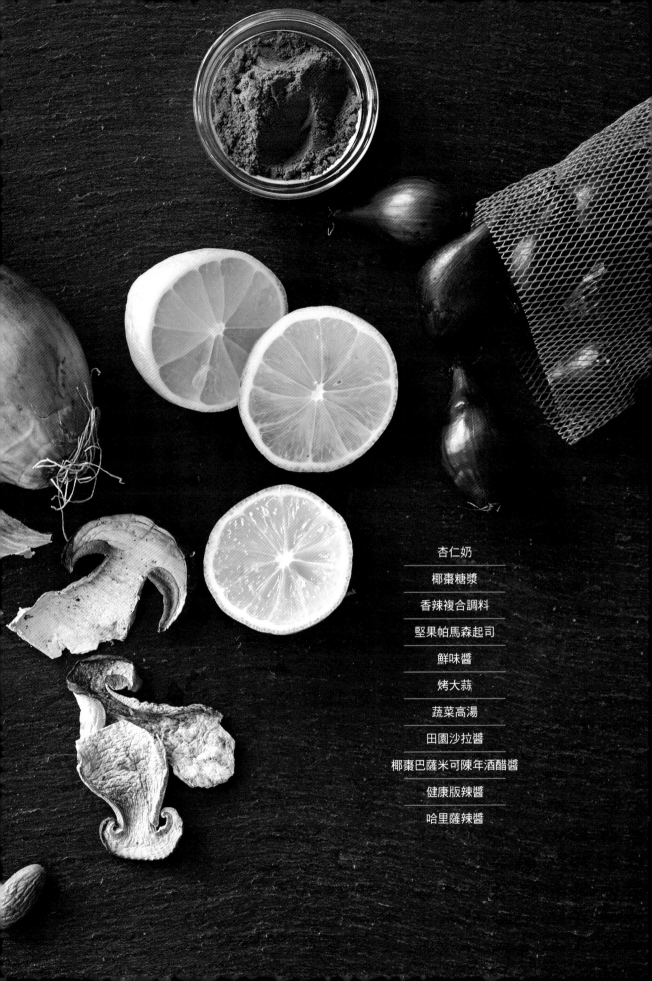

杏仁奶

椰棗糖漿

香辣複合調料

堅果帕馬森起司

鮮味醬

烤大蒜

蔬菜高湯

田園沙拉醬

椰棗巴薩米可陳年酒醋醬

健康版辣醬

哈里薩辣醬

節省時間的烹飪小技巧

- 豆類可以一次煮很多，然後分成幾份冷凍保存。過去我習慣用罐裝豆類，但現在都自己煮，因為我發現用電子壓力鍋烹調豆類真的很簡單。
- 與其一次只煮一到兩份的份量，不如一口氣煮一大鍋混合快煮豆類（如扁豆）的主食或穀物。簡單分成幾份冷凍起來，需要時就能夠快速解凍、加熱後享用。
- 需要長時間烹調的菜餚，像是燉菜、湯品等，可以一口氣準備雙倍的份量。這樣不只省時，在重新加熱時可更加入味。且這些菜餚在多放幾天或冷凍一段時間後，風味更佳。
- 事先準備好調味料、醬汁或沙拉醬，以備不時之需。
- 當你要做兩、三道菜時，備料可以加倍，例如洋蔥可多切點，才夠兩道菜使用。如果你只需要用半個洋蔥，可以整個切好，再把沒有用到的部分放進密封容器冷藏備用。

紅綠燈法則

在《食療聖經》中，我解釋了所謂的「依據紅綠燈法則進食」。這個法則就跟依照紅綠燈過馬路一樣簡單。綠燈代表通行，綠燈食物也就是未經加工的植物性食物，應該是我們飲食的主體。黃燈代表注意，黃燈食物包括了加工的植物性食品與未經加工的動物性食物。紅燈則代表停止，也就是在把這些食物放進嘴裡前，停下來思考一下。紅燈食物包括了高度加工的植物性食品與加工的動物性食品。而吃進越多綠燈食物，就越快能到達健康的目的地！

杏仁奶

份量：約 *2* 杯 • 難易度：*簡單*

以下是製作全食物杏仁奶的簡易快速方法。在口味和便利性上，我個人喜歡無糖豆漿。（我最喜歡 Whole Food 超市自家品牌的味道。）但我想要接受挑戰，設計出只有綠燈成分的食譜。這份食譜並不會提供市售杏仁奶所含有的鈣、維生素 D 和 B_{12} 強化劑，但能夠避免添加的鹽，以及有安全疑慮的增稠劑，例如卡拉膠（carrageenan）。而選擇從生杏仁而非烤杏仁所製成的杏仁黃油，可以減少對最終糖化蛋白（advanced glycation end products）的接觸。（請參閱 P.108）

細滑生杏仁醬…2大匙
水…2杯

1 將杏仁醬和水放入果汁機中，以高速攪打至細滑。
2 把打好的杏仁奶倒入玻璃瓶或密封罐中冷藏保存，使用前宜先搖勻。

椰棗糖漿

份量：約 *1* 又 *1/2* 杯 ‧ 難易度：*簡單*

綠燈的甜味劑不太容易取得。椰棗糖只是簡
單乾燥磨碎的椰棗，因此可以當成全食物砂
糖使用。而黑糖蜜（blackstrap molasses）是
健康液體甜味劑的好選擇，但它有種很強烈
的味道，有時甚至蓋過一切食材，因此我們
研究出自己 DIY 的椰棗糖漿，希望你會像我
們一樣喜歡。

椰棗（去核）⋯1 杯

滾水⋯1 杯

檸檬（去皮打碎）⋯1 小匙

1 將椰棗與滾水一起放入隔熱碗中，放置 1 小
時軟化椰棗。

2 將椰棗和水一起倒入果汁機中，加入檸檬碎，
以高速攪打至細滑成糖漿。

3 把糖漿倒入玻璃瓶或密封容器中，存放在冰
箱裡，最多可保存 2 ～ 3 週。

使用打碎的整顆檸檬或萊姆

使用打碎的整顆檸檬或萊姆烹調，會比用檸檬或萊姆
汁獲得更多營養。如果你只使用果汁，將會損失其纖
維與所有附加的營養。
以下是使用檸檬碎或萊姆碎烹調時，能節省時間的好
方法。把一整顆檸檬去皮打碎後，分成每份 1 小匙的
份量冷凍起來（小型矽膠製冰盒是理想容器）。之後
每當需要時，就可以從冰箱拿一塊出來用了！

香辣複合調料

份量：約 *1/2* 杯 ● 難易度：簡單

我總是常備這種混合調味料，替代鹽來增添菜餚的風味。

營養酵母* ⋯ 2 大匙
洋蔥粉 ⋯ 1 大匙
乾燥巴西里 ⋯ 1 大匙
乾燥羅勒 ⋯ 1 大匙
乾燥百里香 ⋯ 2 小匙
大蒜粉 ⋯ 2 小匙
芥末粉 ⋯ 2 小匙
紅椒粉 ⋯ 2 小匙
薑黃粉 ⋯ 1/2 小匙
香芹籽 ⋯ 1/2 小匙

1 把所有材料放進香料研磨機或果汁機裡混合均勻，並將乾燥香料打碎。

2 將作法 1 倒入調味料瓶或密封罐中，並置放在乾燥陰涼處。

* 建議克隆氏症（Crohn's disease）與化膿性汗腺炎（hidradenitis suppurativa）患者應避免食用營養酵母。

堅果帕馬森起司

份量：約 *1* 又 *1/2* 杯 ● 難易度：簡單

想要增加起司風味，就在菜餚上撒點堅果帕馬森起司吧！例如披薩、穀物類料理、沙拉，以及像是爆米花或羽衣甘藍脆片等這類小點。

杏仁 ⋯ 1/2 杯
巴西堅果 ⋯ 1/2 杯
營養酵母 ⋯ 1/2 杯
香辣複合調料（作法見 P.4）⋯ 2 小匙

1 將所有材料放入食物調理機，攪打至所有堅果成細粉狀。

2 把打成細粉的作法 1 放入有蓋容器或調味瓶內冷藏保存。

VARIATIONS
用不同類型的堅果替代杏仁或巴西堅果。

鮮味醬

份量：約 *1又1/4* 杯 • 難易度：*簡單*

在煎煮炒炸中用鮮味醬取代醬油來提味，可以避免攝取醬油中的鈉。鮮味（umami）是五種基本味覺之一，然而很多人現在才知道它。這個名詞是由日本的化學家池田菊苗（Kikunae Ikeda）所發明，從日文「うまい」（音 umai，意思是美味）與「味」（音 mi，意思是味道）結合而來，這是個完美的名字，因為它的確是種美味的味道！

白味噌醬…1又1/2小匙

水…2大匙

蔬菜高湯（作法見P.6）…1杯

大蒜（切末）…1小匙

嫩薑（磨泥）…1小匙

黑糖蜜…1大匙

椰棗糖漿（作法見P.3）或椰棗糖…1又1/2小匙

罐頭番茄糊…1/2小匙

黑胡椒粉…1/2小匙

檸檬（去皮打碎，作法見P.3）…2小匙

米醋＊…1大匙

1 白味噌醬加水拌勻備用。

2 將蔬菜高湯倒入小湯鍋用中火加熱後，加入蒜末與薑泥，燉煮3分鐘。

3 再加入黑糖蜜、椰棗糖漿、番茄糊與黑胡椒粉，攪拌至煮滾後轉小火，續煮1分鐘關火。

4 續加入作法1稀釋的白味噌醬、檸檬碎與米醋攪拌均勻，並依個人喜好調味。

5 待作法4放涼後倒入密封罐（瓶），或倒入製冰盒裡冷凍成小份量冰磚保存。

＊醋是綠燈食物中相當出色的調味品，因為它所含的醋酸對健康有益。

烤大蒜

份量：約 *3* 大匙（整個蒜球）・難易度：簡單

烤大蒜很容易做，並且能為菜餚添加超乎想像的風味，也是吐司或三明治的良伴。

蒜球…1 整個（或更多）

1 烤箱預熱至 200℃。用鋒利刀子切除蒜球頭部，讓蒜瓣頂部露出。並用烘焙紙包住蒜球頭部，或將蒜球切面朝上放入有蓋的小烤盅後，放進烤箱中，（若要一次烤多顆蒜球，宜在有蓋的烤盅中把它們排好，切面朝上，或者把它們分別放進馬芬烤盤的個別洞裡，再用烤盤反蓋），烘烤 35～45 分鐘，或烤到蒜瓣變軟呈金黃色。

2 將烤好的蒜球從烤箱中取出後，掀開蓋子，待蒜球冷卻，再輕輕擠壓每個蒜瓣，將之推出到小碗裡。（若蒜瓣烤不夠軟且金黃，就必須重新用烘焙紙覆蓋或包裹，再多烤幾分鐘。）

3 做好的蒜瓣可立即享用，亦可裝進密封罐或密封容器裡冷藏保存。

大蒜

根據康乃爾大學研究指出，大蒜是能夠抑制腦癌、肺炎、胰臟癌、攝護腺癌以及胃癌細胞生長的冠軍食物。[102]

蔬菜高湯

份量：約 *6* 杯・難易度：簡單

在任何含有無鹽蔬菜高湯的食譜中，可採用這道高湯。

洋蔥（中等大小，切大塊）…1 個
胡蘿蔔（切成 2.5 公分大丁）…1 根
西洋芹梗（切大段）…2 根
大蒜（壓碎成泥）…3 瓣
乾香菇…2 朵
新鮮巴西里（切粗碎）…1/3 杯
黑胡椒粉…1/2 小匙
白味噌醬…2 大匙
香辣複合調料（作法見 P.4）…適量
水…8 杯

1 將 1 杯水倒入大鍋裡，以中火加熱，加入洋蔥塊、胡蘿蔔丁、西洋芹菜段與蒜泥，煮 5 分鐘。

2 續放入香菇、巴西里碎與黑胡椒粉拌勻，加入 7 杯水煮滾後轉小火燉煮 1.5 小時。待放涼後，倒入果汁機，以高速攪打至細滑即為高湯。

3 將打好的高湯倒回鍋中，再把約 1/3 杯的高湯舀進小碗或杯子裡，加入白味噌醬拌勻後，倒回高湯裡，依口味酌量加入香辣複合調料。

4 將高湯放涼後，分裝進密閉容器中，可冷藏 5 天、冷凍 3 個月。

NOTE
若沒有時間製作高湯，也可以在有機商店或上網購買無鹽蔬菜高湯或無鹽蔬菜高湯塊。

田園沙拉醬

份量：約 1 又 1/2 杯．難易度：簡單

這款醬料濃郁又美味，不僅適合沙拉，也可以作為水牛城辣白花椰菜（作法見 P.183）的沾醬、涼拌生菜醬，或者加進任何你想提味的料理中。

生腰果（浸泡 3 小時並瀝乾）…1/2 杯

烤大蒜（作法見 P.6）…2 瓣

杏仁奶（作法見 P.2）…1/2 杯

米醋…2 大匙

檸檬（去皮打碎，作法見 P.3）…2 小匙

紅洋蔥（切碎）…1 大匙

香辣複合調料（作法見 P.4）…2 小匙

白味噌醬…1 小匙

椰棗糖…3/4 小匙

新鮮巴西里（切末）…1 大匙

新鮮蒔蘿（切末）…1 小匙，或乾燥蒔蘿…1/2 小匙

1 將除了巴西里末和蒔蘿末外的材料放入果汁機中，以高速攪打至細滑後，將醬汁倒入碗中，加入巴西里末和蒔蘿末攪拌均勻，必要時可依口味酌量添加個人喜好的調味料。（注意：放置時間越久，味道會越強烈）

2 將作法 1 加蓋後冷藏至少 1 小時，讓味道有足夠時間醞釀，而享用前宜先攪拌或搖勻。

味噌：大豆與鈉

等一下，味噌的鈉含量不是很高嗎？一碗味噌湯可能含有高達美國心臟協會（American Heart Association）所建議每日攝取量上限的一半，這就是為什麼當我在菜單上看到它時，會反射性地避開。但是在真正仔細了解後，我對於所發現的事實感到驚訝。

避免吃鹽的主要原因有兩個：胃癌和高血壓。然而事實證明，味噌中大豆的抗癌及抗高血壓的好處，很可能足以抵消鹽的影響。

椰棗巴薩米可陳年酒醋醬

份量：約 *1* 杯 ● 難易度：*簡單*

這款濃郁醬汁可淋在鑲番薯上（作法見 P.176），也能加在你最喜歡的烤蔬菜、穀物類料理或沙拉中，以及如西瓜或草莓之類的水果裡。

椰棗（去核）…1/2 杯

溫水…3/4 杯

巴薩米可陳年酒醋…1/2 杯

---

1 將椰棗浸泡在溫水中約 10 分鐘待軟化後，把椰棗與泡椰棗水一起倒入果汁機，並加入巴薩米可陳年酒醋，攪打至細滑。

2 將作法 1 倒入小湯鍋中，煮滾後轉小火持續攪拌，直到醬汁呈現濃稠狀即可。

椰棗

成長過程中，我從來沒喜歡過椰棗。我以為它們很乾，咀嚼起來還有點像蠟，但後來我發現椰棗裡也有一些柔軟、飽滿且濕潤的品種，吃起來不像我記憶中那樣粉粉的。我最喜歡的巴海椰棗（Bahri dates）濕濕黏黏的，冷凍後會有焦糖糖果的味道和口感。此外，椰棗也是種健康食物：2009 年的一項研究發現，每天吃 4～5 個椰棗乾，可以提高血液的抗氧化能力，同時降低血液中的三酸甘油酯。[103]

健康版辣醬

份量：約 *2* 杯 ● 難易度：*簡單*

大部分的瓶裝辣醬都含有過多的鈉。好消息是，自己做辣醬並不難——而且你可以不必加鹽！

新鮮紅辣椒（單一種類或多種皆可，去梗後縱向切半，去籽切末）…340 公克

洋蔥（切碎）…1/2 杯

大蒜（切末）…1 大匙

蘋果醋…1/2 ～ 1 杯

水…2 杯

---

1 將辣椒末、洋蔥碎、蒜末和 1/4 杯水放入湯鍋，以大火加熱，攪拌 2 ～ 3 分鐘後調至中大火，再加入 1 又 3/4 杯水續煮 15 ～ 20 分鐘，並不時攪拌，直到辣椒變軟後，關火放涼。

2 將作法 1 倒入食物調理機中，攪打至細滑，再加入 1/2 杯蘋果醋攪打均勻後，可依口味酌量增加蘋果醋調整口味。

3 把完成的辣醬，倒入乾淨密封玻璃瓶或玻璃罐中，可冷藏保存長達 6 個月。

NOTE
處理辣椒時，務必戴上塑膠手套，並避免觸摸眼睛。

哈里薩辣醬

份量：約*1*又*1/2*杯 ・ **難易度：*簡單***

哈里薩辣醬是種具有香味的辣醬，常用於北非與中東料理。這種醬料通常是用辣椒、大蒜、橄欖油與許多香料（例如藏茴香、香菜籽、小茴香與番紅花等）所製成，但成分會根據喜好而有所不同。哈利薩辣醬被稱為突尼西亞的國醬，當地大多數的料理似乎都含有這種醬。在美國，你可以在許多超市找到較不健康版本的罐裝哈里薩辣醬，因此我在這裡列出食譜，希望你能夠自己製作並享受健康版本的辣醬。

乾辣椒（去籽並切成小塊，或依個人喜好處理）⋯ 1/3 杯

香菜籽 ⋯ 1 大匙

藏茴香籽 ⋯ 2 小匙

小茴香籽 ⋯ 1 小匙

烤紅椒（自製或購買）⋯ 2 個

大蒜（切碎）⋯ 3 瓣

營養酵母 ⋯ 1 大匙

白味噌醬 ⋯ 2 小匙

香辣複合調料（作法見 P.4）⋯ 適量

1 將乾辣椒放入隔熱碗中，加滾水蓋過辣椒，靜置 30 分鐘後瀝乾。

2 將香菜籽、藏茴香籽與小茴香籽放入小煎鍋中，以小火翻炒約 30 秒，直到香味散出後，倒入食物調理機。

3 續加入作法 1 瀝乾的辣椒塊、烤紅椒、大蒜碎、營養酵母、白味噌醬，以及香辣複合調料，攪打至細滑即可。（亦可最多加入 1/4 杯水，調整醬料細滑濃稠度。）

烤紅椒

將紅椒直接用烤鉗夾在爐火上烤，直到每一面的表皮都變黑。也可以把紅椒放在上火烤爐裡烤，且持續翻面，直到表皮全部變黑。將烤黑的紅椒放入碗中並蓋緊，靜置 10 分鐘放涼後，去除變黑的表皮和種籽，並依食譜指示操作。如果不想自己烤紅椒，亦可在超市購買罐裝的烤紅椒。

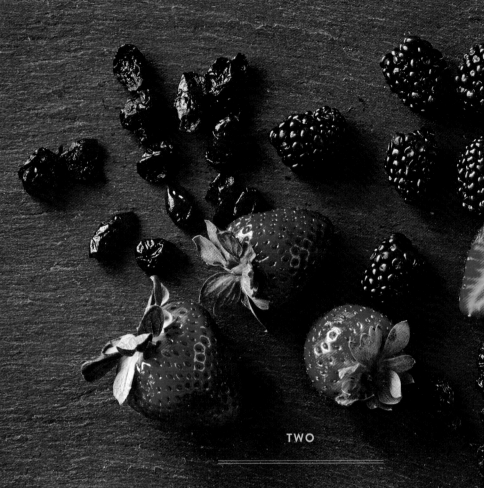

TWO

早餐

這一章提供了許多方法，以好的方式展開新的一天——
即使在那些有起床氣的日子裡，也能帶給你好的開始。
我個人喜歡把全穀物當成早餐必備的一部分，
不論是燕麥片（搭配莓果或巧克力）或是一碗穀物早餐，都是健康的選擇。
當我跟家人一起用餐時，
我們最愛的早餐選擇有法式吐司佐莓果醬、烤墨西哥捲餅，以及番薯雜燴。
（假如你喜歡果昔，可參閱從 P.204 開始的飲料篇章。）

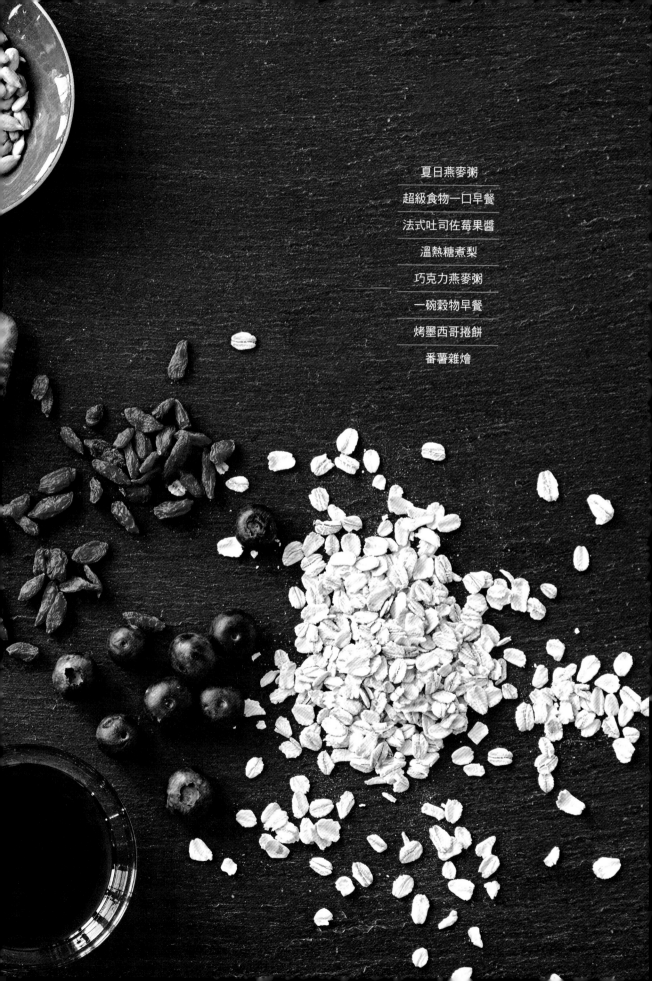

夏日燕麥粥

份量：2 份（1 又 1/2 杯）• **難易度：簡單**

有些人認為燕麥片就是要熱熱的吃，只適合秋冬季節；但不論季節，我整年都愛燕麥粥！在我們家，這種版本稱為夏日燕麥粥，因為即使在悶熱的天氣裡，用這種方式也能清涼爽口地享用燕麥片。只要在前一晚準備好，把所有的好東西都裝進罐子裡，隔天一早就有快速簡單的早餐可以享用。

傳統燕麥片…1 杯

奇亞籽…1 大匙

亞麻籽粉…1 大匙

肉桂粉…1/2 小匙

杏仁奶（作法見 P.2）…1 又 3/4 杯

椰棗糖漿（作法見 P.3）…2 大匙

香草莢（對切並刮出香草籽）…1 根（約 5～7.5 公分），或香草精…1 小匙

新鮮或冷凍的藍莓或草莓…2/3 杯

1 將所有材料放入中型碗中拌勻後，舀進兩個 600ml 的密封罐或可蓋緊的碗中。

2 將作法 1 放入冰箱冷藏隔夜即可取出、並拿起香草莢後享用。

讓早餐包含最多營養

想要用包含「每日飲食十二清單」中五樣食物的早餐開始新的一天嗎？那就把莓果、亞麻籽、堅果和香料都加進燕麥粥裡。若想要一杯包含六樣以上清單食物的果昔，那就用莓果、其他水果、綠色蔬菜、亞麻籽和香料打成一杯解渴的飲料吧！（作法見 P.210 與 P.216）

「每日飲食十二清單」中的食物

√ 莓果　　√ 其他水果　　√ 亞麻籽　　√ 堅果與種籽　　√ 全穀物類

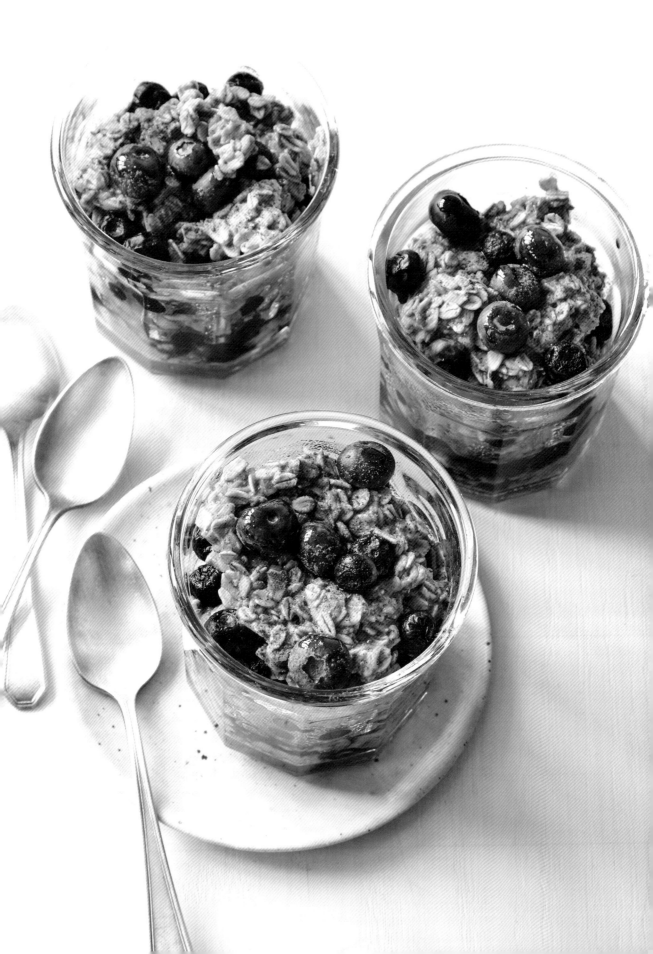

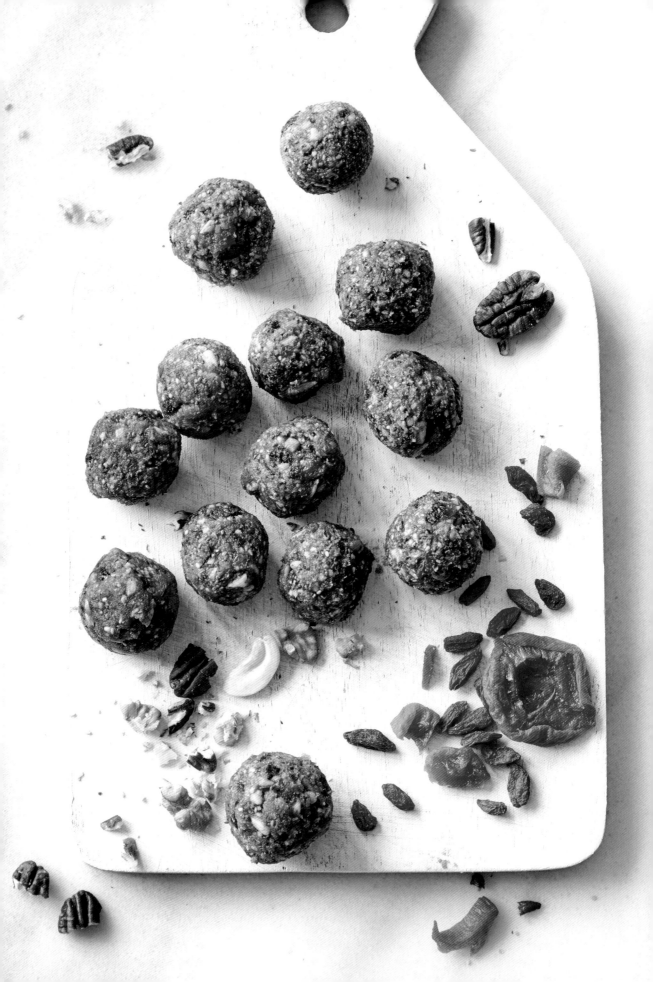

超級食物一口早餐

份量：直徑約 2.5 公分共 *24* 個，4 ～ 6 份 • 難易度：*簡單*

將這些美味的一口點心存放在冰箱裡，作為可以隨時帶著走的早餐，或者運動後能補充能量的點心。

椰棗（去核，浸泡熱水 20 分鐘後瀝乾）… 3/4 杯

生核桃、胡桃或腰果… 3/4 杯

蔓越莓乾、杏桃乾、蘋果乾或其他水果乾（視需要可切碎）… 3/4 杯

葵花籽… 1/4 杯

枸杞或伏牛花* … 2 大匙

奇亞籽或大麻仁（去殼大麻籽）… 2 大匙

亞麻籽粉… 2 大匙

香草莢（對切並刮出香草籽）… 1 根（約 2.5 ～ 3.7 公分），或香草精… 1/2 小匙

肉桂粉… 1/4 小匙

1 將瀝乾的椰棗和堅果放入食物調理機中，以瞬轉功能攪打至堅果呈細粉狀，且與椰棗混合後，加入其餘材料，續攪打至黏稠混合。

2 若攪打後的作法 1 太乾無黏稠感，可採每次加入 1 大匙水的方式調整；若太濕，則可加些亞麻籽粉或生燕麥片。

3 取滿滿 1 大匙的作法 2 放在兩掌間來回滾動，搓出直徑約 2.5 公分的圓球置於盤中。

4 待重複上述動作皆搓成圓球後，用鋁箔紙或烘焙紙覆蓋盤子，冷藏 4 小時即可享用（亦須冷藏保存）。

* 編註：伏牛花為帶尖刺小型灌木，具有鮮艷的紅色小果實，常作為庭院觀賞植栽。

亞麻籽

根據一項卓越的研究結果顯示，亞麻籽「是飲食介入方式中，有史以來降血壓最有成效的食物之一」。[104] 每天只要吃幾大匙，降血壓的效果似乎比進行有氧耐力訓練還好上兩、三倍。[105]（但這並不代表你不能兩樣都做！）另一項研究發現，在餐點上撒幾匙亞麻籽粉，則可降低罹患乳癌的風險。[106]

「*每日飲食十二清單*」中的食物

√ 莓果　　√ 其他水果　　√ 亞麻籽　　√ 堅果與種籽　　√ 香草與香料

法式吐司佐莓果醬

份量：4份 • **難易度：簡單**

這道早餐一口氣包辦了「每日飲食十二清單」中的六項食物，而薑黃為這道早餐增添了溫暖的金黃色澤。

莓果醬

新鮮或解凍的莓果（種類可依喜好選擇）…1杯

椰棗糖漿…1～2大匙（作法見P.3）

法式吐司

亞麻籽粉…2大匙

溫水…1/4杯

杏仁奶…1又1/4杯（作法見P.2）

椰棗糖…1大匙

香草莢（對切並刮出香草籽）…1根（約2.5～3.7公分），或香草精…1/2小匙

新鮮薑黃（磨泥）…1段（約0.6公分），或薑黃粉…1/4小匙

肉桂粉…1/4小匙

100%全麥無鹽麵包…8片

莓果醬：將莓果與椰棗糖漿放入果汁機裡，攪打至細滑後倒入小壺或碗中備用。

法式吐司：

- 將亞麻籽粉與溫水攪打均勻成亞麻籽粉水後，連同杏仁奶、椰棗糖、香草、薑黃泥與肉桂粉放入果汁機中，攪打成麵糊。

- 把麵糊倒入淺碗中，將不沾煎鍋以中大火預熱。分別把麵包片兩面都沾上麵糊後，放進煎鍋中，採中間翻面一次方式，煎至兩面金黃。

- 料理完成前，將煎好的法式吐司放入烤箱中，以最低溫度保溫。上桌前，將法式吐司擺於盤中，淋上莓果醬即可。

「每日飲食十二清單」中的食物

√莓果　√其他水果　√亞麻籽　√堅果與種籽　√香草與香料　√全穀物類

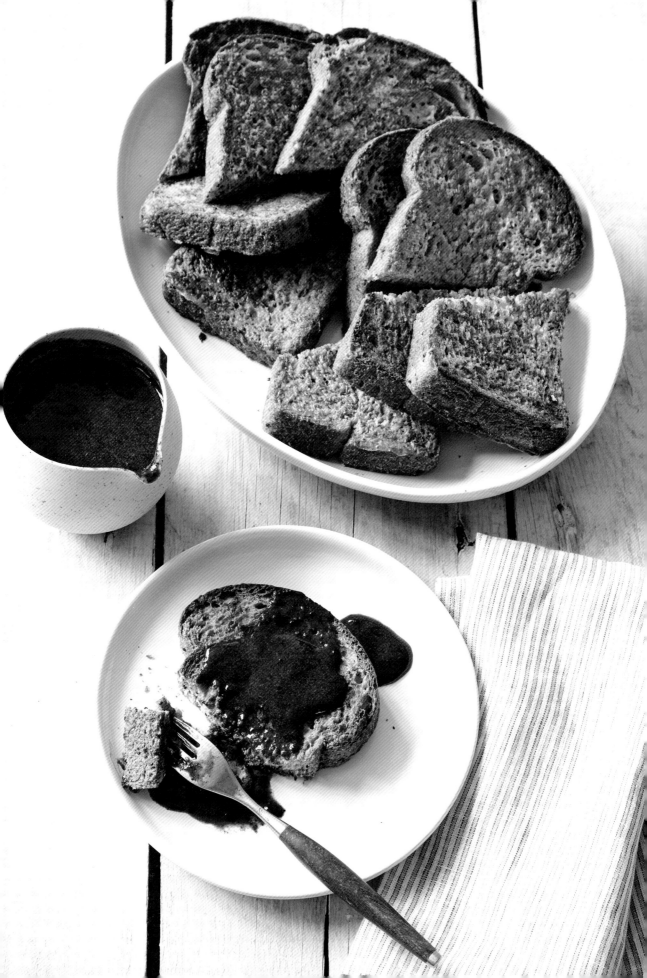

溫熱糖煮梨

份量：*4* 份（每份1/2杯）‧ 難易度：*簡單*

這道吸引人的糖煮水果不僅是可口的點心或零嘴，也是燕麥粥、法式吐司或鬆餅的絕佳配料

椰棗糖…2大匙

檸檬（去皮打碎，作法見P.3）…2小匙

葡萄乾…2大匙

香草莢（對切並刮出香草籽）…1根（約5～7.5公分），或香草精…1小匙

肉桂粉…1小匙

薑粉…1/4小匙

肉豆蔻…1/3小匙

新鮮薑黃（磨泥）…1段（約0.6公分），或薑黃粉…1/4小匙

成熟的巴特利梨（去核並切成適口大小）…4～5顆

水…1/2杯

1 將除了梨子外的材料放入湯鍋中，並加水攪拌均勻。

2 續加入梨塊，用小火燉煮約 15～20 分鐘至梨塊變軟、且湯汁變少即可趁溫熱享用。

VARIATIONS
梨子可用切塊的蘋果、桃子或李子取代。

「*每日飲食十二清單*」中的食物

√ 其他水果　　√ 香草與香料

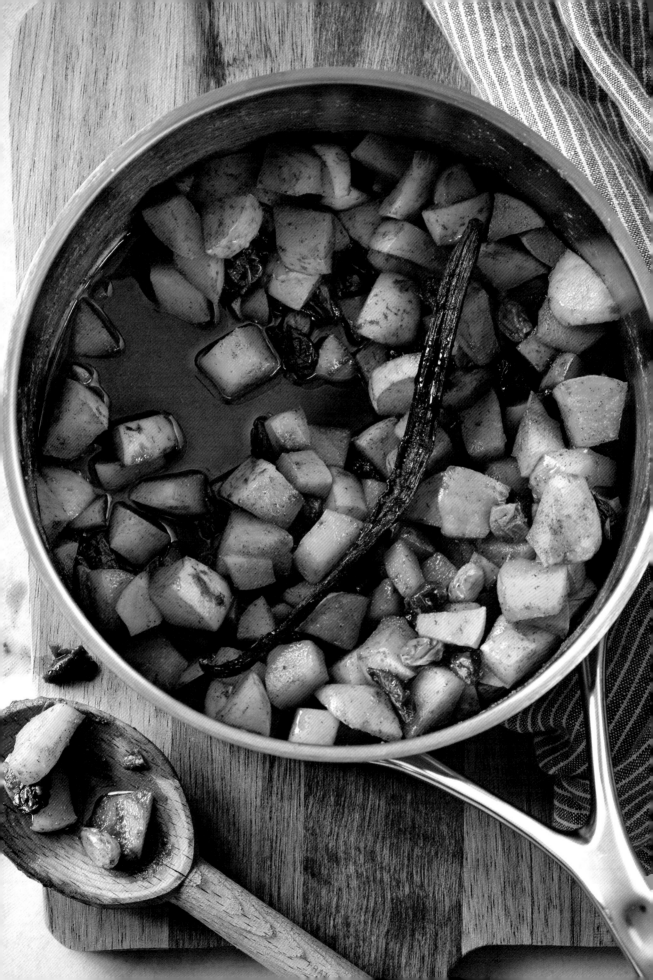

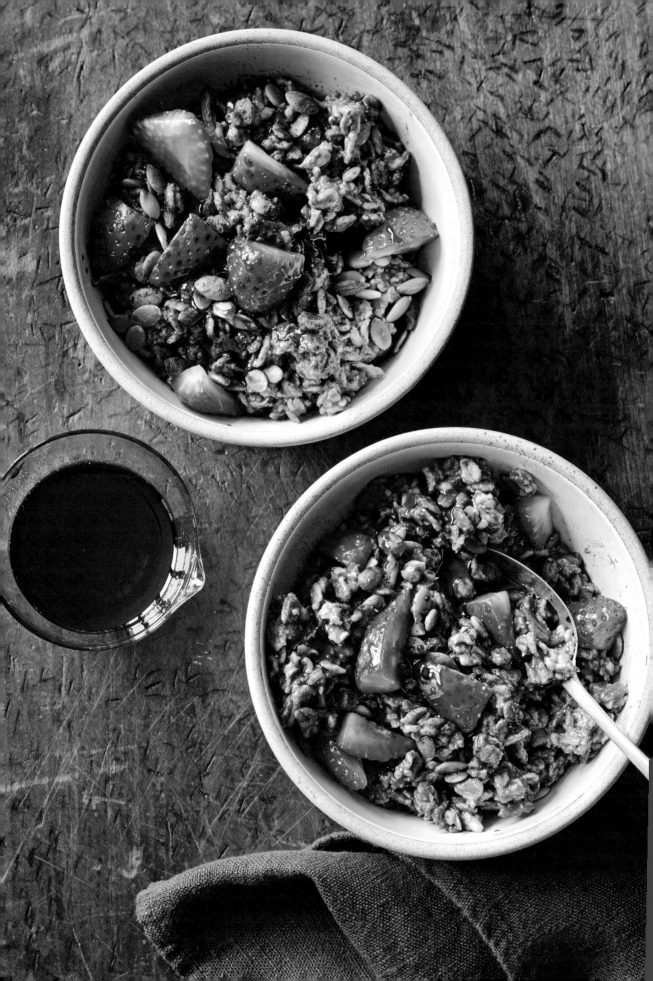

巧克力燕麥粥

份量： *4* 份（每份1杯）• **難易度：** 簡單

在這道食譜上發揮創意吧！你可以混搭最喜歡的配料，像是新鮮莓果和其他水果、碎堅果、杏仁醬或花生醬等。

傳統燕麥片…1又1/2杯

無糖可可粉…3～4大匙

肉桂粉…1/2小匙

切碎的無花果乾、枸杞或伏牛花…2大匙

亞麻籽粉…1大匙

南瓜籽…1大匙

葡萄乾…2大匙（可省略）

椰棗糖漿（作法見P.3）…2大匙

水…3杯

1 將水加入湯鍋中煮沸，加入燕麥片、可可粉與肉桂粉拌勻後，轉小火加入無花果乾碎，並加蓋燉煮5分鐘（期間宜不時攪拌）。

2 待關火後，再加入亞麻籽粉與南瓜籽拌勻，並蓋上蓋子，靜置2分鐘。

3 將適量燕麥粥舀進碗裡，撒上葡萄乾並淋上椰棗糖漿即可享用。

「每日飲食十二清單」中的食物

√莓果　√其他水果　√亞麻籽　√堅果與種籽　√香草與香料　√全穀物類

一碗穀物早餐

份量：4 份・難易度：簡單

用吃剩的熟穀物開始新的一天，是又好又快的方法！假如沒有剩下的穀物，那麼就在前一天
煮一鍋你最喜歡的穀物，如此一來，就能用好東西開始你的早晨。

煮熟的全穀物（糙米、藜麥、中東小麥
伏利卡*或燕麥）⋯3 杯

煮熟的白腰豆（搗成泥）⋯3/4 杯

杏仁奶（作法見 P.2）⋯2 杯

亞麻籽粉⋯3 大匙

新鮮薑黃（磨泥）⋯1 段（約 2.5 公分）
，或薑黃粉⋯1 小匙

新鮮的薑（磨泥）⋯1 小匙（可省略）

新鮮或解凍的莓果⋯1 杯

熟香蕉（去皮切片）⋯1 根

椰棗糖漿（作法見 P.3）⋯4 大匙（可省
略）

1 將煮熟的全穀物、白腰豆泥、杏仁奶、亞麻籽粉、薑黃泥和薑
泥放進可微波的碗裡拌勻後，微波 2 ～ 3 分鐘至溫熱。

2 將微波好的作法 1 分成 4 碗，每碗放入 1/4 杯的莓果與 1/4 的
香蕉片，淋上 1 大匙的椰棗糖漿後即可享用。

*編註：將未完全成熟的綠色杜蘭小麥植株經烤製和摩擦後製成的穀物食品。

「每日飲食十二清單」中的食物

√ 豆類　√ 莓果　√ 其他水果　√ 亞麻籽　√ 香草與香料　√ 全穀物類

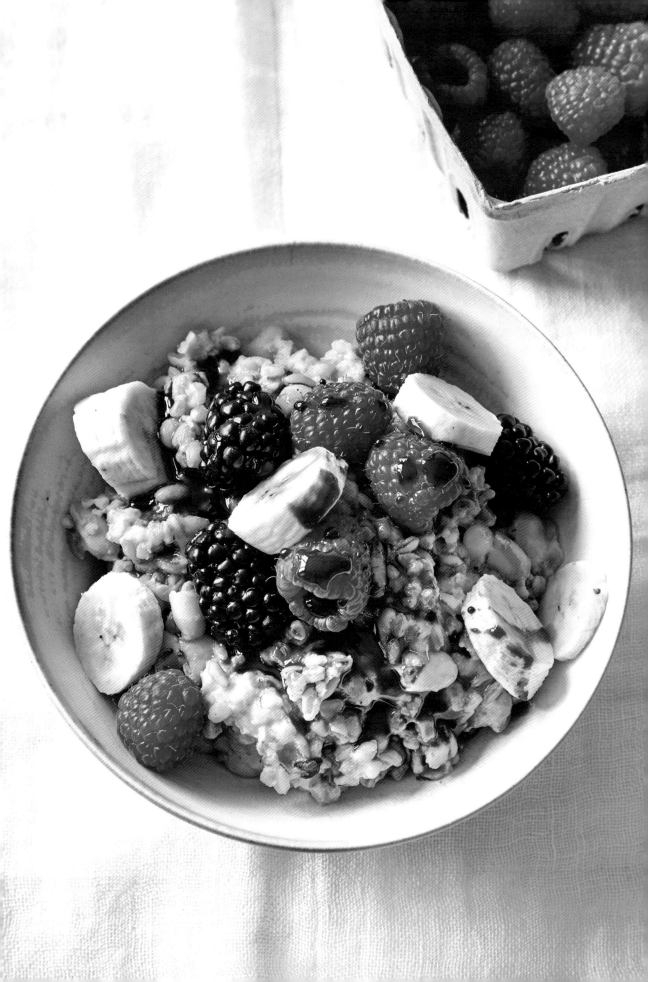

烤墨西哥捲餅

份量：**4份** · 難易度：**中等**

烤番薯是我最喜歡的食物之一，不論是直接吃、加調味料吃，或者像這道料理一樣加進菜餚裡。為了節省時間，我喜歡多烤一些備用，或者在需要時，用微波爐快速地「烤」一個。

紅洋蔥（切碎）⋯1/2杯

橘色或紅色甜椒（切細碎）⋯1顆

菠菜、紅牛皮菜或紅羽衣甘藍（切碎）⋯6杯

香辣複合調料（作法見P.4）⋯1小匙

辣椒粉⋯1小匙

小茴香粉⋯1/2小匙

乾燥奧勒岡⋯1/2小匙

夏日莎莎醬（作法見P.41）或無鹽莎莎醬⋯2杯

煮熟的黑豆⋯1又1/2杯，或不含雙酚A的罐頭或利樂包＊的無鹽黑豆（沖洗並瀝乾）⋯1罐（440公克）

烤番薯（搗成泥）⋯1個

新鮮香菜葉（切末）⋯2大匙

營養酵母⋯2大匙

100%全麥無鹽墨西哥薄餅⋯4片

南瓜籽（磨成粗粒）⋯1/4杯

熟哈斯酪梨（切丁）⋯1個（可省略）

新鮮墨西哥辣椒（切碎）⋯1根（可省略）

水⋯1/4杯

1 烤箱預熱至175℃，將紅洋蔥碎與甜椒碎放入湯鍋中，加入水，以中火燉煮5分鐘至軟後，加入菠菜碎攪拌至軟且水分蒸發。

2 續加入香辣複合調料、辣椒粉、小茴香粉、乾燥奧勒岡及1/4杯的夏日莎莎醬，拌勻後關火。

3 將黑豆放入大碗裡搗成泥後，加入作法2中拌勻後即成黑豆餡。

4 把番薯泥、香菜末、營養酵母和1/4杯莎莎醬，放在另一個碗中拌勻成番薯餡。

5 將3/4杯莎莎醬舀進23×33公分的烤盤中塗抹均勻備用。

6 將1/4作法4的番薯餡舀在每片墨西哥薄餅中央，並加入1/4作法3的黑豆餡後，把薄餅捲起、接合面朝下，放入作法5的烤盤裡。

7 將剩下的3/4杯莎莎醬均勻塗在捲餅上，撒上南瓜籽粒，加蓋烤20～30分鐘至熱後，即可取出配上酪梨丁與墨西哥辣椒末享用。

＊利樂包屬無菌包裝，不會受到細菌及其他微生物的污染，所以食品的保存期限非常長。

「每日飲食十二清單」中的食物

√豆類　√綠色蔬菜　√其他蔬菜　√堅果與種籽　√香草與香料　√全穀物類

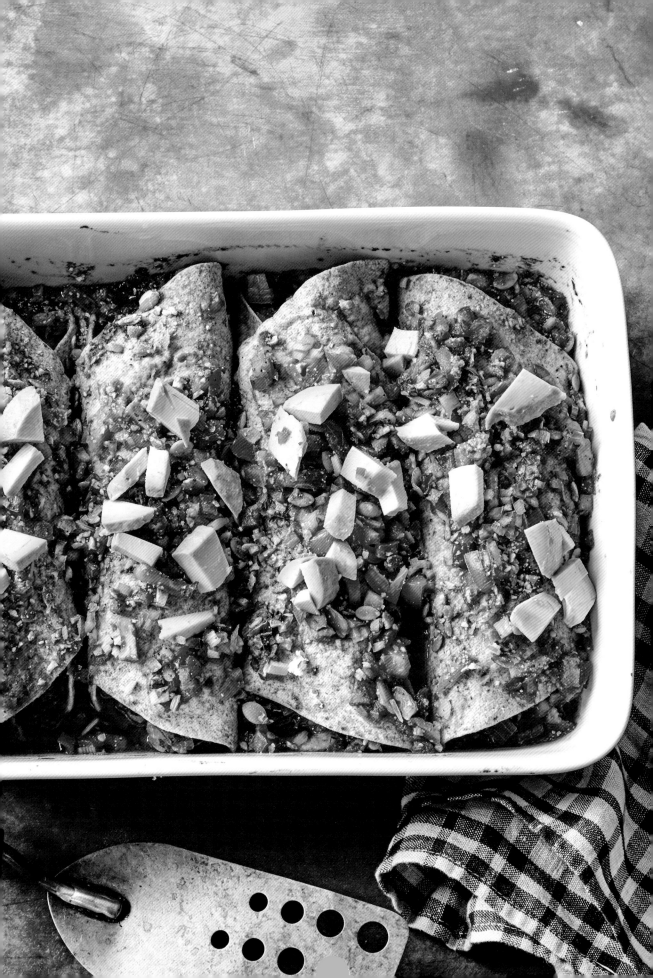

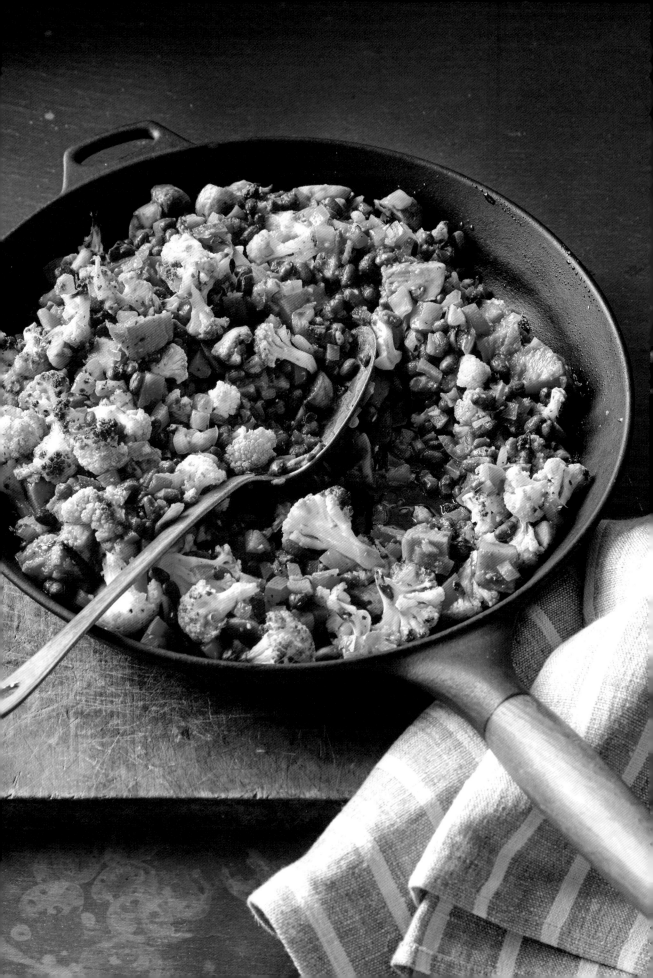

番薯雜燴

份量： *4* **份**（每份1又3/4杯）• **難易度：** *簡單*

雖然這道料理被放在早餐篇章中，但卻在任何時候都會大受歡迎！事先準備好香辣複合調料與鮮味醬，可幫你省下不少準備這道菜的時間。再者，讓我們來談談香料部分，由於我鍾愛辛辣食物，但也知道有些人不喜歡，因此請隨喜好省略卡宴辣椒（或一般紅辣椒），另一方面，如果想要更熱辣一點的口感，也別客氣，儘管在食用時加入些健康版辣醬（作法見 P.8）吧！

中型番薯（去皮切塊）1個

白花椰菜（切塊）…2杯

小型紅洋蔥（切碎）…1個

紅椒（切碎）…1個

蘑菇（切大塊）…225公克

煮熟的黑豆或紅豆…1又1/2杯，或不含雙酚A的罐頭或利樂包的無鹽黑豆或紅豆（沖洗並瀝乾）…1罐（440公克）

香辣複合調料（作法見P.4）…2～3小匙

卡宴辣椒或紅辣椒片…1/4小匙或適量

鮮味醬（作法見P.5）…3～4大匙

水…2大匙

1. 烤箱預熱至 220℃，並在烤盤上鋪入矽膠烤墊或烘焙紙後，將番薯塊均勻鋪平，放進烤箱烤 10 分鐘後，加入白花椰菜，續烤約 20 分鐘，直到番薯與白花椰菜變軟，取出備用。

2. 將水加入煎鍋裡，以中火加熱，加入紅洋蔥碎並加蓋，燉煮約 5 分鐘至洋蔥軟後，加入紅椒碎與蘑菇塊，並採不加蓋、邊攪拌方式燉煮約 5 分鐘至食材變軟。

3. 作法 2 鍋中再加入豆子、香辣複合調料、卡宴辣椒及作法 1 的烤番薯與烤白花椰菜，續煮 5 分鐘至熱透。如需要，可用鍋鏟稍把食材壓碎，淋上鮮味醬後趁熱享用。

VARIATIONS
可用櫛瓜或其他蔬菜取代白花椰菜。

「*每日飲食十二清單*」*中的食物*

√豆類　　√十字花科蔬菜　　√其他蔬菜　　√香草與香料

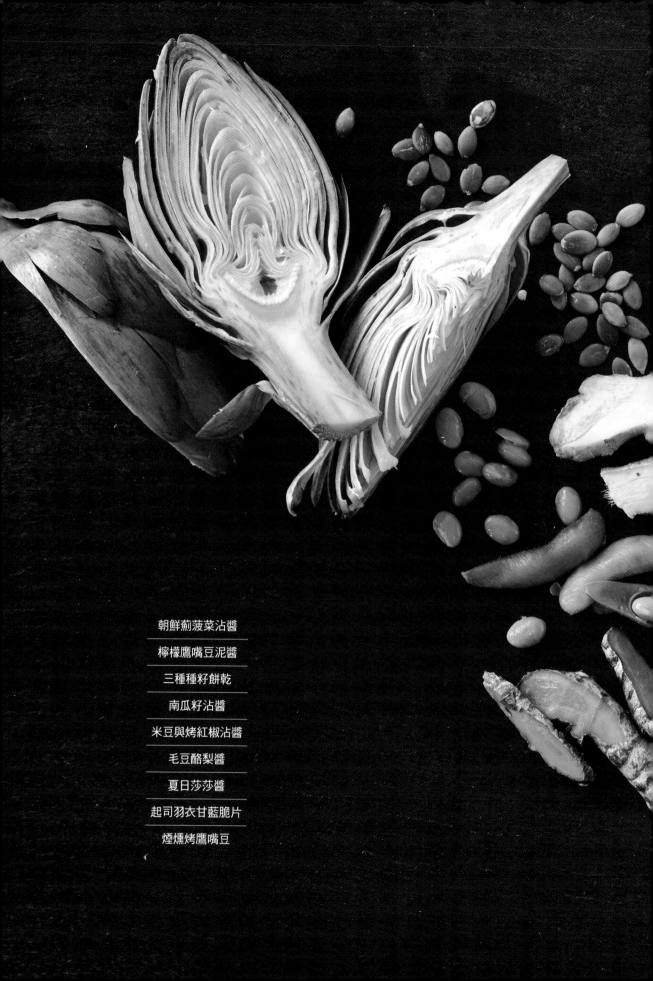

THREE

點心、沾醬與抹醬

本篇章的食譜，
是我在感覺有點餓，想要吃點輕食或餐間點心時，
一直很喜歡的一些料理。
在旅行途中（路上或飛機上），
我通常都會隨身帶些起司羽衣甘藍或煙燻烤鷹嘴豆。
注意到了嗎？對我而言，方便跟飲食健康（與美味）幾乎一樣重要，
這就是為什麼我非常喜歡這章裡所介紹的沾醬與抹醬的原因：
每一樣都能抹在三種種籽餅乾、全麥麵包或生菜上。

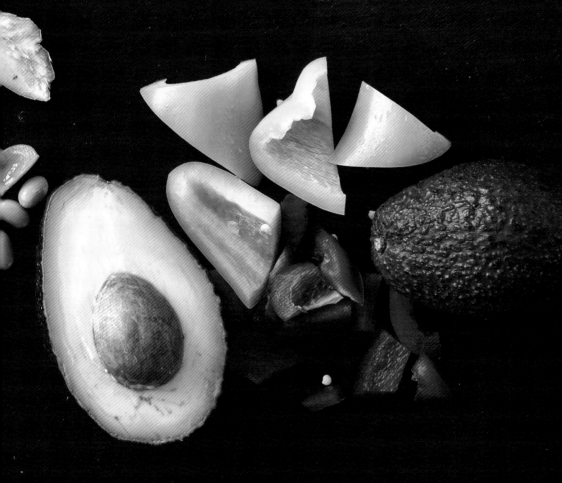

朝鮮薊菠菜沾醬

份量： *6* 份（每份1/2杯）• **難易度：** *簡單*

朝鮮薊具有非常高含量的抗氧化劑，但考量到從整顆朝鮮薊開始料理太過複雜，通常我會購買朝鮮薊心，而它與許多食物都很搭，包括了菠菜。

新鮮或解凍的菠菜（煮熟後放涼）…
255～285公克

熟白豆（沖洗並瀝乾）…1杯

營養酵母…2大匙

青蔥（切末）2大匙

大蒜（切末）…1瓣

檸檬（去皮打碎，作法見P.3）…2小匙

白味噌醬…2小匙

黑胡椒粉…1/4小匙

香辣複合調料（作法見P.4）…適量

罐裝朝鮮薊心（瀝乾）…1罐（400公克），或冷凍朝鮮薊（煮熟並放涼）…1包（285公克）

三種種籽餅乾（作法見P.34）、全麥小圓片麵包或全麥餅乾或生菜…適量

水…2大匙

1 烤箱預熱至180℃，將煮熟放涼的菠菜擠乾多餘水分後備用。

2 把水、熟白豆、營養酵母、蔥末、蒜末、檸檬碎、白味噌醬、黑胡椒粉以及香辣複合調料放入食物調理機，攪打至均勻細滑（若想有鮮奶油般質地，可採每次加入1大匙水的方式調整稠度）。

3 再依序分別加入朝鮮薊、作法1的菠菜，以瞬轉功能攪打至碎與混合。

4 將作法3倒進烤盤中，烤12～15分鐘至溫熱，即可用全麥小圓麵包或餅乾沾取享用。

VARIATIONS
加入杏仁奶（作法見 P.2）或蔬菜高湯（作法見 P.6）稀釋後，可作為義大利麵醬使用。

做個烹飪探險家

有時不妨試著在烹飪上拓展視野，跳脫我們習以為常享用沾醬與抹醬的傳統方式吧！何不將其中一種（或數種）醬加進芥藍菜葉捲裡呢？或者把它變成義大利麵醬？你可以把最喜歡的沾醬或抹醬用杏仁奶（作法見 P.2）或蔬菜高湯（作法見 P.6）稀釋後，跟煮好的全麥義大利麵攪拌在一起，也可以把沾醬或抹醬跟穀類混合後，作為甜椒或其他蔬菜的美味填料。在思考如何把這些料理整合進菜單時，其實有無限的可能性，所以請不要自我設限！

「每日飲食十二清單」中的食物

√ 豆類　√ 綠色蔬菜　√ 其他蔬菜　√ 香草與香料

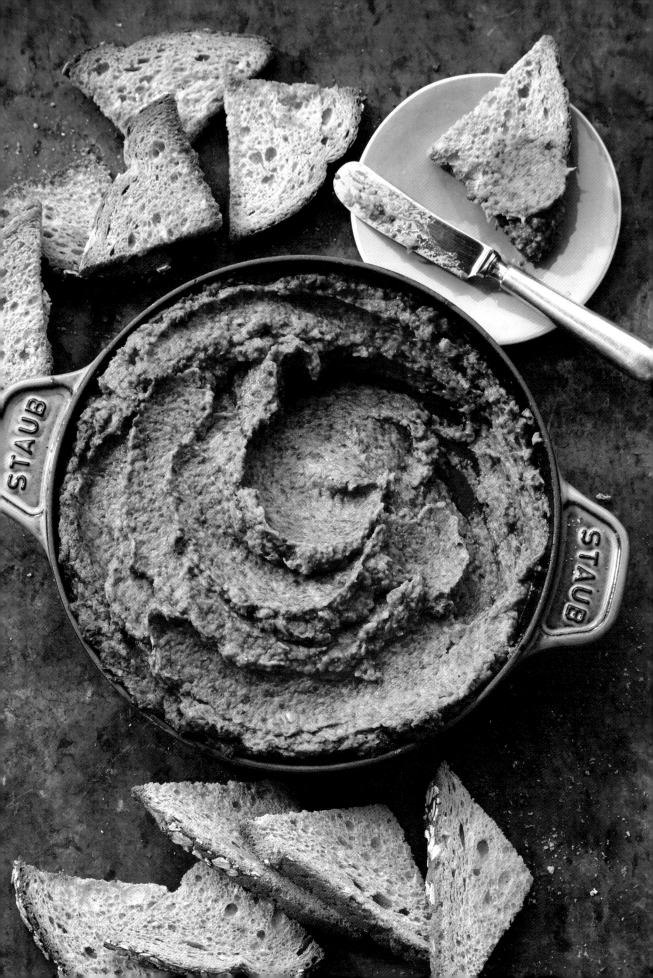

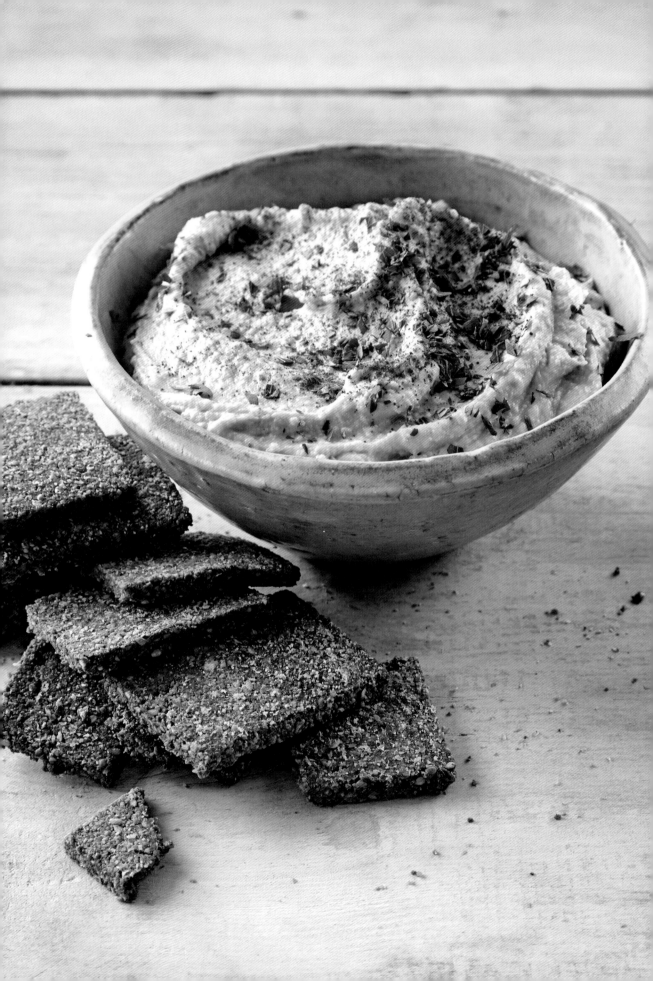

檸檬鷹嘴豆泥醬

份量：約 *2* 杯 ● **難易度：*簡單***

鷹嘴豆泥是生菜沾醬的絕佳選擇，也是羽衣甘藍和三明治的絕配抹醬⋯⋯但是你知道它跟全麥義大利麵搭配也很美味嗎？（我承認當直接把醬放在麵上時，就迫不及待地想吞了它！）

大蒜（壓碎）⋯2瓣

檸檬（去皮打碎，作法見 P.3）⋯1大匙

白芝麻醬⋯1/4杯

白味噌醬⋯1小匙

煮熟的鷹嘴豆⋯1又1/2杯，或不含雙酚A的罐頭或利樂包的無鹽鷹嘴豆（沖洗並瀝乾）⋯1罐（440公克）

小茴香粉⋯1/4小匙

煙燻紅椒粉⋯1/4小匙

新鮮巴西里（切碎）⋯2大匙

1 將大蒜碎和檸檬碎放進食物調理機攪打至細滑。

2 再加入白芝麻醬、白味噌醬攪打後，續放入鷹嘴豆、小茴香粉與紅椒粉，攪打數分鐘至滑順。若想要稀點質地，可採每次加入 1 大匙水的方式調整稠度，並依口味加入更多檸檬或小茴香。

3 待作法 2 完成後倒入碗中，撒上巴西里碎後即可享用。

VARIATIONS
可試試看以下任何一種或全部的替代方式：用黑豆或白豆取代鷹嘴豆，用香菜葉或蒔蘿取代巴西里，以及用萊姆取代檸檬。

雙酚 A

雙酚 A（bisphenol A，縮寫為 BPA）是一種工業化學物質，自 1950 年代以來，用於各種塑膠容器和許多金屬產品的內裡（包括罐頭食品）。研究顯示，雙酚 A 可能會滲入食物中，對大腦和心臟的健康造成負面影響，還可能跟糖尿病和肥胖症有關，目前還有更多的雙酚 A 研究正在進行，但目前美國並沒有聯邦法規限制雙酚 A 於食物容器上使用。

那該怎麼辦？許多廠商現在都致力於生產不含雙酚 A 的容器，而這些容器應該都有明確標示，你也可以考慮使用如玻璃或不銹鋼材質等非塑膠或金屬製容器。

「*每日飲食十二清單*」中的食物

√豆類　√堅果與種籽　√香草與香料

三種種籽餅乾

份量：約 *25* 塊 5.5 公分的餅乾 • 難易度：*中等*

自己做餅乾比你想像得更簡單（而且更有趣）。除了健康之外的好處是，可根據喜好的口味客製化餅乾，加些不同的調味。

生南瓜籽…1/2 杯

生葵花籽…1/2 杯

芝麻…1/2 杯

新鮮薑黃（磨泥）…1 段（約0.6公分），或薑黃粉…1/4 小匙

亞麻籽粉…1/4 杯

新鮮巴西里（切末）…2 大匙

營養酵母…1 大匙

白味噌醬…1 又 1/2 小匙

洋蔥粉…1/4 小匙

乾燥羅勒、蒔蘿、奧勒岡或百里香…1 小匙（可省略）

1 烤箱預熱至 120℃。將南瓜籽、葵花子、1/4 杯的芝麻和薑黃泥放進果汁機或食物調理機研磨成細粉。

2 作法 1 續加入除芝麻外的其他材料，用瞬轉功能攪拌混合成麵糰。若麵糰太乾，可採每次加入 1 大匙水的方式調整，最多可加入 1 杯水的量。

3 將麵糰攤平在鋪好矽膠烤墊或烘焙紙的烤盤上，而後蓋上另一張烘焙紙，將麵糰用擀麵棍或用手擀成 30×25 公分的長方形薄片（之後將覆蓋的烘焙紙移除），並撒上剩餘的 1/4 杯芝麻，輕輕將之壓入麵糰中。

4 用一把利刀把麵糰切割出想要的餅乾大小後，送入烤箱烤約 3 小時，直到表面變成淺褐色後取出。若想烤脆些，可在關火後不出爐，多放一下。

5 待餅乾放涼後，即可放入密封容器中室溫保存。

使用亞麻籽的 10 種方式

無論買的是亞麻籽粉，或者是自己用香料研磨機、咖啡豆研磨機或果汁機把亞麻籽磨成粉，都可以用各種方式享用這種超級食物。以下是幾種供你參考的方式：

1. 撒在燕麥粥裡。
2. 放在沙拉上。
3. 加進果昔裡。
4. 作為漢堡（作法見 P.88 與 P.98）與麵包（作法見 P.156）的黏合劑。
5. 加進手工餅乾裡（作法如上）。
6. 加進自製能量棒裡（作法見 P.15）。
7. 撒在湯裡。
8. 作為烘焙食品的黏合劑（作法見 P.189）。
9. 撒在穀物料裡上。
10. 作為醬料的增稠劑。

「*每日飲食十二清單*」中的食物

√ 亞麻籽　　√ 堅果與種籽　　√ 香草與香料

南瓜籽沾醬

份量：3 杯 ● 難易度：簡單

南瓜籽啊！南瓜籽！美味又營養，還是鋅濃度最高的來源之一。告訴你一個有趣的事實：男人比女人需要更多的鋅。為什麼？因為男性在每次射精時都會損失鋅（精液中充滿了鋅。）事實上，男性每次射精都會損失大約 1/4 杯南瓜籽的含鋅量！不論你是什麼性別，或者，嗯～想補回多少鋅，都可以用各種方式享受這種沾醬──沾生菜吃、抹三明治，或者稀釋後作為義大利麵醬。

無鹽生南瓜籽⋯1 又 1/4 杯

烤大蒜（作法見 P.6）⋯3 瓣

煮熟的白腰豆⋯1 又 1/2 杯，或不含雙酚 A 的罐頭或利樂包的無鹽白腰豆（沖洗並瀝乾）⋯1 罐（440 公克）

墨西哥辣椒（切末）⋯1 小匙或適量（可省略）

白芝麻醬或杏仁醬⋯1 大匙

檸檬（去皮打碎，作法見 P.3）⋯2 大匙

白味噌醬⋯1 又 1/2 小匙

香辣複合調料（作法見 P.4）⋯1 小匙

煙燻紅椒粉⋯1/2 小匙

新鮮香菜葉（切末）⋯3 大匙（可省略）

各類生菜（切成適當大小，用來沾醬）⋯適量

水⋯3 大匙

1 烤箱預熱至 120℃，在烤盤上鋪入矽膠烤墊或烘焙紙後，將南瓜籽均勻鋪於烤盤上，放入烤箱烤 15 ～ 18 分鐘直到變成淺褐色（宜不時攪拌以防烤焦）。

2 將烤好的南瓜籽移出烤箱，靜置放涼後倒進食物調理機。

3 續加入烤大蒜瓣、白腰豆、墨西哥辣椒末、白芝麻醬、檸檬碎、白味噌醬、香辣複合調料、煙燻紅椒粉及水，攪打至細滑後，倒進碗裡。

4 依喜好撒上香菜末，即可用生菜沾取醬汁享用。

「每日飲食十二清單」中的食物

√豆類　√其他蔬菜　√堅果與種籽　√香草與香料

米豆與烤紅椒沾醬

份量：約 *3* 杯 • **難易度：*簡單***

米豆跟其他豆類一樣，都是絕佳的營養來源，且也容易取得，在超市、五穀雜糧行或是有機商店等地方，都能找到冷凍、罐頭或乾燥的米豆。

烤紅椒（作法見P.9）…2個，或烤紅椒（瀝乾）…1罐（255公克）

煮熟的米豆…1又1/2杯，或不含雙酚A的罐頭或利樂包的無鹽米豆（沖洗並瀝乾）…1罐（440公克）

大蒜（壓碎成泥）…2瓣

墨西哥辣椒（切末）…1小匙或適量

白芝麻醬…3大匙

檸檬（去皮打碎，作法見P.3）…1大匙

香辣複合調料（作法見P.4）…1小匙

白味噌醬…1小匙

煙燻紅椒粉…1小匙

各類生菜（切成適當大小，用來沾醬）…適量

1 將烤紅椒、米豆、大蒜泥和墨西哥辣椒末放進食物調理機，以瞬轉功能攪勻。

2 續加入白芝麻醬、檸檬碎、香辣複合調料、白味噌醬與煙燻紅椒粉，攪打至細滑後倒進碗裡，即可沾食生菜享用。

VARIATIONS
可作為烤玉米脆餅沾醬，或作為三明治與芥蘭菜捲的抹醬。

「*每日飲食十二清單*」中的食物

√豆類　√其他蔬菜　√堅果與種籽　√香草與香料

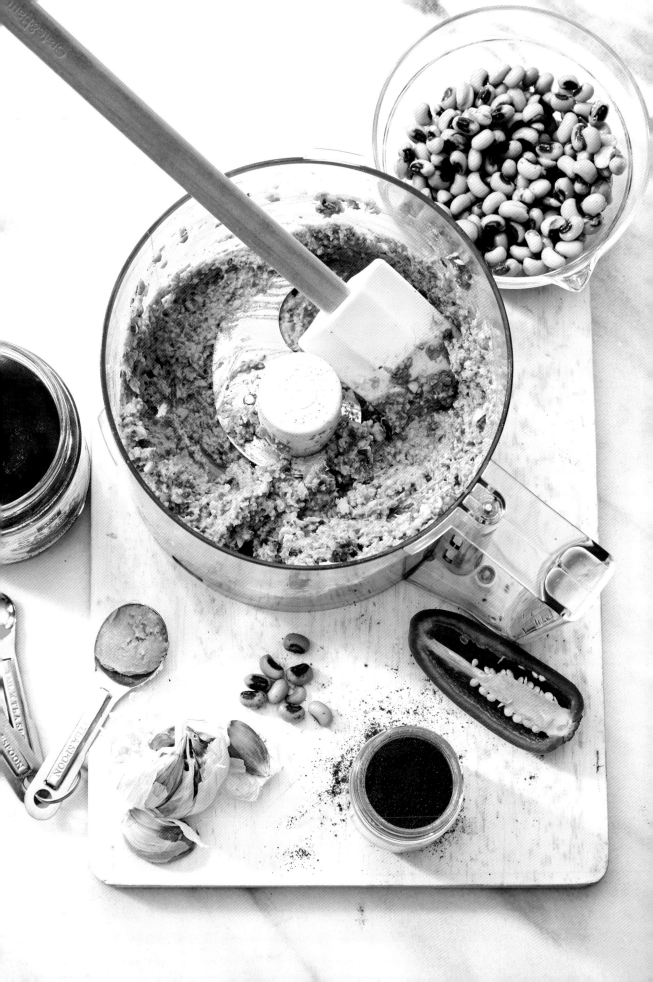

毛豆酪梨醬

份量：約 1 又 1/2 杯 • 難易度：簡單

毛豆一直是我長久以來最喜歡的零食，好吃到可以不停地剝開豆莢，吃裡面的豆子，彷彿永無止盡。這道將毛豆加入酪梨醬中的創意料理，我認為好吃的程度不亞於水煮毛豆。

其實酪梨醬的問題，在於很多人喜歡用加鹽油炸的玉米脆餅沾來吃，千萬別這麼做！應該用如胡蘿蔔或甜椒條等生菜來代替脆餅，或者像我一樣，用蒸熟的蘆筍沾取享用。

冷凍去殼毛豆（解凍）…1杯

熟哈斯酪梨（去皮去核）…1個

萊姆（去皮打碎，作法見 P.3）…2小匙

香辣複合調料（作法見 P.4）…1小匙

小茴香粉…1/3 ～ 1/4 小匙或適量

羅馬番茄（切細碎）…1個

新鮮香菜葉（切碎）…2大匙

紅洋蔥（切末）…1大匙

墨西哥辣椒（切末）…1大匙（可省略）

蒸熟的蘆筍或生菜（沾醬用）…適量

1 將毛豆放入滾水中煮約 10 ～ 12 分鐘至軟，撈起瀝乾、放涼後備用。

2 將放涼的毛豆、酪梨、萊姆碎、香辣複合調料、小茴香粉放入食物調理機，攪打至細滑後倒入碗中。

3 作法 2 中續放入番茄碎、香菜碎、洋蔥末及墨西哥辣椒末混合均勻，即可作為蘆筍等蔬菜的沾醬。

「*每日飲食十二清單*」*中的食物*

√ 豆類　√ 其他水果　√ 其他蔬菜　√ 香草與香料

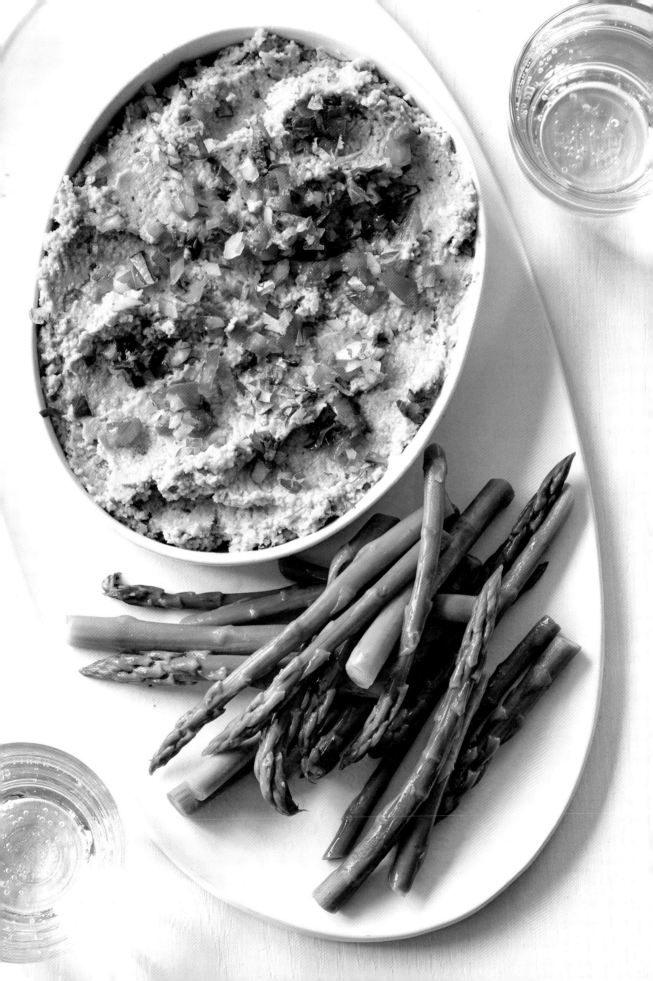

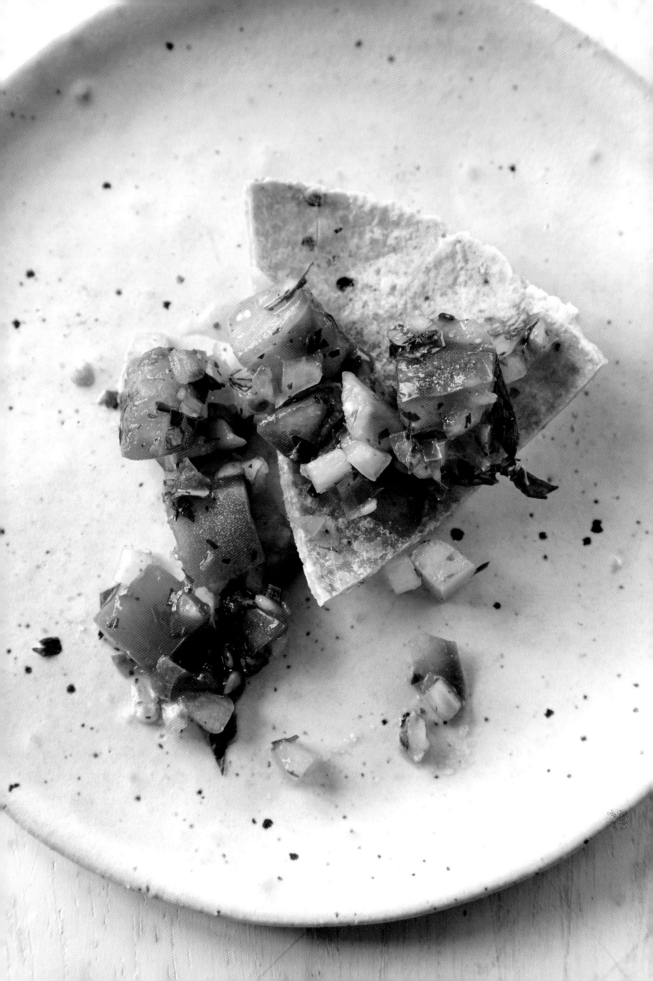

夏日莎莎醬

份量：約 *3* 杯 ● 難易度：簡單

當新鮮番茄盛產時，就是自製莎莎醬的最好時機。我之所以喜歡自製莎莎醬的其中一個原因，就是能照自己的意思來特製，根據當下想吃的是什麼，決定要加些辣或者少辣，多加點或完全不加香菜，也可以加入玉米、胡蘿蔔或其他能滿足幻想和味蕾的蔬菜。

李子番茄（硬的，去核並切大塊）…6個

橘色或黃色甜椒（切末）…1/2 個

紅洋蔥（切末）…2 大匙

墨西哥辣椒或其他小型辣椒（去籽並切末）…1 根

萊姆（去皮打碎，作法見 P.3）…2 小匙

新鮮香菜葉（切末）…2 大匙

新鮮巴西里（切末）…2 大匙

香辣複合調料（作法見 P.4）…適量

1 將所有材料放進碗裡，依口味酌量加入香辣複合調料拌勻後蓋上蓋子，在室溫下靜置 1 小時後即可享用。

2 若沒有立即享用應放冷藏，可保存 3 ～ 4 天。

水果

雖然本章中的每一道食譜都可以成為健康的零食，但請別忘記，大自然提供給我們最好的零食就是水果。豐富、便宜又健康的水果，不僅能夠滿足午間的飢餓感，同時也很美味，而任何認為採用蔬食飲食不方便的人，大概從來沒有看過蘋果吧！

「*每日飲食十二清單*」*中的食物*

√ 其他蔬菜　　√ 香草與香料

起司羽衣甘藍脆片

份量：4 份（每份1又1/4杯）・**難易度：中等**

用這種方法來吃綠色蔬菜真是太棒了！羽衣甘藍是最早被栽種的甘藍菜之一，很容易生長，並且富含深綠色葉菜的好處。我親愛的朋友艾西（小寇德威爾 · 艾索斯頓醫生）每天都盡可能多吃羽衣甘藍和其他深綠色葉菜。因此在本書中，將會看到在許多食譜中都包含了羽衣甘藍——這是有充分理由的！

紅羽衣甘藍（挑掉粗梗）…1 把

生腰果（浸泡3小時後瀝乾）…1/2 杯

烤紅椒（自製或購買，作法見P.9）…1/2 杯

營養酵母…3 大匙

米醋…1 小匙

白味噌醬…1 小匙

新鮮薑黃（磨泥）…1 段（約0.6公分），或薑黃粉…1/4 小匙

煙燻紅椒粉…1 小匙

水…2 大匙

1 將紅羽衣甘藍菜葉徹底洗淨後，把大片的菜葉撕或切成 5 公分大小，放進蔬菜脫水器中除去水份，或用乾淨紙巾拭乾放進大碗裡。並將烤箱預熱至 180℃、兩個大烤盤鋪入矽膠烤墊備用。

2 將其餘食材和水倒入食物調理機或果汁機中，以高速攪打至細滑濃稠。（若醬料太稠，可採每次加入 1 大匙水的方式調整稠度）之後將醬料倒於紅羽衣甘藍葉上，輕翻攪至入味。

3 將紅羽衣甘藍葉逐一鋪在烤盤上，烤 20 分鐘至脆後，取出放涼即可享用。（若有未脆者，可翻面再送入烤箱續烤 2 ～ 5 分鐘至脆，並不時觀看以免烤焦。）

「每日飲食十二清單」中的食物

√ 綠色蔬菜　√ 其他蔬菜　√ 堅果與種籽　√ 香草與香料

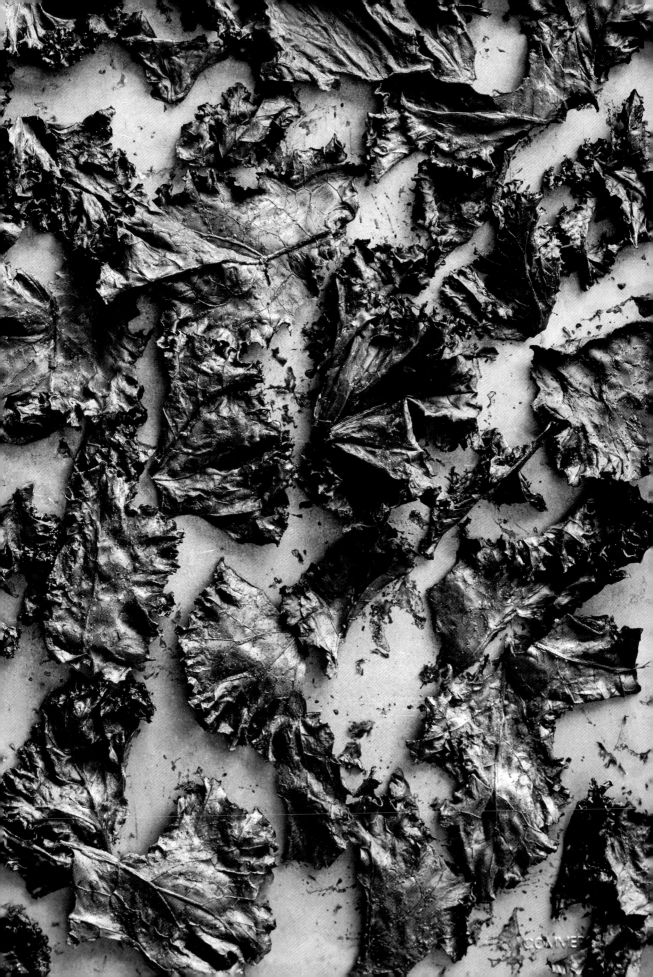

煙燻烤鷹嘴豆

份量：約 1 又 1/2 杯 ● 難易度：簡單

更多鷹嘴豆的食譜！這些富含蛋白質與纖維的小豆子們就是這麼多才多藝，我對鷹嘴豆永遠都不嫌膩，你應該也不會吧！

煮熟的鷹嘴豆…1 又 1/2 杯，或不含雙酚 A 的罐頭或利樂包的無鹽鷹嘴豆（充分沖洗、瀝乾，並用布或紙巾盡可能吸乾、去除鬆脫表皮）…1 罐（約 440 公克）

椰棗糖漿（作法見 P.3）…1 大匙

營養酵母…1 大匙

白味噌醬…2 小匙

煙燻紅椒粉…1 又 1/2 小匙

洋蔥粉…1/4 小匙

香辣複合調料（作法見 P.4）…1/2 小匙

水…2 大匙

1 烤箱預熱至 180℃，並將烤盤鋪入矽膠烤墊或烘焙紙備用。

2 除鷹嘴豆外，將其餘食材全部放入中型碗內混合後，再加入鷹嘴豆拌勻。

3 將鷹嘴豆採均勻不重疊方式，平鋪在烤盤上放入烤箱烤 30～35 分鐘，並每 8～10 分鐘攪拌一次，直到鷹嘴豆呈現淺褐色並變脆。

4 烤好後撒上香辣複合調料即可享用。（請記得當天製作最好吃。）

爆米花

一直以來我最喜歡的零嘴之一，就是加了營養酵母的爆米花。假如你還不熟悉的話，營養酵母是一種非活性酵母（意思是它不會像用來烘焙的酵母一樣增長），有著像起司與堅果一樣的味道（跟啤酒酵母不同，啤酒酵母是啤酒工業副產品，口感不佳）。

其實我真希望它有個更好的名字。在命名營養酵母的時候，不知道幫鷹嘴豆水蛋白霜命名為「aquafaba」的人在哪裡？在紐西蘭，營養酵母被稱為「Brufax」，我不知道這個名字是否更糟，而熟悉營養酵母的人稱他為「nooch」。好吧！這個名字還蠻可愛的。

「每日飲食十二清單」中的食物

√ 堅果與種籽　　√ 香草與香料

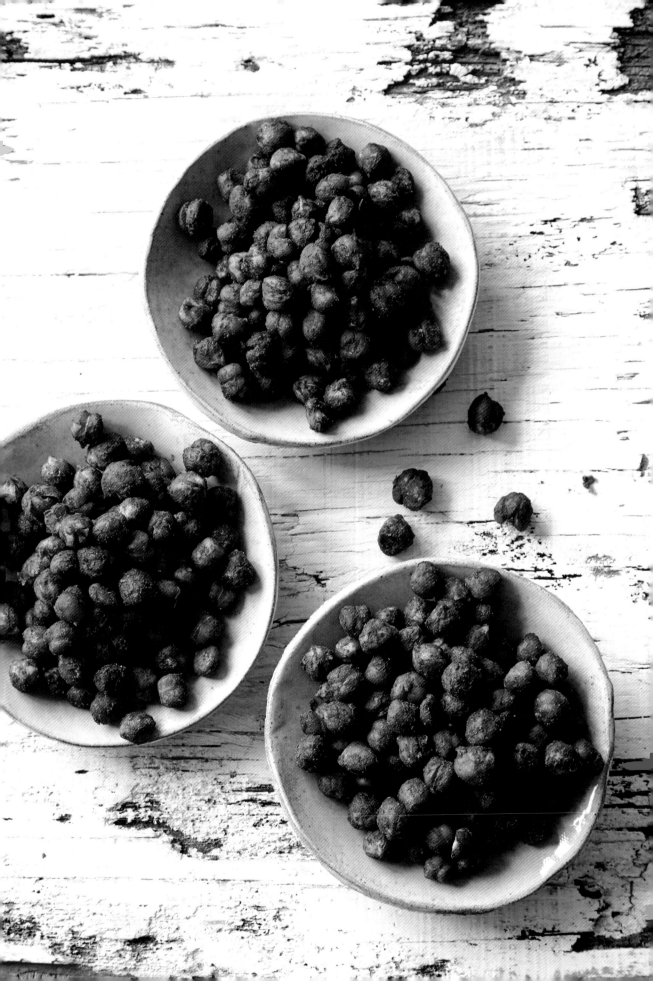

FOUR

湯品

湯品是用來撫慰人心的最佳料理，
它帶來溫暖和滿足，也是將許多美味食材結合在一起的好方法。
本篇章我們會從豐盛的豆類和蔬菜湯開始，
再擴展到亞洲風味的湯品。

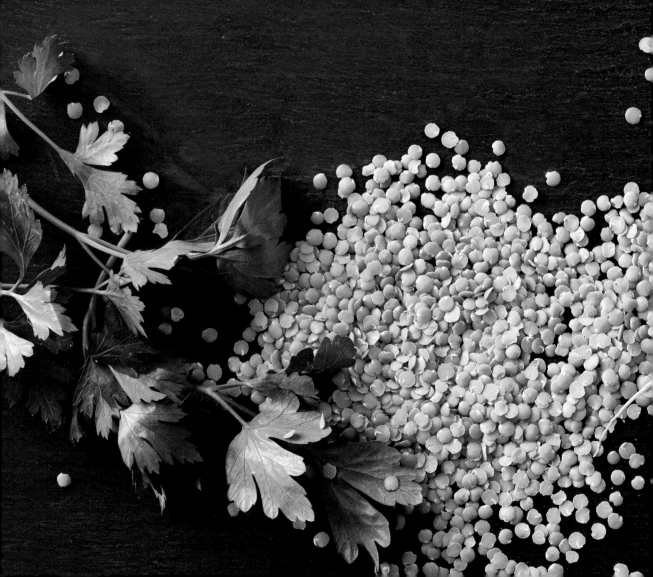

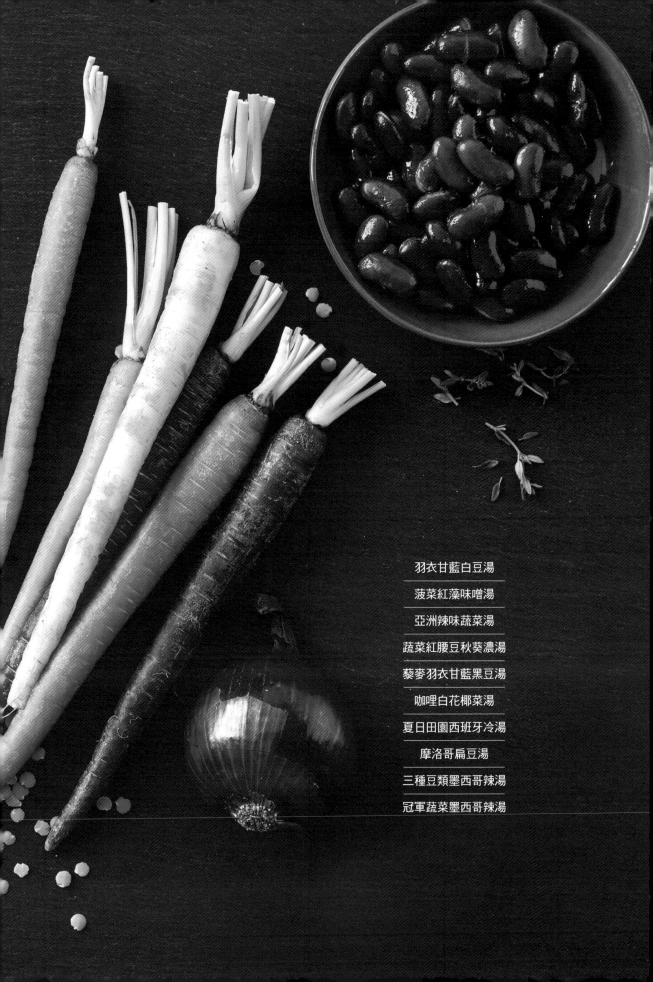

羽衣甘藍白豆湯

份量：**4 份**（每份 1 又 1/2 杯）• 難易度：**簡單**

羽衣甘藍、羽衣甘藍，以及更多的羽衣甘藍！我似乎覺得永遠都不夠，但如果你想要，也可隨喜好以不同的綠色蔬菜代替這道料理中的羽衣甘藍。而我認為用牛皮菜也會很美味！

蔬菜高湯（作法見 P.6）…6 杯

大型紅洋蔥（切碎）…1 個

大蒜（切末）…3～4 瓣

中型番薯（切成約 1.3 公分丁狀）…1 個

新鮮紅羽衣甘藍（切碎）…5 杯

紅辣椒片…1/4 小匙（或者更多……
更多更多，如果你跟我一樣喜歡吃辣）

月桂葉…2 片

煮熟的白腰豆…1 又 1/2 杯，或不
含雙酚 A 的罐頭或利樂包的無鹽白
腰豆（沖洗並瀝乾）…1 罐（440 公克）

白味噌醬…1 小匙

營養酵母…2 大匙

新鮮巴西里（切碎）…2 大匙

新鮮馬鬱蘭或奧勒岡…1 小匙，或
乾燥馬鬱蘭或奧勒岡…1/2 小匙

香辣複合調料（作法見 P.4）…2 小匙
或適量

1 將 1 杯蔬菜高湯倒進鍋裡，以中火加熱，加入洋蔥碎與大蒜末，燉煮 5 分鐘後加入番薯丁、羽衣甘藍碎、紅辣椒片、月桂葉以及剩餘的 5 杯高湯拌勻後，以大火煮滾後轉中火。

2 加入白腰豆，續煮 20～30 分鐘至蔬菜變軟後，把約 1/3 杯的湯舀進小碗或杯內，加入白味噌醬攪勻後倒回湯裡。

3 作法 2 鍋中再加入營養酵母、巴西里碎、馬鬱蘭及香辣複合調料拌勻，即可盛入碗中趁熱享用。

「*每日飲食十二清單*」中的食物

√ 豆類　√ 綠色蔬菜　√ 其他蔬菜　√ 香草與香料

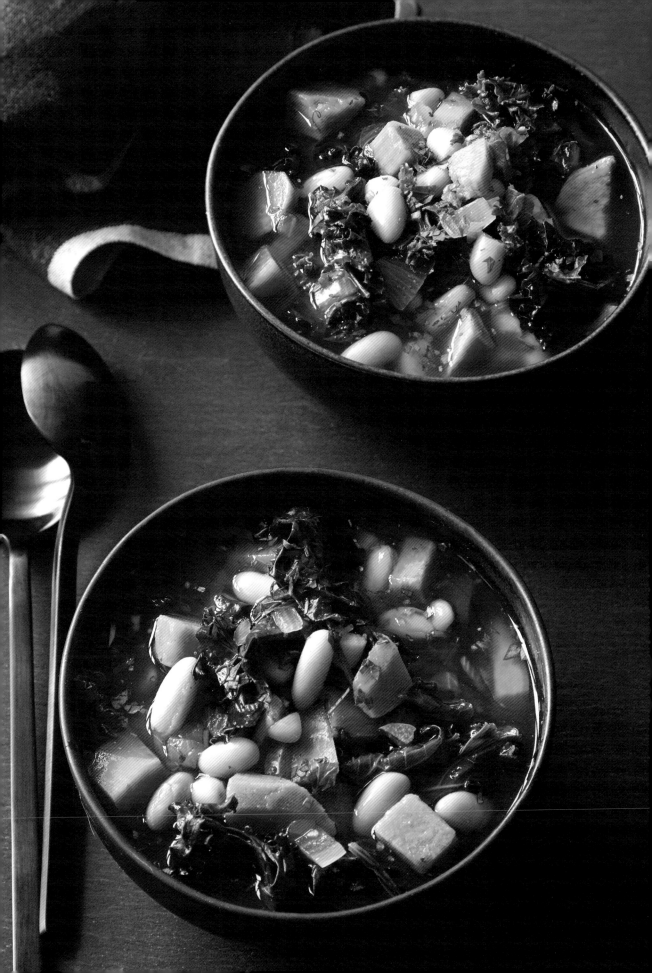

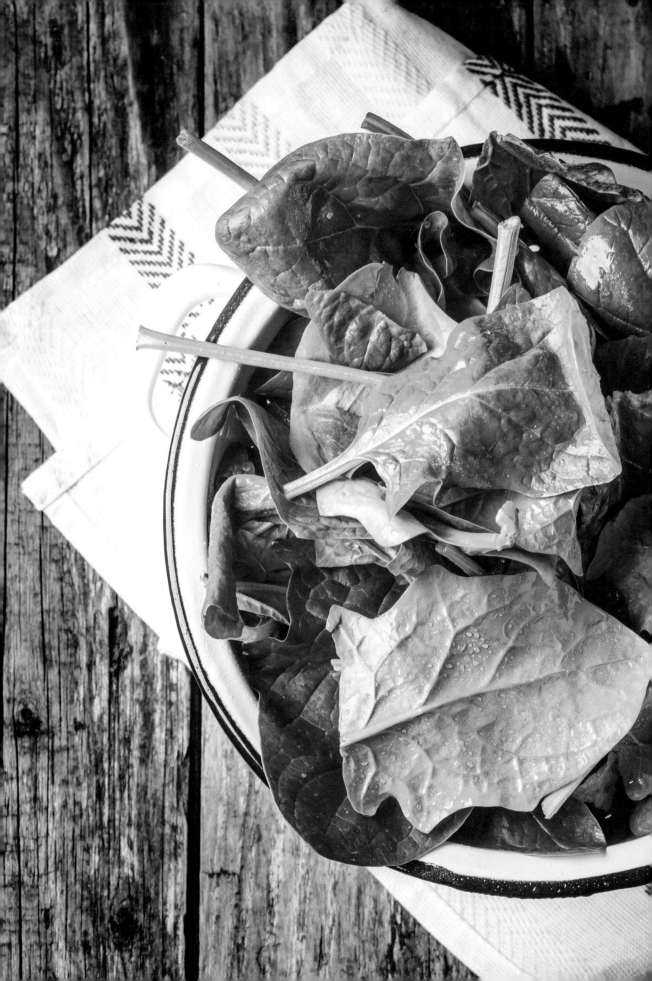

菠菜紅藻味噌湯

份量：*4* 份 · **難易度：*簡單***

乾紅藻是海藻中味道比較溫和的一種，因此是進入海洋蔬菜及水中深綠色葉菜世界很好的入門植物。海藻不僅美味也富含營養，其中包含了碘，是孕婦不可或缺的要素。

過去我習慣從很喜歡的伊甸牌（Eden）豆類罐頭中固定攝取碘，因為該公司製作豆類罐頭時都會加入昆布調味，由於吃慣了這個口味，等開始自己用壓力鍋煮豆子後，也習慣加點海苔一起煮。其實你可以找到各種不同口味的海苔調味品，不過我過去習慣自己實驗各種調味方式，但最後採用的方式是直接吃，什麼都不加，而一天兩片海苔，應就能提供每日所需的攝碘量。

乾燥紅藻（泡水3分鐘後瀝乾）…3大匙

蔬菜高湯（作法見 P.6）…5 杯

去殼毛豆（新鮮或解凍）…1 杯

香菇（去梗切薄片）…6 朵

青蔥（切碎）…3 支

白味噌醬…1/4 杯

新鮮菠菜（切條）…4 杯

香辣複合調料（作法見 P.4）…適量

1 紅藻切碎備用。

2 將蔬菜高湯倒進湯鍋中，以大火加熱煮滾，加入毛豆轉成中火燉煮 5 分鐘後，加入香菇片與蔥花拌勻，再燉煮 5 分鐘後轉小火。

3 把約 1/3 杯的熱湯舀進小碗，加入白味噌醬混合均勻後倒回湯裡。

4 作法 3 鍋中加入紅藻碎、波菜條及香辣複合調料，續燉煮 3 分鐘後（不煮滾）即可關火，盛入碗中趁熱享用。

「*每日飲食十二清單*」中的食物

√豆類　√綠色蔬菜　√其他蔬菜　√香草與香料

亞洲辣味蔬菜湯

份量：4份（每份1又1/2杯）• **難易度：簡單**

如果想要讓這道令人讚不絕口的湯品更豐富，可在食用時加入煮好的全蕎麥麵條，或者放入紅米、黑米或糙米飯。

蔬菜高湯（作法見P.6）…5杯

香茅（壓碎）…1根（約10公分）

嫩薑（磨泥）…4大匙

大蒜（切末）…1瓣

香菇（去梗切片）…2杯

紅蔥頭（縱向切成細絲）…2個

青江菜或大白菜（切成薄片）…2杯

胡蘿蔔（刨絲）…1杯

青蔥（切碎）…3支

萊姆（去皮打碎，作法見P.3）…2小匙或適量

聖女或葡萄番茄（切半）…4個

健康版辣醬（作法見P.8）…1小匙或適量

香辣複合調料（作法見P.4）…2小匙或適量

新鮮九層塔或香菜葉（切碎）…2大匙

1 將蔬菜高湯、香茅碎、薑泥、蒜末放入鍋裡煮滾後，轉小火燉煮 20 分鐘，在取出香茅後煮滾。

2 作法 1 鍋中續加入香菇片、紅蔥頭絲、青江菜片及胡蘿蔔絲，轉小火煮 3 分鐘。

3 再加進蔥花、萊姆碎、番茄、健康版辣醬及香辣複合調料拌勻、燉煮 2 分鐘後，用九層塔或香菜葉裝飾，即可趁熱享用。

「*每日飲食十二清單*」中的食物

√ 十字花科蔬菜　　√ 其他蔬菜　　√ 香草與香料

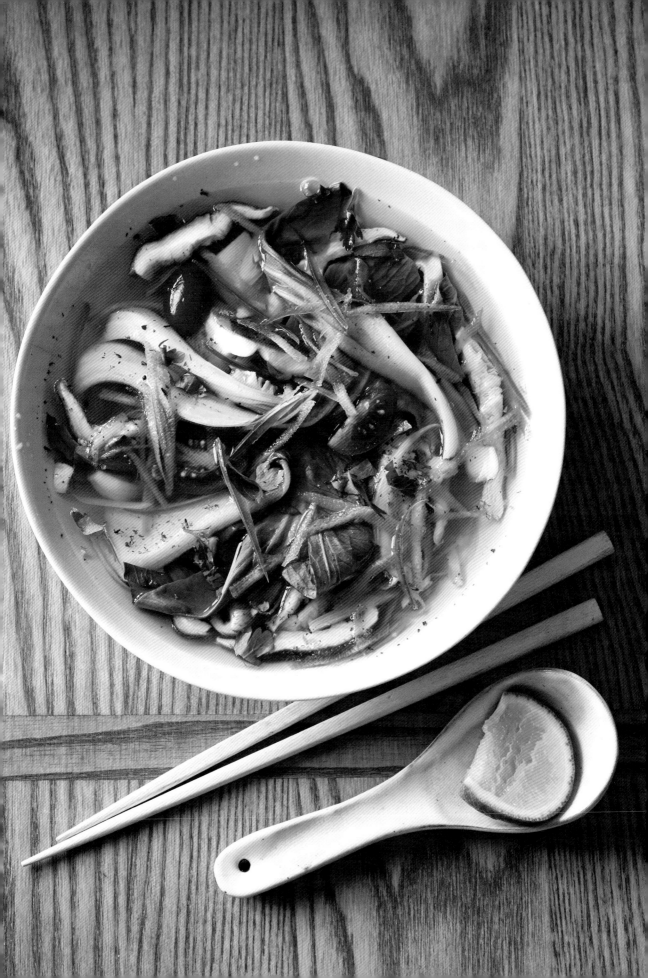

蔬菜紅腰豆秋葵濃湯

份量：*4* 份（每份1又3/4杯）• 難易度：簡單

有些人非常依賴秋葵，但有些人巴不得世界上沒有這種蔬菜，假如你不是很喜歡秋葵，可以在這道豐盛的燉菜裡省略它，只要多加點櫛瓜或四季豆就可以了！但秋葵中富含降低膽固醇的可溶性纖維，因此我鼓勵你在堅決不吃前，不妨再多試一下！

蔬菜高湯（作法見P.6）或水…6杯

中型紅洋蔥（切碎）…1個

青椒（去籽並切碎）…1個

西洋芹（切末）…1/2杯

大蒜（切末）…2～3瓣

不含雙酚A的罐頭或利樂包的無鹽番茄丁（不用瀝乾）…1罐（410公克）

秋葵（新鮮或解凍，切片）…1又1/2杯

櫛瓜（切丁）或四季豆（切段）…1杯

新鮮百里香…3小匙，或乾燥百里香…1小匙

乾燥馬鬱蘭或奧勒岡…1小匙，或新鮮馬鬱蘭或奧勒岡…3小匙

煙燻紅椒粉…1小匙

無鹽紐奧良綜合香料…2小匙（可省略）

煮熟的紅腰豆或米豆…1又1/2杯，或不含雙酚A的罐頭或利樂包的無鹽紅腰豆或米豆（沖洗並瀝乾）…1罐（440公克）

紅辣椒片…1/2小匙或適量

香辣複合調料（作法見P.4）…2小匙或適量

煮熟的糙米、黑米或紅米飯…3杯（搭配食用，見NOTE）

1 將1杯蔬菜高湯倒入鍋中，以中大火加熱，加入紅洋蔥碎、青椒碎、西洋芹末及蒜末後煮5分鐘，並不時攪拌。

2 作法1鍋中續加入番茄（連湯汁一起）、秋葵片、櫛瓜丁、百里香、乾燥馬鬱蘭、煙燻紅椒粉及紐奧良綜合香料拌勻。

3 再加入剩餘的5杯蔬菜高湯煮滾後轉小火燉煮，並加入豆子攪拌，續煮20～30分鐘至蔬菜變軟。

4 最後加入紅辣椒片與香辣複合調料拌勻後，即可盛飯趁熱淋在飯上享用。

NOTE
根據最近對於米中砷含量的研究，葛雷格醫師建議多樣攝取不同的穀物。每當在食譜中看到成分中有米，請考慮使用其他不同的全穀物，像是藜麥、小米、去殼燕麥粒、去殼大麥*（不是洋薏仁）、蕎麥或麥仁等。

*譯註：去除外殼但保留麩皮層的大麥粒，珍珠大麥（又稱洋薏仁）則是連麩皮層都去除的精製大麥仁。

「每日飲食十二清單」中的食物

√豆類　√其他蔬菜　√香草與香料　√全穀物類

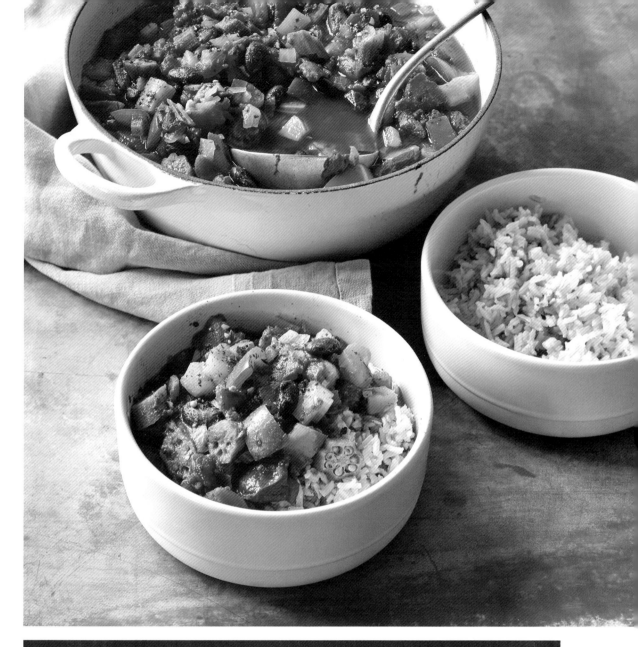

這麼多植物⋯⋯

為了讓你對健康食物的種類有大致概念，容我講一個有趣的故事給你聽。（我打賭你一定在想，這會是關於羽衣甘藍的故事！）這個故事是關於我畢生的摯愛——安德莉亞。

多年前，當我們第一次約會時，朋友問我她是什麼樣子的人，我都會跟他們分享這件事，因為我感覺這是她讓人生充滿樂趣的最好詮釋：安德莉亞很早就認定，人生苦短，所以她絕不重複吃同樣的餐點，我

的意思是「從不！」。這只是她表現出永遠把握當下態度的一部分，而這個習慣持續至今。

每星期她都會拿出食譜，標示出每一餐要用的新食譜，並確保在每一道食譜下面都用鉛筆註記；如此一來，她就不會忘記，過幾年後又不小心做了同一道菜。最可愛的部分是，她認為其他人都很奇怪，為什麼不分享她對於烹飪冒險的熱情。當然，煮給她吃也變成了一項挑戰。每當我做出非常喜歡的東西

時，就一定會產生某種程度的悲傷，因為我知道，絕對無法再吃到那道菜了！（不過有一次，我成功地重複了經得起考驗的綠燈起司通心麵（作法見 P.143）——我用足夠的菠菜泥把它偽裝成亮綠色，而她還沒有聰明到可以識破我的詭計。噓！）好消息是，有這麼多美味可口的全食物蔬食，讓安德莉亞可以在她非常漫長的餘生裡，繼續維持她絕不重複的飲食習慣。

藜麥羽衣甘藍黑豆湯

份量：*4* 份（每份2杯）。**難易度：*簡單***

藜麥是我飲食中相對較新的食物。我一直在尋找可以添加到食物櫃上的不同全穀物，並發現了這個塊寶。當你去市場時，可以尋找不同顏色的品種，像是紅色或黑色的藜麥，事實上，我總是尋找有色的品種，好從植物色素附加的抗氧化能力中獲益。因此，我絕不買白米、糙米，而會購買紅米或黑米，洋蔥總是選紅色非白色，高麗菜也總是挑紫色而非綠色品種。

蔬菜高湯（作法見 P.6）…4 杯

紅洋蔥（切碎）…1 個

胡蘿蔔（切塊）…1 根

西洋芹梗（切碎）…1 根

大蒜（切末）…2 瓣

番薯（去皮並切塊）…1 個

月桂葉…1 片

藜麥（沖洗並瀝乾）…1/3 杯

煮熟的黑豆…3 杯，或不含雙酚 A 的罐頭或利樂包的黑豆（沖洗並瀝乾）…2 罐（440 公克/1 罐）

不含雙酚 A 的罐頭或利樂包的無鹽番茄丁（不用瀝乾）…1 罐（410 公克）

香辣複合調料（作法見 P.4）…2 小匙

小茴香粉…1 小匙

乾燥奧勒岡…1/2 小匙

黑胡椒粉…適量

紅羽衣甘藍（切碎）…3 杯

1. 將 1 杯蔬菜高湯倒入鍋裡，用中大火加熱，再加入紅洋蔥碎、胡蘿蔔塊、西洋芹碎、蒜末與番薯塊煮約 5 分鐘，並不時攪拌，直到所有蔬菜變軟。

2. 續加入月桂葉、藜麥、黑豆、番茄丁、香辣複合調料、小茴香粉、乾燥奧勒岡、黑胡椒粉，及剩餘的 3 杯蔬菜高湯煮滾後轉小火。

3. 作法 2 鍋中加入紅羽衣甘藍碎拌勻，再加蓋續煮約 30 分鐘，直到藜麥與蔬菜變得軟爛，並將月桂葉取出後，即可盛入碗中趁熱享用。

羽衣甘藍

研究人員發現，羽衣甘藍可能有助於控制膽固醇。在一項研究中，羽衣甘藍顯著降低了受試者的壞膽固醇（正式名稱為低密度脂蛋白膽固醇，簡稱 LDL cholesterol），並提升了好膽固醇（正式名稱為高密度脂蛋白膽固醇，簡稱 HDL cholesterol），[107] 其效果跟跑了 480 公里相當。[108] 儘管最近有人質疑提高 HDL 是否真的會產生影響，[109] 我仍然認為羽衣甘藍是極好的食物，配得上它的暱稱，是名副其實「綠色蔬菜女王」。

「*每日飲食十二清單*」中的食物

√ 豆類　　√ 綠色蔬菜　　√ 其他蔬菜　　√ 香草與香料　　√ 全穀物類

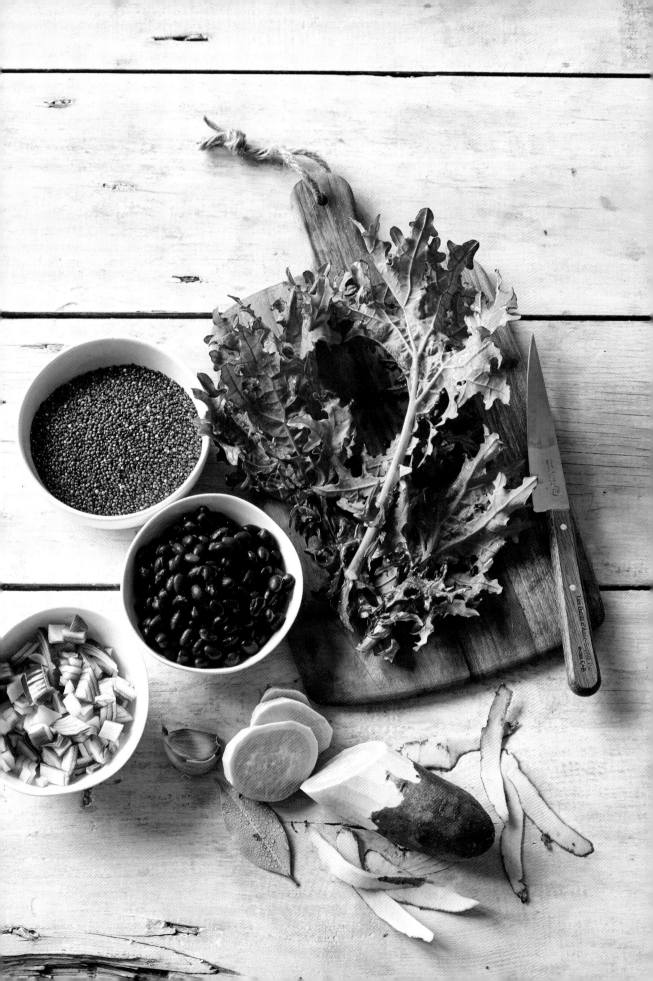

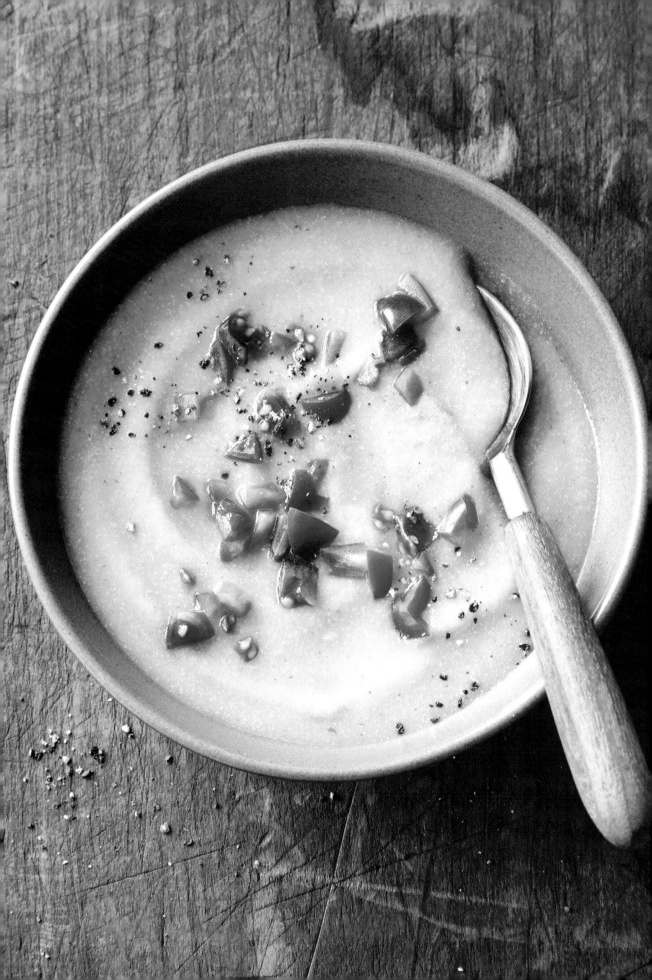

咖哩白花椰菜湯

份量： *4* **份**（每份1又1/2杯）• **難易度：** 簡單

白花椰菜是白色食物規則中兩個重要的例外之一。沒錯，我選擇有色的品種，好從植物色素附加的抗氧化能力中獲益，並避免攝取像是白麵包與白米等精緻穀物。然而儘管白花椰菜是白色的，卻是最健康的蔬菜之一，就像它其他十字花科的近親一樣。（而另一樣不尋常的健康白色食物是什麼？答案是白蘑菇。）

蔬菜高湯（作法見P.6）…4杯

紅洋蔥（切碎）…1個

大蒜（切末）…1瓣

嫩薑（磨泥）…1又1/2小匙

咖哩粉…1又1/2大匙

椰棗糖…2小匙

香辣複合調料（作法見P.4）…1小匙

白花椰菜（去除不要的部分並切大塊）…1朵

檸檬（去皮打碎，作法見P.3）…2小匙

李子番茄（切細碎，作為裝飾）…1個

1 將 1 杯蔬菜高湯倒入鍋中，以中大火加熱，加入紅洋蔥碎煮約 5 分鐘至軟。

2 再加入蒜末、薑泥、咖哩粉、椰棗糖及香辣複合調料拌勻後，加入白花椰菜塊與剩餘的 3 杯蔬菜高湯待煮滾後轉小火，加蓋續煮約 30 分鐘，直到白花椰菜變軟。

3 將湯倒入食物調理機或果汁機中攪打成泥後（或使用攪拌棒直接在鍋子裡攪打），加入檸檬碎拌勻，必要時可依口味酌量添加個人喜好的調味料。

4 作法 3 完成後，即可舀取適量盛入碗中，以番茄碎裝飾後趁熱享用。

VARIATIONS
食用時可依喜好加入煮熟的糙米、紅米或黑米飯，或是豌豆、煮熟切碎的菠菜、韭菜末、蔥花做變化。

「*每日飲食十二清單*」中的食物

√十字花科蔬菜　　√其他蔬菜　　√香草與香料

夏日田園西班牙冷湯

份量：4 份 · 難易度：簡單

在這道令人耳目一新的冷湯中加入白腰豆，可創造出更令人滿足的滋味。

大型番茄（切半並去核）⋯2 個

小型紅椒（切半並去籽）⋯1 個

甜紅洋蔥（切大塊）⋯1/4 杯

小黃瓜（切碎）⋯1 杯

小型黃椒（去籽並切碎）⋯1 個

大蒜（切末）⋯1 瓣

辣椒（去籽並切末）⋯1 根（可依個人辣度調整份量）

青蔥（切末）⋯2 大匙

米醋⋯3 大匙

健康版辣醬（作法見 P.8）⋯1 小匙（可省略）

無鹽綜合果菜汁，如 V-12 蔬菜轟炸綜合蔬果汁（作法見 P.219）⋯2 又 1/2 杯

新鮮巴西里（切末）⋯1/4 杯

新鮮薑黃（磨泥）⋯1 段（約 0.6 公分），或薑黃粉⋯1/4 小匙

香辣複合調料（作法見 P.4）⋯適量

煮熟的白腰豆⋯1 又 1/2 杯，或不含雙酚 A 的罐頭或利樂包的無鹽白腰豆（沖洗並瀝乾）⋯1 罐（440 公克）（可省略）

檸檬（去皮打碎，作法見 P.3）⋯1 小匙

1 將番茄、紅椒及甜紅洋蔥塊放入果汁機或食物調理機，攪打至細滑後倒入碗中，加入小黃瓜碎、黃椒碎、蒜末、辣椒末與蔥末拌勻。

2 續加入米醋與健康版辣醬、綜合果菜汁、2 大匙巴西里末、薑黃泥及香辣複合調料拌勻。

3 再加入白腰豆拌勻後蓋上碗蓋，冷藏至少 2 小時使其冰涼入味。

4 享用前可加入檸檬碎提味，並以剩下的巴西里末裝飾。

「每日飲食十二清單」中的食物

√豆類（選擇性添加）　√其他蔬菜　√香草與香料

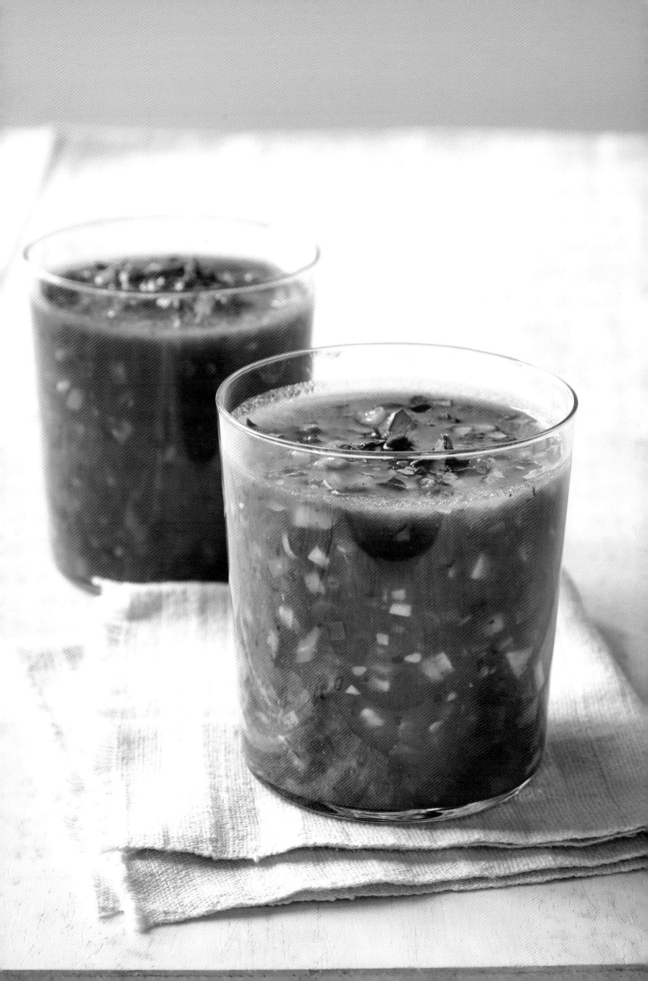

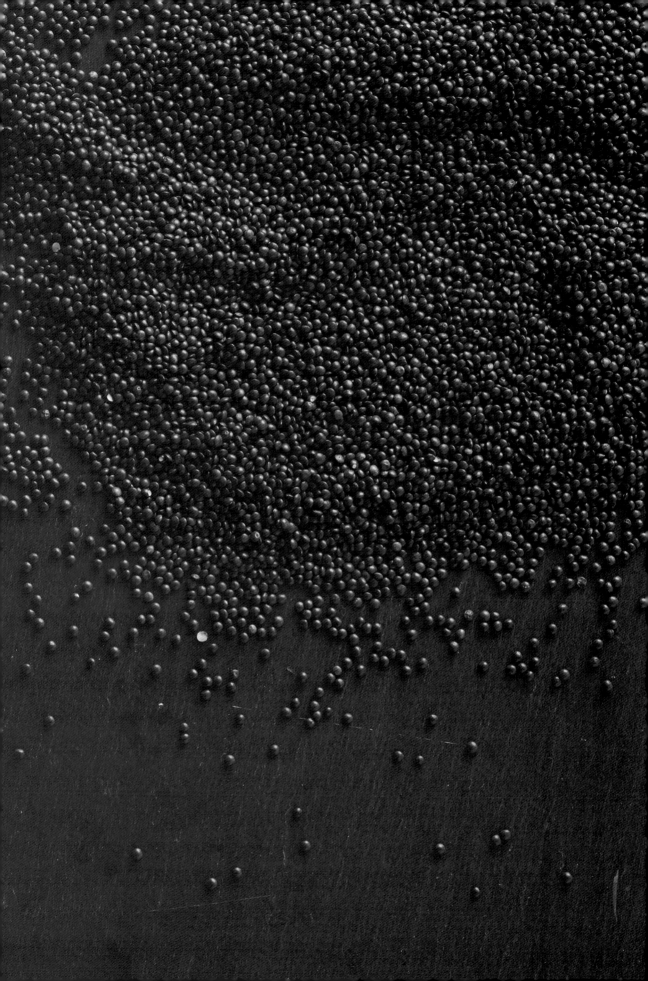

摩洛哥扁豆湯

份量： *4* 份（1¾ 杯）• **難易度：** 簡單

扁豆是我最喜歡的豆類。它煮起來很快，營養豐富，而且幾乎跟什麼都很搭。所以我每次準備飯或其他穀物時，必定會丟些扁豆進去。別忘了，任何料理都可以透過添加豆類跟綠色蔬菜，變得更健康，而用各種不同的香料調味，也能讓這道特別的扁豆湯從簡單變得出色。

蔬菜高湯（作法見 P.6）或水…5 杯

紅洋蔥（切碎）…1 個

大蒜（切碎）…2 瓣

紅椒（切碎）…1 顆

嫩薑（磨泥）…1 小匙

香菜籽粉…1 小匙

小茴香粉…1/2 小匙

肉桂粉…1/2 小匙

新鮮薑黃（磨泥）…1 段（約 0.6 公分）
或薑黃粉…1/4 小匙

紅辣椒片…1/4 小匙

茴香籽粉…1/4 小匙

乾燥黑或紅扁豆…1 杯

不含雙酚 A 的番茄罐頭或利樂包無鹽番茄丁（不用瀝乾）…1 罐（410 公克）

香辣複合調料（作法見 P.4）…1 小匙或適量

幼嫩的綠色蔬菜（切碎）…4 杯

1　將 1 杯高湯倒入大鍋裡，以中火加熱。加入紅洋蔥碎、蒜末和紅椒碎。續煮約 5 分鐘，直到食材略為變軟。

2　加入薑泥、香菜籽粉、小茴香粉、肉桂粉、薑黃泥、紅辣椒片和茴香籽粉，然後再加入扁豆、番茄丁與剩餘的 4 杯高湯攪勻，待煮滾後轉小火，加蓋燉煮 15 到 20 分鐘，直到乾燥扁豆變軟。

3　加入香辣複合調料及綠色蔬菜拌勻，續燉煮到變軟。即可趁熱食用。

用香料煮菜

市面上充滿了各式各樣很棒的香料，兼具異國風味和令人興奮的特質，你沒有理由不去嚐試看新口味。我個人非常喜歡煙燻紅椒粉，但它並不像一般紅椒粉那樣容易買到，所以我都從網上購買。儘管我很喜歡綠色蔬菜，但加了煙燻紅椒粉的綠色蔬菜更美味。我也很喜歡錫蘭肉桂。每次旅行時，我都會帶幾包無糖可可粉與肉桂，讓難喝的旅館咖啡變得好喝一點。另外黑胡椒我也很喜歡，雖然它不是最神秘的香料，但它會成為受歡迎的基本香料絕對是有原因的——它美味的不得了！

然而在用香料烹調時，需要多加留意。有一次，我做出了我們家後來稱之為「死亡荳蔻馬芬」的料理。那時我照著食譜做藍莓馬芬，食譜上寫著加一點點乾荳蔻。就在我準備麵糰時，我加了正確的份量，但卻用了新鮮荳蔻，而不是乾的。天啊，那真是個錯誤！做出來的馬芬味道嗆到我們只吃了一口，就開始流眼淚。我以為乾燥的香料經過濃縮，會比新鮮香料更濃郁。事實上並非如此！

「每日飲食十二清單」中的食物

√豆類　　√綠色蔬菜　　√其他蔬菜　　√香草與香辛料

三種豆類墨西哥辣湯

份量：**4** 份（每份1又3/4杯）• 難易度：**簡單**

這道美味的墨西哥辣湯，可以單獨享用，也可搭配糙米、紅米或黑米飯，或者搭配煮熟的綠色蔬菜一起吃（也可以同時搭配兩種），且淋在番薯上也很好吃。

蔬菜高湯（作法見 P.6）⋯2杯

紅洋蔥（切碎）⋯1個

甜椒（任何顏色皆可，去籽並切碎）⋯1個

大蒜（切末）⋯2瓣

小型辣椒（去籽並切末）⋯1根

蘑菇（切碎）⋯2～3杯

辣椒粉⋯2大匙或適量

罐頭番茄糊⋯1/4杯

不含雙酚A的罐頭或利樂包的無鹽番茄丁（不用瀝乾）⋯1罐（410公克）

乾燥紅扁豆⋯1/2杯

煮熟的腰豆⋯1又1/2杯，或不含雙酚A的罐頭或利樂包的無鹽腰豆（沖洗並瀝乾）⋯1罐（440公克）

煮熟的黑豆⋯1又1/2杯，或不含雙酚A的罐頭或利樂包的無鹽黑豆（沖洗並瀝乾）⋯1罐（440公克）

鮮味醬（作法見 P.5）⋯2大匙

新鮮薑黃（磨泥）⋯1段（約0.6公分），或薑黃粉⋯1/4小匙

香辣複合調料（作法見 P.4）⋯1大匙或適量

煙燻紅椒粉⋯1/2小匙

黑胡椒粉⋯1/4小匙

1 將 1 杯蔬菜高湯倒進大鍋裡，以中火加熱，加入紅洋蔥碎與甜椒碎，煮約 5 分鐘，並不時攪拌直到食材變軟。

2 再加入蒜末、辣椒末和蘑菇碎、辣椒粉與番茄糊拌勻。

3 作法 2 鍋中續加入剩餘材料與 1 杯蔬菜高湯，燉煮約 50 分鐘，並不時攪拌直到乾燥扁豆變軟、湯的味道也混合均勻（必要時可依口味酌量添加個人喜好的調味料）後，即可關火盛入碗中趁熱享用。

墨西哥辣湯的各種變化

就像墨西哥辣湯有無數種作法一樣，它也有很多種吃法。可以試試看搭配煮熟的綠色蔬菜或全穀物，或作為墨西哥玉米餅的餡料，亦可用來拌全麥義大利麵，甚至淋在烤番薯或冬南瓜上。請多做點嘗試，並享用它！

「每日飲食十二清單」中的食物

√豆類　√其他蔬菜　√香草與香料

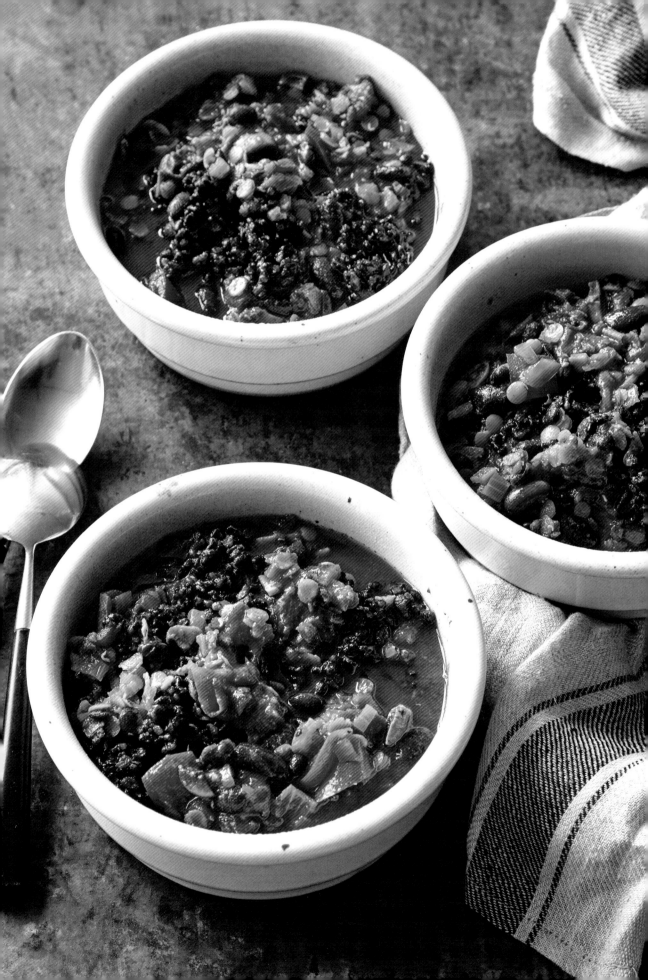

冠軍蔬菜墨西哥辣湯

份量：*4* 份（每份2杯）● 難易度：*簡單*

這是另一道很棒的墨西哥辣湯，可以有很多種吃法。可以試著將它淋在烤番薯泥、藜麥、糙米飯、黑米飯、紅米飯，或者綠色蔬菜上，也能把它當成芥藍菜葉捲的內餡。請跟我們分享你享用這道料理的其他創意方式吧！

蔬菜高湯（作法見P.6）…1又1/2杯

紅洋蔥（切碎）…1個

西洋芹（切末）…1/2杯

蘑菇（任何種類，切碎）…2～3杯

紅椒（去籽並切碎）…1個

櫛瓜（切碎）…1根

小型辣椒（去籽並切細末）…1根（可省略）

大蒜（切末）…2瓣

罐頭番茄糊…3大匙

辣椒粉…2大匙或適量

新鮮薑黃（磨泥）…1段（約0.6公分），或薑黃粉1/4小匙

不含雙酚A的罐頭或利樂包的無鹽番茄丁（不用瀝乾）…1罐（410公克）

煮熟的花豆…3杯，或不含雙酚A的罐頭或利樂包的花豆（沖洗並瀝乾）…2罐（440公克/罐）

玉米粒…1杯

香辣複合調料（作法見P.4）…2小匙或適量

煙燻紅椒粉…1/2小匙

1 將 1 杯蔬菜高湯倒進鍋裡以中火加熱，加入紅洋蔥碎和西洋芹末煮約 5 分鐘，至食材變軟。

2 再加入蘑菇碎、紅椒碎、櫛瓜碎、辣椒末和蒜末，烹煮約 10 分鐘，並不時攪拌至食材變軟。

3 作法 2 鍋中續加入番茄糊、辣椒粉和薑黃泥拌勻後，加入番茄丁、花豆及剩餘的 1/2 杯蔬菜高湯，並不時攪拌燉煮約 45 分鐘，直到所有蔬菜都變軟（若湯太過濃稠可加點水）。

4 再加入玉米粒、香辣複合調料與紅椒粉拌勻後，即可盛入碗中趁熱享用。

「*每日飲食十二清單*」*中的食物*

√ 豆類　　√ 其他蔬菜　　√ 香草與香料

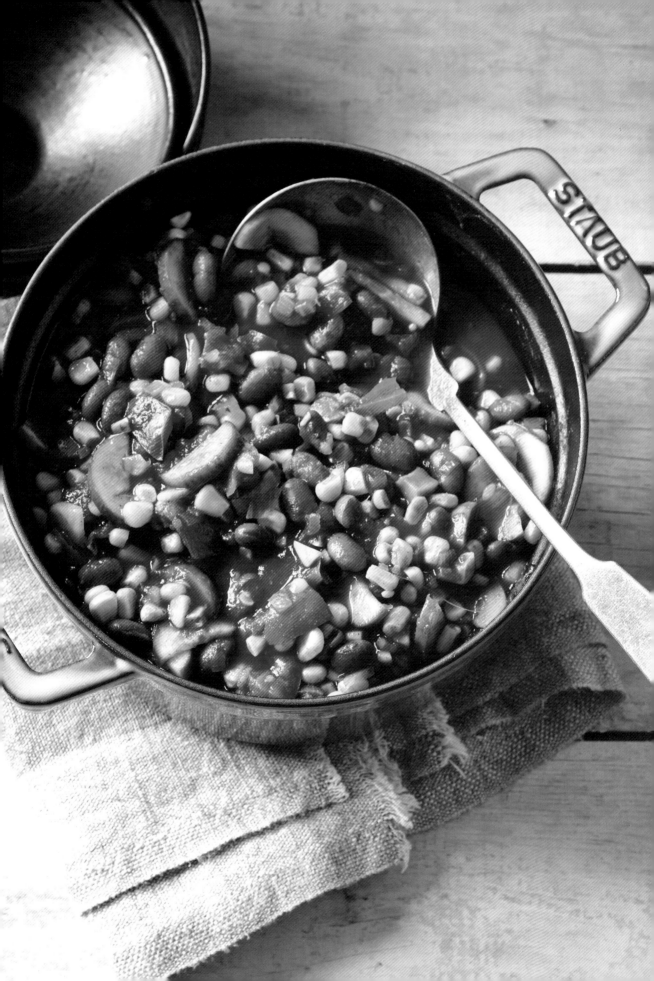

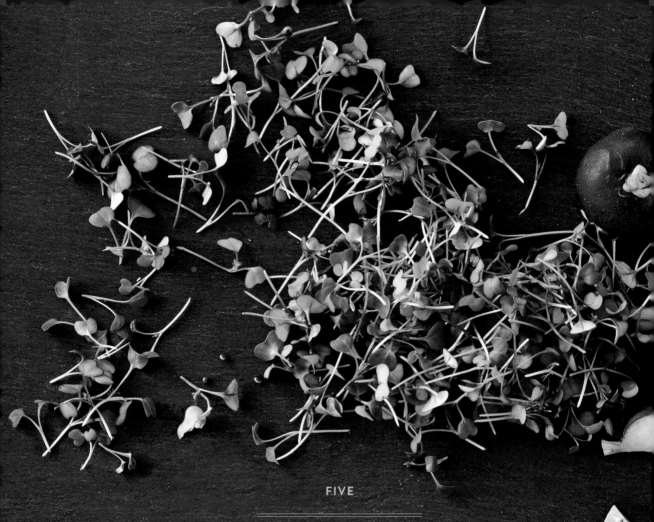

FIVE

沙拉與沙拉醬

在這本食譜書裡，

你不會看到那種少量胡蘿蔔絲和半顆櫻桃番茄配上結球萵苣的配菜沙拉、

充滿美乃滋的通心麵沙拉，

或者任何其他既不美味又不營養，只是徒有沙拉名稱的沙拉。

本篇章裡的沙拉都兼具了豐富的美味與口感，

可以作為主菜、開胃菜、配菜，甚至是零嘴。

而且沙拉中還添加了很多好東西，

包括了堅果、種籽和水果，

讓你可以不停地勾掉「每日飲食十二清單」中的項目。

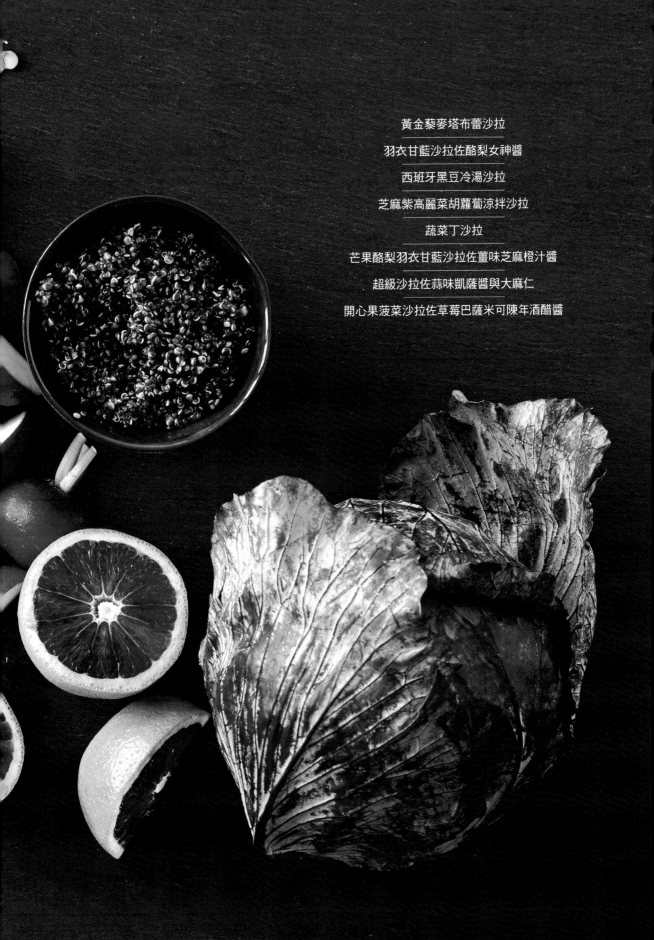

黃金藜麥塔布蕾沙拉

羽衣甘藍沙拉佐酪梨女神醬

西班牙黑豆冷湯沙拉

芝麻紫高麗菜胡蘿蔔涼拌沙拉

蔬菜丁沙拉

芒果酪梨羽衣甘藍沙拉佐薑味芝麻橙汁醬

超級沙拉佐蒜味凱薩醬與大麻仁

開心果菠菜沙拉佐草莓巴薩米可陳年酒醋醬

黃金藜麥塔布蕾沙拉

份量：6 份（每份 1 又 1/2 杯） • **難易度：簡單**

在這道即興創作的美味塔布蕾沙拉中，薑黃為藜麥摻上了一層美麗的金色外衣。已經有超過五十個臨床試驗測試了薑黃對於各種疾病的效果，其中包括了肺癌、腦癌以及各種癌症。結果顯示，薑黃能使結腸息肉消失，術後恢復速度變快，並且在治療類風濕性關節炎（rheumatoid arthritis）上的效果優於頂級治療藥物。薑黃對於治療骨關節炎（osteoarthritis），以及其他像是狼瘡（lupus）和發炎性腸道疾病等發炎性症狀，似乎也很有效。建議份量為每天 1/4 小匙。

藜麥（充分洗淨並瀝乾）…1 杯

新鮮薑黃（磨泥）…1 段（約 0.6 公分）

或薑黃粉…1/4 小匙

水…1 又 3/4 杯

沙拉醬

檸檬（去皮打碎，作法見 P.3）…2 大匙

椰棗糖漿（作法見 P.3）…1 大匙

香辣複合調料（作法見 P.4）…1 又 1/2 小匙

水…3 大匙

沙拉

煮熟的鷹嘴豆…1 又 1/2 杯，或不含雙酚 A 的罐頭或利樂包無鹽鷹嘴豆（沖洗並瀝乾）…1 罐（440 公克）

羅馬番茄（切碎）…2 個

小型熟哈斯酪梨（去皮去核並切丁）…1 個

小黃瓜（切碎）…1 杯

新鮮巴西里、薄荷或香菜葉（切末）…1/2 杯

青蔥（切末）…2 根

黑胡椒粉…適量

綠色生菜（撕碎，我個人最喜歡的種類是嫩芝麻葉）…4 杯

1 將水倒入湯鍋中煮滾，加入藜麥與薑黃泥轉小火，並蓋上蓋子，燉煮約 15 分鐘，直到水份被吸收。

2 將多餘的水分瀝乾。把藜麥到入大碗中放涼備用。

3 沙拉醬：
將檸檬碎、椰棗糖漿、香辣複合調料與水一起放入小碗中拌勻備用。

4 沙拉：
- 作法 1 的藜麥放涼後，加入鷹嘴豆、番茄碎、酪梨丁、小黃瓜碎、巴西里末與蔥末。
- 淋上作法 3 的沙拉醬，並依口味加入適量的黑胡椒粉調味，輕輕混合均勻，加蓋冷藏至少 1 小時後即可食用。
- 塔布蕾莎拉在做好的當天會最好吃。而食用時宜再加入撕碎的綠色生菜。

日常攝取薑黃的 10 種方法

1. 加入果昔裡。
2. 用在咖哩裡（作法見 P.130）。
3. 加入穀物料理中（作法見 P.140）。
4. 混合在沙拉醬裡。
5. 加入義大利麵裡。
6. 搗入烤番薯裡。
7. 加入湯裡。
8. 撒在燕麥粥上。
9. 混合在豆類抹醬中。
10. 加入南瓜派裡。

「每日飲食十二清單」中的食物

√ 豆類　　√ 綠色蔬菜　　√ 其他蔬菜　　√ 香草與香辛料　　√ 全穀物類

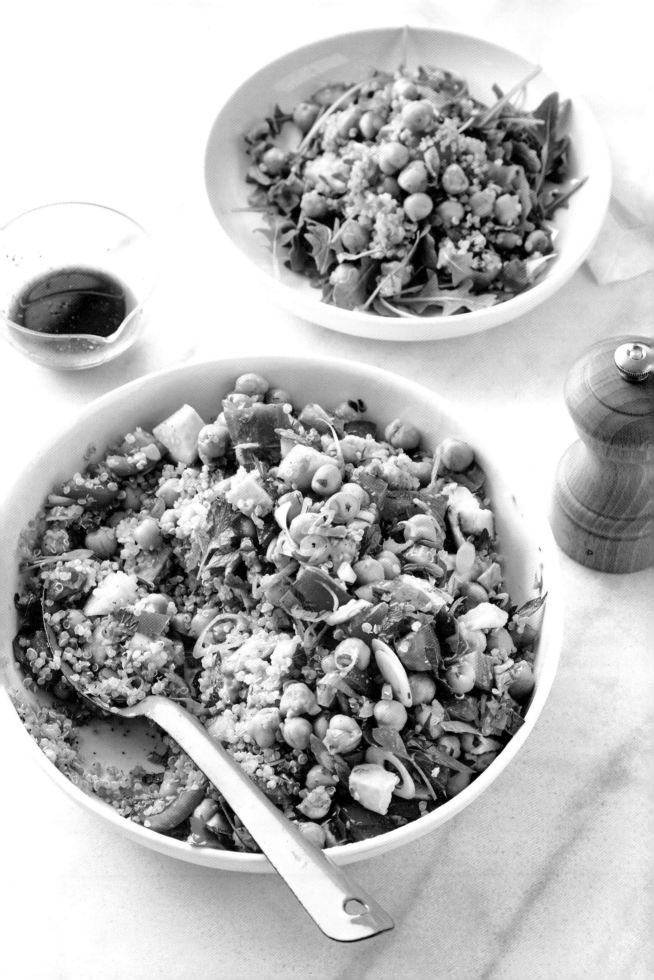

羽衣甘藍沙拉佐酪梨女神醬

份量：4份（每份2又1/2杯）• **難易度：簡單**

還有什麼是羽衣甘藍不能做的料理嗎？

沙拉醬

新鮮巴西里（切碎）…1/4杯

新鮮龍蒿（切末）…1大匙，或乾燥
龍蒿…1小匙

米醋…2大匙

檸檬（去皮打碎，作法見P.3）…2小匙

營養酵母…1大匙

椰棗糖漿（作法見P.3）…1小匙

白味噌醬…1/2小匙

香辣複合調料（作法見P.4）…1/2小
匙或適量

沙拉

小型或中型甜菜（切除不要的部分並把
表面刷洗乾淨）…4個

紅羽衣甘藍（洗淨並挑掉粗梗切碎）…
1把

煮熟的黑豆…1又1/2杯，或不含
雙酚A的罐頭或利樂包的無鹽黑豆
（沖洗並瀝乾）…1罐（440公克）

生核桃或其他堅果…1/4杯

沙拉醬：

- 將沙拉醬的所有材料放入果汁機或食物調理機中攪打至均勻細
  滑（並隨時刮下附著在壁上的碎屑）。

- 若沙拉醬太過濃稠，可加入適量的水（最多1/3杯）再攪打均
  勻，必要時可依口味酌量添加個人喜好的調味料。

- 將做好的沙拉醬倒進密封容器中冷藏，食用時再取出。

沙拉：

- 烤箱預熱至220℃，將甜菜排入烤盅內並加蓋後，放入烤箱中
  烤40～60分鐘至軟。

- 將烤好的甜菜取出，開蓋放涼後去除甜菜皮（可依個人喜好去
  除），並依喜好切片、切丁或切成4等份，放入大碗中。

- 續加入紅羽衣甘藍碎、黑豆與核桃拌勻後，再放入適量沙拉醬
  即可享用。

TIP
酪梨女神沙拉醬跟烤番薯和蒸白花椰菜也都很搭喔！

醋

哈囉，我叫麥克，是個愛醋成痴的人。沒錯！我有一
整吧檯堆滿了各式各樣不同風味的醋，以搭配不同的
菜餚。我會把草莓醋加在桃子上、巧克力醋搭配新鮮草
莓、煙燻醋放在美味主菜裡、桃子醋佐襯芒果，或是將
芒果醋用於桃子上。
當人們提到醋，通常第一個想到的就是蒸餾過的白醋，
然而白醋並不僅屬於食物儲藏櫃，它也適合放在水槽

下，作為天然清潔劑的其中一員。科學中關於醋的好
處，啟發我去探索這個令人驚奇並充滿異國風味的廣闊
世界，而我很開心地發現，它的確名不虛傳。
其實我試圖成為一個節儉的人，但在三件事情上卻無法
控制自己不揮霍，那就是：高速網路服務、每年秋天的
新鮮椰棗，以及異國風味的醋。

「每日飲食十二清單」中的食物

√豆類　√綠色蔬菜　√其他蔬菜　√堅果與種籽　√香草與香料

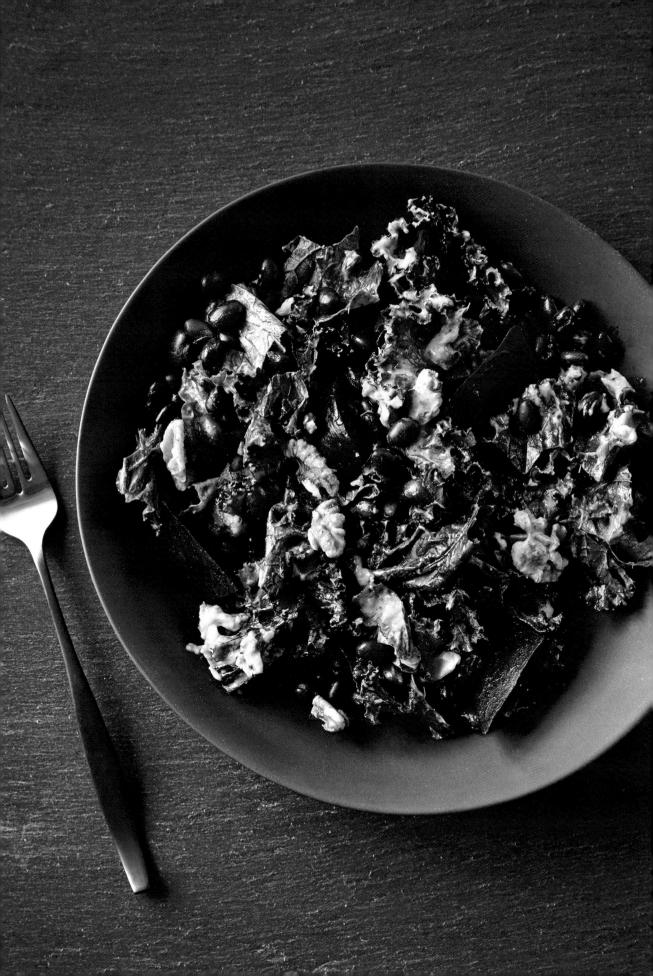

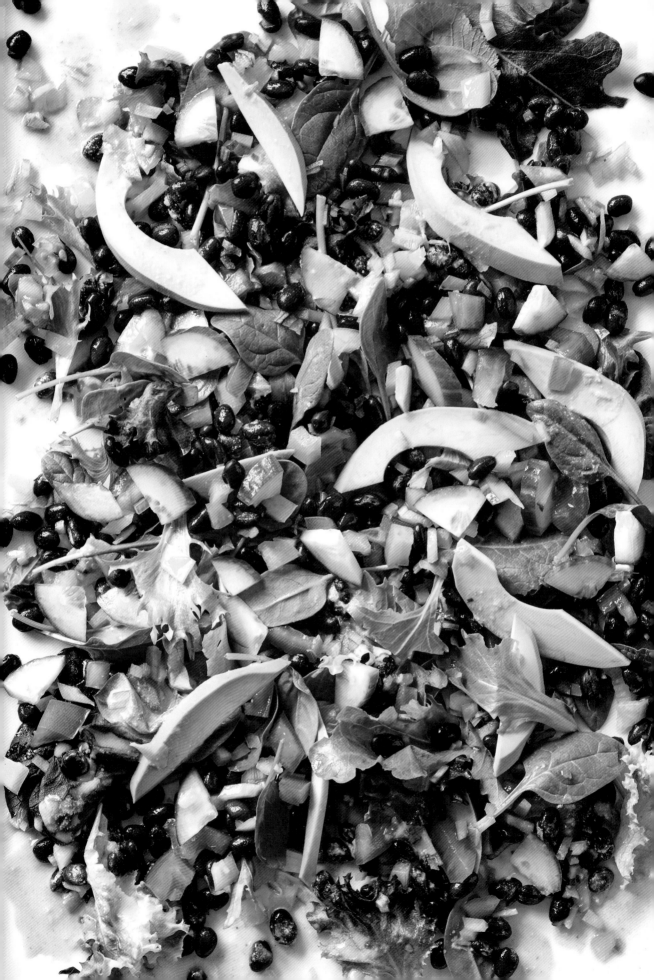

西班牙黑豆冷湯沙拉

份量： *4* 份（每份2杯）・ **難易度：** 簡單

我知道豆類很健康，但直到所有令人驚奇的微生物群研究開始出現後，我才意識到它究竟有多健康，因此鼓勵你養成整天都吃豆類的習慣。所以在我開始用壓力鍋烹調前，總會在冰箱裡放些已經開過的罐裝豆類，好提醒自己把它們加在任何東西上，例如這道沙拉。

這道沙拉是從著名的冷湯中獲得靈感，主要是用西班牙冷湯的食材、黑豆和風味十足的沙拉醬，搭配上健康的綠色生菜所做成。

沙拉醬

白味噌醬…1小匙

萊姆（去皮打碎，作法見P.3）…2小匙

營養酵母…1大匙

小茴香粉…1/4小匙或適量

沙拉

煮熟的黑豆…1又1/2杯，或不含雙酚A的罐頭或利樂包的無鹽黑豆（沖洗並瀝乾）…1罐（440公克）

熟番茄（去籽並切細碎）…1個

紅色或黃色甜椒（切碎）…1個

小黃瓜（切碎）…1杯

紅洋蔥（切末）…1/4杯

大蒜（切末）…1瓣

墨西哥辣椒（切末）…1小匙

綜合綠色生菜…5杯

小型熟哈斯酪梨（切半去核切1.2公分小丁）…1個

健康版辣醬（作法見P.8，可省略）…適量

沙拉醬： 將所有沙拉醬的材料放入小碗裡，攪拌均勻後備用。

沙拉：

- 將黑豆、番茄碎、甜椒碎、小黃瓜碎、紅洋蔥末、蒜末與墨西哥辣椒末放進大碗裡。

- 把沙拉醬倒在沙拉上輕輕拌勻後，加蓋並靜置30分鐘，或冷藏一晚即成西班牙黑豆冷湯。

- 取適量綠色生菜放於沙拉盤中，淋上西班牙黑豆冷湯，放上酪梨丁與健康版辣醬即可享用。

「每日飲食十二清單」中的食物

√豆類　√綠色蔬菜　√其他蔬菜　√香草與香料

芝麻紫高麗菜胡蘿蔔涼拌沙拉

份量：4 份（每份 1 又 1/4 杯）• **難易度：簡單**

我總是在冰箱裡常備紫高麗菜。它是種色彩鮮豔又便宜的十字花科蔬菜，而且似乎永遠都不會壞，因為它在我們家從不久放，所以讓我們無法得知它確切的保存期限。而這道充滿活力的涼拌沙拉，是傳統美乃滋高麗菜涼拌沙拉的改良版，不僅更加美味可口，也健康多了！

沙拉醬

白芝麻醬…2大匙

米醋…2大匙

檸檬（去皮打碎，作法見P.3）…2小匙

椰棗糖漿（作法見P.3）…2小匙

嫩薑（磨泥）…1小匙

白味噌醬…1小匙

水…2大匙

涼拌沙拉

紫高麗菜（切絲）…3杯

大型胡蘿蔔（刨絲）…1根

荷蘭豆（橫切成薄條狀）…12個

青蔥（切末）…2根

紅葡萄（切半）…1杯

新鮮香菜葉（切碎）…2大匙（可省略）

熟芝麻…2大匙

沙拉醬：將所有沙拉醬的材料放入小碗裡，拌勻備用。

涼拌沙拉：

- 將紫高麗菜絲、胡蘿蔔絲、荷蘭豆條、蔥末、紅葡萄和香菜碎放入大碗中，倒入沙拉醬拌勻。

- 必要時可依口味酌量添加個人喜好的調味料，之後撒上芝麻加蓋冷藏，待涼後即可取出享用。

高麗菜

抗氧化劑是身體的自衛隊，負責摧毀會損傷DNA的自由基，但儘管如此，我們沒有必要去購買一些進口的、所謂的超級水果來獲得抗氧化劑。根據美國農業部（USDA）的常見食物資料庫，紅色和紫色的高麗菜提供了高單位的抗氧化劑。[110] 事實上，紫高麗菜的抗氧化能力比藍莓高了將近三倍呢！[111]

「每日飲食十二清單」中的食物

√其他水果　√十字花科蔬菜　√其他蔬菜　√堅果與種籽　√香草與香料

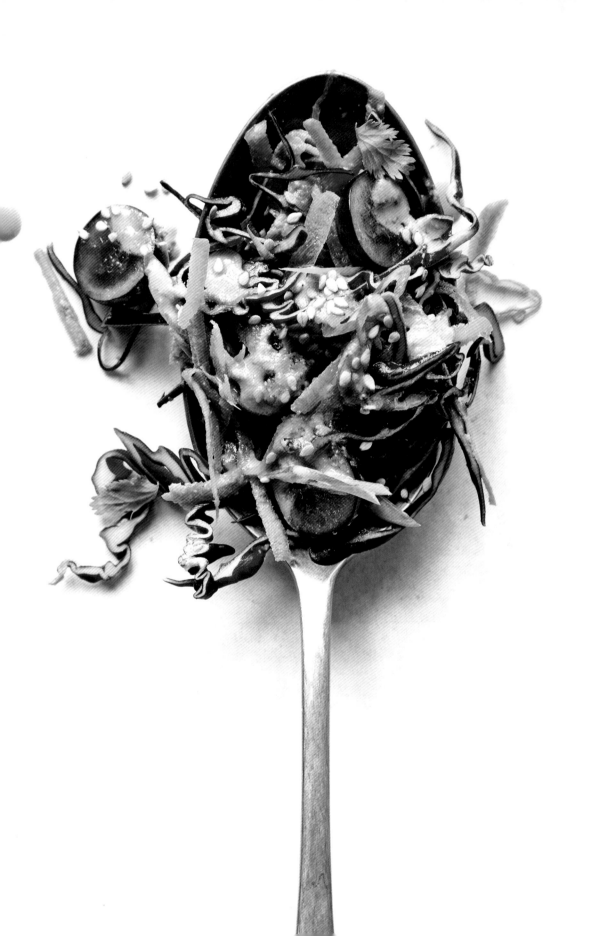

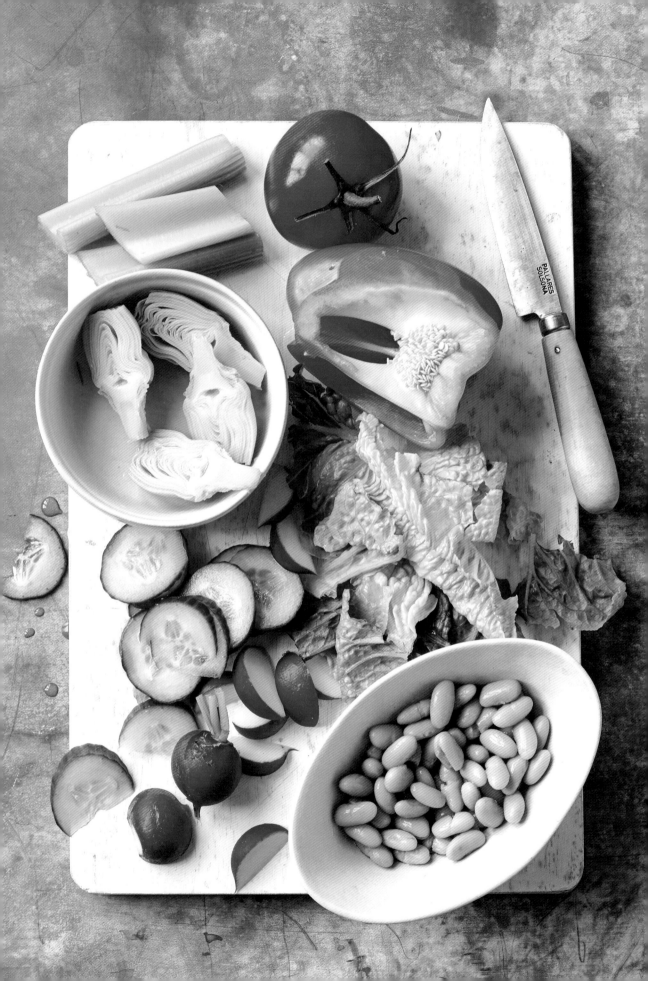

蔬菜丁沙拉

份量：*4* 份（每份2又1/2杯）• 難易度：*簡單*

這道食譜其中一個最棒的地方，就是它具有很大的彈性，因此可以依照心情和喜好來做調整。
你可以任意搭配不同的食材，去掉不喜歡或手邊沒有的材料，也可以加入其他最愛吃的東西。

小型蘿蔓生菜（切成適口大小）…1個

櫻桃蘿蔔（切塊）…2個

熟番茄（切碎）…1個

小黃瓜（切碎）…1杯

小型橘色或紅色甜椒（切碎）…1/2個

西洋芹（切碎）…1/2杯

朝鮮薊心（切碎）…3個

煮熟的白腰豆…1又1/2杯，或不含雙酚A的罐頭或利樂包的白腰豆（沖洗並瀝乾）…1罐（440公克）

田園沙拉醬（作法見P.7）…適量

將蘿蔓生菜、櫻桃蘿蔔塊、番茄碎、小黃瓜碎、甜椒碎、西洋芹碎、朝鮮薊心碎和白腰豆放進大碗裡，淋上田園沙拉醬拌勻即可享用。

DIY 沙拉吧

事先準備好一些沙拉材料的庫存，就能隨時享用私人沙拉吧！你可以先清洗生菜並旋轉瀝乾、混合好本章中的幾種沙拉醬、將各種洗淨後切片或切塊的蔬菜放入密閉容器中保存。有了這些備料，你所需要做的就是發揮創意，製作出屬於你自己的沙拉傑作。另外，建議常備些堅果和果乾等可以加在沙拉裡的食材。若想多點變化，則可以改變在沙拉中使用的生菜，嘗試用不同的醋調味，或者加入新的水果、蔬菜和堅果組合。

「*每日飲食十二清單*」中的食物

√豆類　√綠色蔬菜　√其他蔬菜　√堅果與種籽　√香草與香料

芒果酪梨羽衣甘藍沙拉
佐薑味芝麻橙汁醬

份量：4 份 ● **難易度：**簡單

芒果是我最喜歡的水果之一，我就是愛它的味道和質地。但最近發現了新歡：番木瓜[*]（pawpaw）。番木瓜是北美最大的土產水果，但因為它們太過脆弱，即使在美國的商店也可能買不到，如果人在美國可以留意當地的番木瓜節，或者到小農市集裡問問看，如果夠幸運能找到番木瓜，就可以在這道沙拉裡用來取代芒果。

沙拉醬

柳橙（去皮）⋯1/2 個

米醋⋯1 大匙

白芝麻醬⋯2 大匙

嫩薑（磨泥）⋯1 又 1/2 小匙

大蒜（切末）⋯1 瓣

青蔥（切末）⋯1 大匙

新鮮巴西里或香菜葉（切末）⋯2 小匙

白味噌醬⋯1 小匙

椰棗糖漿（作法見 P.3）⋯1 小匙

新鮮薑黃（磨泥）⋯1 段（約 0.6 公分），或薑黃粉⋯1/4 小匙

卡宴辣椒粉⋯1/8 小匙（可省略）

沙拉

紅羽衣甘藍或嫩葉菠菜（切碎）⋯5 杯

熟芒果（去皮去核，並切成約 1.2 公分小丁）⋯1 個

熟哈斯酪梨（去皮去核，並切成約 1.2 公分小丁）⋯1 個

沙拉醬：將所有沙拉醬的材料放入小型果汁機或小型食物調理機中，攪打至細滑備用。

沙拉：將紅羽衣甘藍碎、芒果丁、酪梨丁放入碗中，依喜好加入適量沙拉醬，拌勻即可享用。

NOTE
若沒有小型果汁機或小型食物調理機，也可以將食譜中的量加倍，用較大的機器來操作（然後保留一半改天再享用）。

[*]編註：為印地安原生種木瓜，外表較為圓潤，果肉呈黃色奶油泥狀，具有芒果、鳳梨和香蕉的綜合風味。

「每日飲食十二清單」中的食物

√其他水果　√綠色蔬菜　√堅果與種籽　√香草與香料

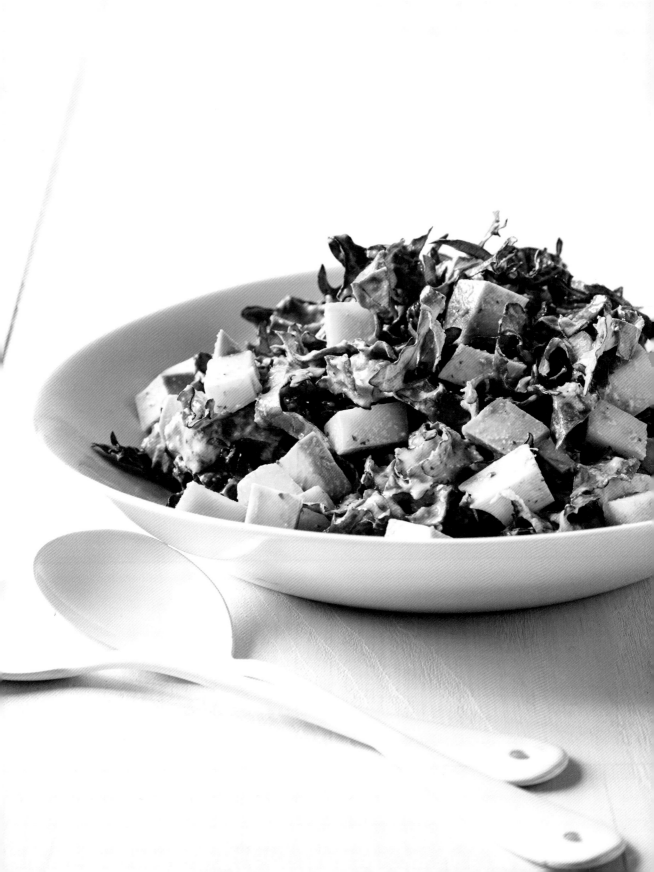

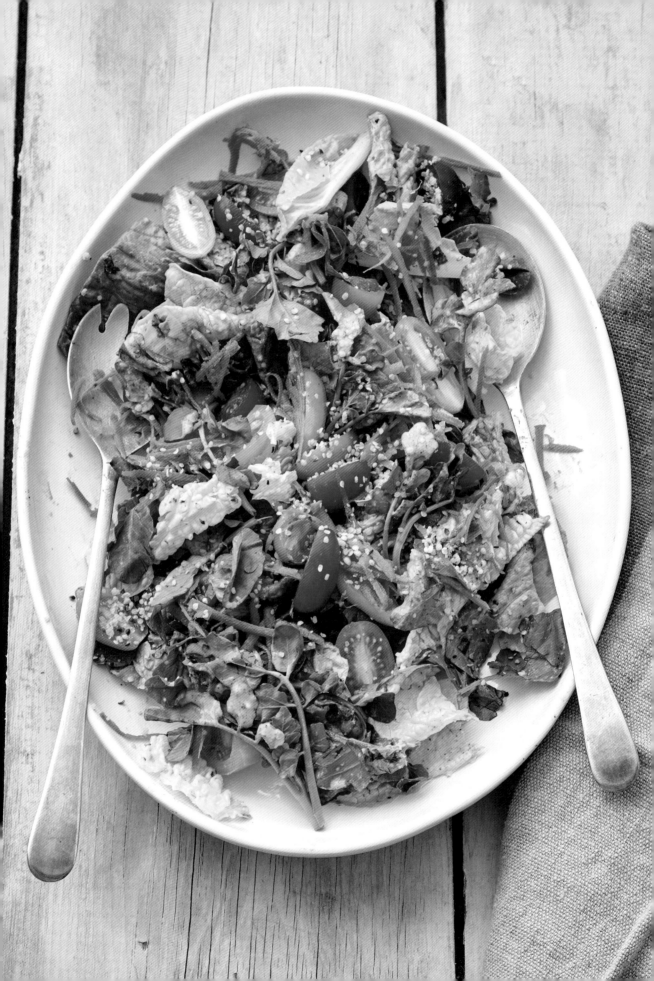

超級沙拉佐蒜味凱薩醬與大麻仁

份量：*4* 份（每份3杯）• **難易度：簡單**

在這道沙拉裡加入蒸好或煎好的天貝*丁，就成為一道非常完美的主菜。

沙拉醬

大蒜（壓碎）⋯2瓣

營養酵母⋯2大匙

杏仁醬⋯1大匙

檸檬（去皮打碎，作法見P.3）⋯1大匙

白味噌醬⋯1大匙

新鮮巴西里（切末）⋯1大匙

無鹽石磨芥末醬⋯1小匙

新鮮薑黃（磨泥）⋯1段（約0.6公分），或薑黃粉⋯1/4小匙

香辣複合調料（作法見P.4）⋯1小匙或適量

水⋯1/2杯

沙拉

蘿蔓生菜（去除不要部分後，撕成小片）⋯1個

西洋菜（去梗切碎）⋯1把，或嫩葉菠菜⋯2杯

櫻桃或葡萄番茄（切半）⋯1杯

胡蘿蔔（刨絲）⋯1根

去殼大麻籽（大麻仁）⋯3大匙

沙拉醬： 將沙拉醬全部材料放入果汁機中，攪打至細滑備用。（必要時可依口味酌量添加個人喜好的調味料）

沙拉： 將所有沙拉材料放入大碗內，加入沙拉醬輕輕拌勻後即可享用。

＊編註：印尼的傳統發酵食品，又稱印尼發酵黃豆餅。使用整粒黃豆蒸熟後，添加酵母菌發酵後自然形成塊狀，營養價值豐富，烹調方式多元，是蔬食者良好的蛋白質來源。

「*每日飲食十二清單*」中的食物

√綠色蔬菜　√其他蔬菜　√堅果與種籽　√香草與香料

開心果菠菜沙拉
佐草莓巴薩米可陳年酒醋醬

份量：**4** 份（每份 2 又 1/4 杯）• 難易度：簡單

這道看起來很炫的沙拉，做法卻是不可思議的簡單。假如沒有新鮮草莓，也可以用解凍到室溫的冷凍草莓替代。（我家的冷凍庫有一半是庫存的冷凍莓果，而另一半則是冷凍的綠色蔬菜！）

沙拉醬

草莓（去蒂頭切半）…1 杯

紅蔥頭（切碎）…1 大匙

巴薩米可陳年酒醋…1/4 杯

椰棗糖漿（作法見 P.3）…1 大匙

無鹽石磨芥末醬…1/2 小匙

新鮮百里香…1 小匙，或乾燥百里香…1/2 小匙

罌粟籽*…1/2 小匙（可省略）

黑胡椒粉…1/4 小匙

沙拉

嫩葉菠菜…8 杯

小黃瓜（切半後切薄片）…1/2 根

生開心果…1/4 杯

沙拉醬：

- 將草莓、紅蔥頭碎、巴薩米可陳年酒醋、椰棗糖漿、芥末醬和百里香放進果汁機裡，攪打至細滑。

- 續加入罌粟籽和黑胡椒粉拌勻後備用。

沙拉：將全部的沙拉材料放進大碗裡，依喜好加入適量沙拉醬，拌勻即可享用。

＊編註：罌粟籽在台灣為非法不得進口，無法購得。

「*每日飲食十二清單*」中的食物

√莓果　√綠色蔬菜　√其他蔬菜　√堅果與種籽　√香草與香料

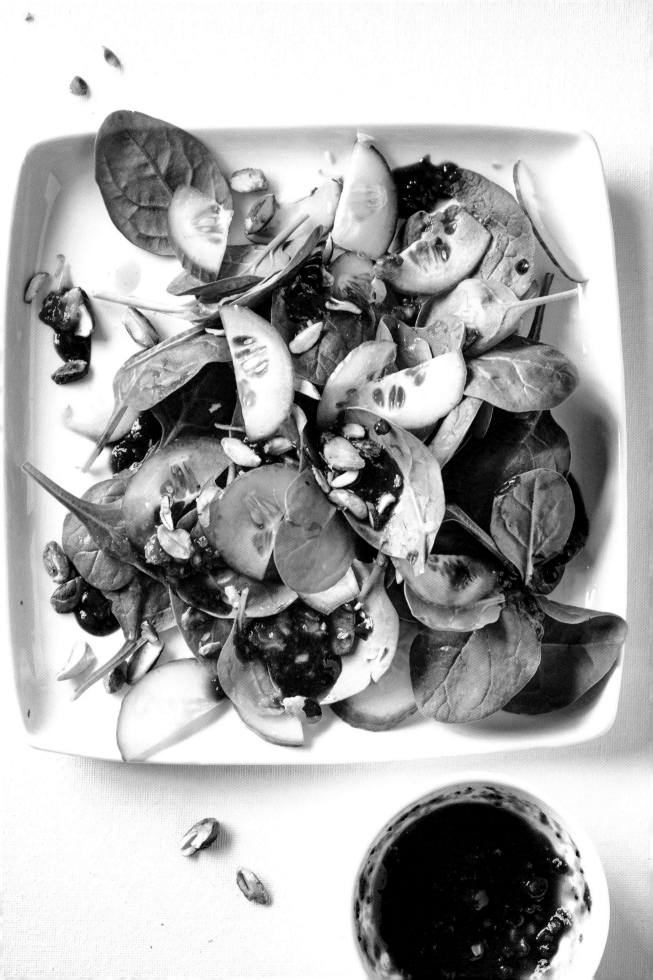

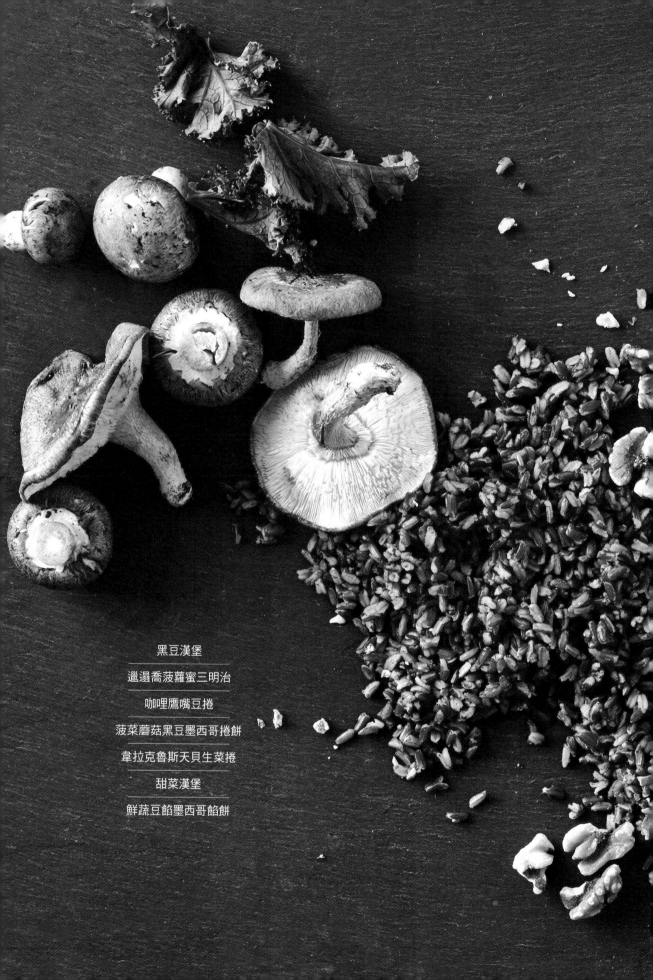

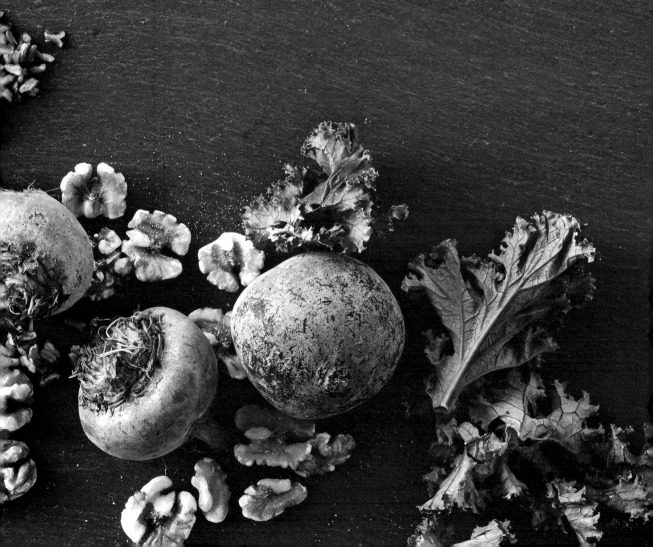

SIX

漢堡與捲餅

甜菜、黑豆、天貝、鷹嘴豆、苔麩、菠蘿蜜——
本章中的食譜將向你介紹傳統料理的創意作法，
並引領你體會其中所富含的驚人美味。
跟會阻塞動脈的漢堡說再見吧！

黑豆漢堡

份量：4份 · **難易度：簡單**

把豆類加進你日常餐點的方法，永遠都嫌不夠！而最好的方法之一，就是用 100% 全麥烤麵包搭配所有美味的餡料。由於這些漢堡在冷凍下保存得很好，因此可以考慮把食譜份量加倍，如此一來，只要解凍你就能擁有隨時享受美味的時光。

傳統燕麥片⋯1杯

碎核桃⋯1/2杯

新鮮薑黃（磨泥）⋯1段（約0.6公分），
或薑黃粉⋯1/4小匙

紅洋蔥（切碎）⋯1/2杯

蘑菇（切碎）⋯1/3杯

煮熟的黑豆⋯1又1/2杯，或不含
雙酚A的罐頭或利樂包的無鹽黑豆
（充分洗淨並瀝乾）⋯1罐（440公克）

白芝麻醬或杏仁醬⋯2大匙

亞麻籽粉⋯1大匙

營養酵母⋯1大匙

新鮮巴西里（切碎）⋯1大匙

白味噌醬⋯2小匙

洋蔥粉⋯1小匙

大蒜粉⋯1/2小匙

煙燻紅椒粉⋯1/2小匙

香辣複合調料（作法見P.4）⋯1小匙

1 將燕麥片、碎核桃和薑黃放入食物調理機，以瞬轉功能攪打至成細粉狀。

2 再加入紅洋蔥碎、蘑菇碎、黑豆、白芝麻醬和亞麻籽粉，同樣以瞬轉功能攪打至充分混合後，續加入剩餘材料，亦以瞬轉功能繼續攪打至混合均勻。

3 用拇指和食指捏一點作法 2 看是否相黏，若太濕，可多加點燕麥片；若太乾，則可採每次加 1 大匙水的方式調整黏度。

4 將作法 3 移至工作台上分成 4 等份，每份整型成約 1.2 公分厚的漢堡排後，放在盤子上置於冰箱冷藏 30 分鐘。

5 烤箱預熱至 190℃，並在烤盤鋪上矽膠烤墊或烘焙紙後，將漢堡排置於烤盤、再放入烤箱烤約 25 分鐘，但需中間翻面一次，直到呈現淺褐色後即可放入準備好的漢堡麵包中，趁熱享用。

「*每日飲食十二清單*」中的食物

| √豆類 | √其他蔬菜 | √亞麻籽 | √堅果與種子 | √香草與香料 | √全穀物類 |

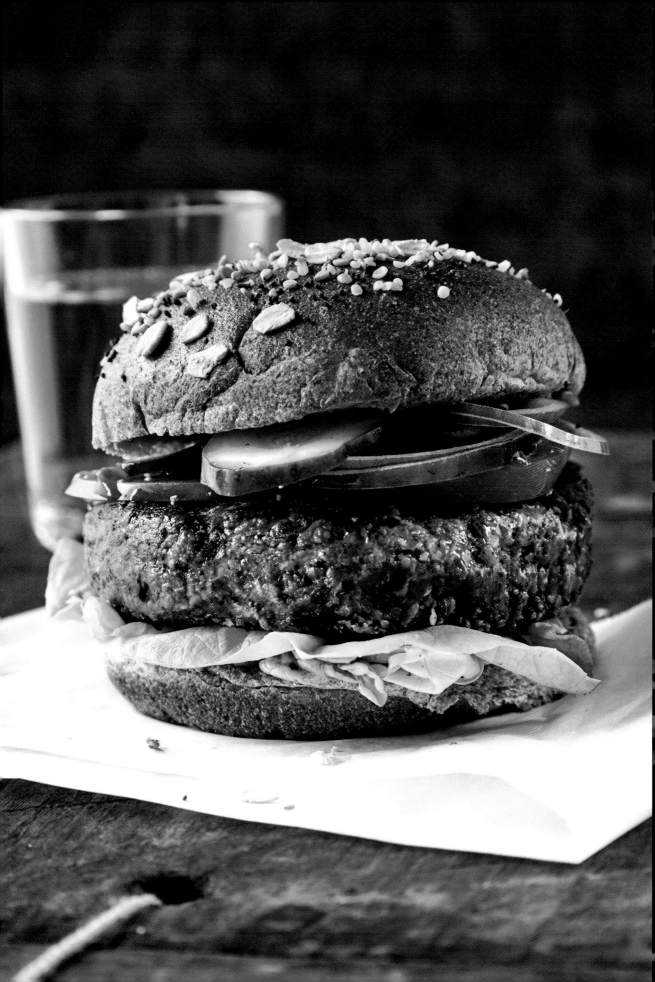

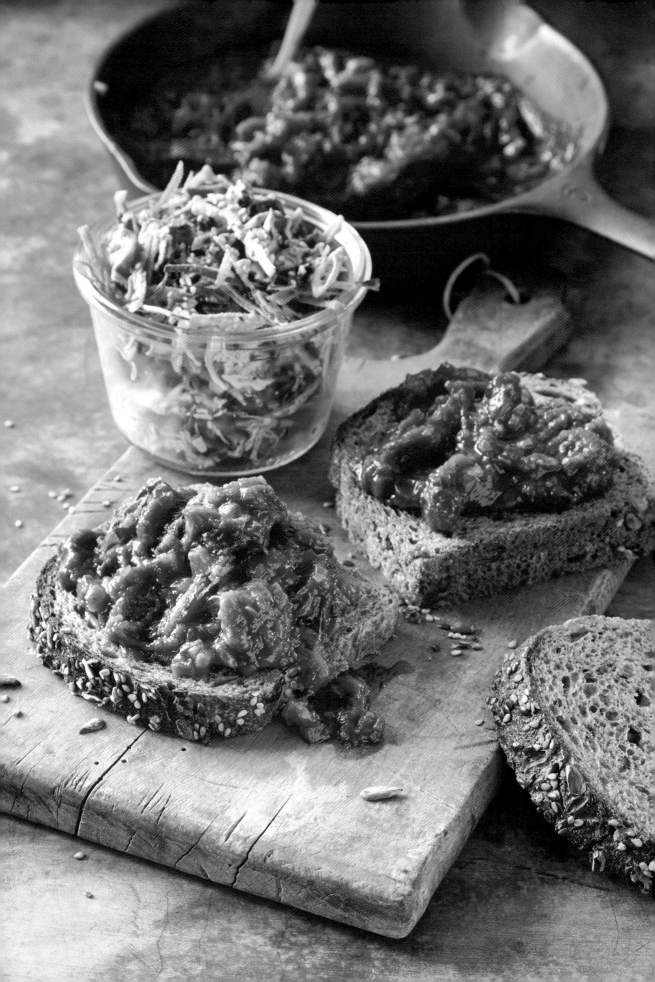

邋遢喬菠蘿蜜三明治

份量：**4** 份（每份三明治約 1 杯餡料）。難易度：**簡單**

菠蘿蜜原產於南亞，已經種植了長達六千年之久，儘管它在海外頗受歡迎，在海外料理中也頗具歷史，但由於它特殊的質地和香氣（像是芒果、香蕉、蘋果和鳳梨的綜合體），在美國才剛剛開始打響名號。而菠蘿蜜不僅低脂、低熱量，也富含纖維，如果買不到新鮮的菠蘿蜜，也可以像我一樣直接購買菠蘿蜜罐頭。

不含雙酚 A 的罐頭菠蘿蜜（泡在水裡而非糖漿裡，沖洗並瀝乾）…1 罐（約565 公克）

營養酵母…1 大匙

香辣複合調料（作法見 P.4）…1 小匙

煙燻紅椒粉…1/2 小匙

辣椒粉…1/2 小匙

小型紅洋蔥（切末）…1 個

紅椒（去籽切末）…1/2 個

罐頭或利樂包的無鹽番茄泥…3/4 杯

椰棗糖…2 大匙

無鹽石磨芥末醬…1 大匙

100% 全麥麵包…4 片

水…1/2 杯

1　用紙巾或乾淨的廚房毛巾，擦乾洗淨瀝乾的菠蘿蜜，並去除核心中堅硬部分。

2　將菠蘿蜜放到碗中，加入營養酵母、香辣複合調料，煙燻紅椒粉和辣椒粉，攪拌均勻後備用。

3　將水倒入煎鍋中，以中火加熱，加入紅洋蔥末和紅椒末，蓋上蓋子，燉煮約 5 分鐘至軟後，拌入番茄泥、椰棗糖和芥末醬。

4　作法 3 鍋中續加入作法 2 醃好的菠蘿蜜，轉小火、蓋上蓋子燉煮 25 ～ 30 分鐘，並不時攪拌（為避免上述材料粘於煎鍋，可採每次加入 1 大匙水的方式調整濃度），且用兩把叉子將菠蘿蜜切成小塊。

5　最後掀蓋煮 5 分鐘，讓醬汁變得濃稠後，取適量菠蘿蜜醬放於麵包上，趁熱享用。

「*每日飲食十二清單*」中的食物

√其他水果　√其他蔬菜　√香草與香料　√全穀物類

咖哩鷹嘴豆捲

份量：*4* 捲（每捲1杯餡料）• 難易度：*簡單*

咖哩粉是我最喜歡的混合調味料，其中所含的薑黃成分，除了對身體好外，還賦予食物美麗的金黃色。而在這道料理中的咖哩鷹嘴豆餡，也很適合搭配生菜捲或作為沾醬食用，也可以試著用三種種籽餅乾（作法見 P.34）搭配成美味的前菜或點心。

煮熟的鷹嘴豆…1又1/2杯，或不含雙酚A的罐頭或利樂包的無鹽鷹嘴豆（沖洗並瀝乾）…1罐（440公克）

咖哩粉…1又1/2小匙或適量

檸檬（去皮打碎，作法見P.3）…1小匙

椰棗糖…1小匙

白味噌醬…1/4小匙

香辣複合調料（作法見P.4）…適量

西洋芹（切碎）…1/2杯

胡蘿蔔（刨絲）…1/3杯

腰果（切碎）…1/3杯

葡萄乾…1/3杯

脆甜蘋果（去核切碎）…1個

青蔥（切碎）…1大匙

100%全麥墨西哥薄餅…4片

生菜絲…2杯

水…3～4大匙

1 將 1 杯鷹嘴豆以及咖哩粉、檸檬碎、椰棗糖、白味噌醬和香辣複合調料放入食物調理機中，並加入水攪打至細滑。

2 加入剩餘的 1/2 杯鷹嘴豆以及西洋芹碎、胡蘿蔔絲、腰果碎、葡萄乾、蘋果碎和蔥花，以瞬轉功能將材料混合均勻，並把鷹嘴豆稍微弄碎，必要時可依口味酌量添加個人喜好的調味料。

3 將上述材料均勻分成 4 等份放在墨西哥薄餅上，每份放上生菜絲後，將每份墨西哥薄餅緊緊捲起成捲餅，並把每個捲餅切成兩半後即可享用。

鷹嘴豆

吃越多的鷹嘴豆（和其他豆類），就會讓你越健康！在一項研究中，研究人員將體重過重的受試者分成兩組，第一組被要求每週吃 5 杯鷹嘴豆、扁豆、豌豆或白豆，但不改變其他方面的飲食習慣；第二組則被要求每天從他們的飲食中減少 500 卡。猜猜誰比較健康？答案是被指示吃更多食物的組別。研究證明，食用鷹嘴豆和其他豆類在減小腰圍與改善血糖控制上的效果，跟減少熱量的效果相當。而食用豆類組還獲得了改善膽固醇和調節胰島素的額外好處。[112]

「*每日飲食十二清單*」*中的食物*

√豆類　√其他水果　√綠色蔬菜　√其他蔬菜　√堅果與種籽　√香草與香料　√全穀物類

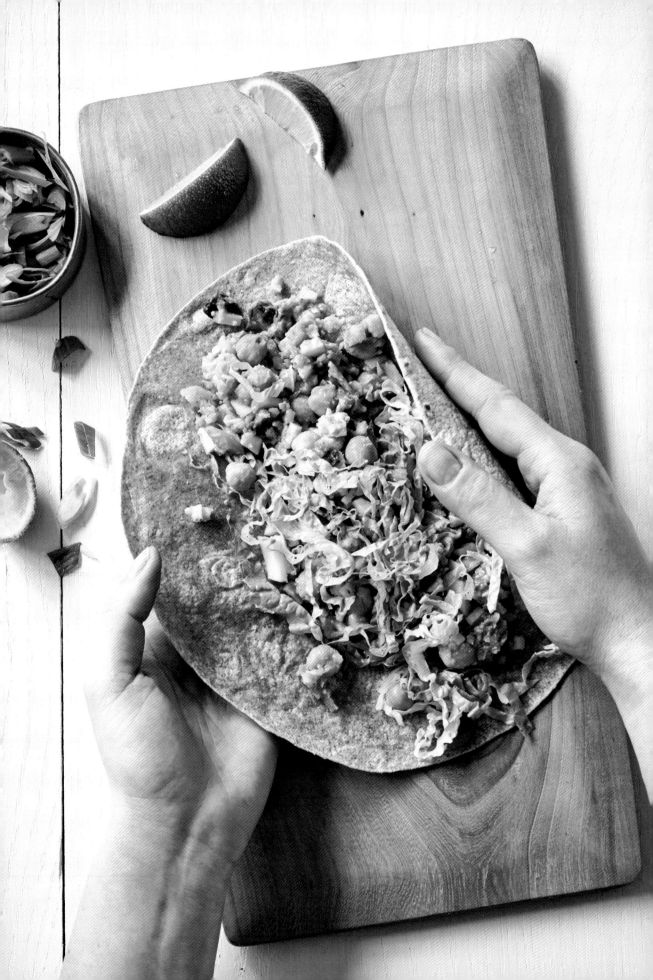

菠菜蘑菇黑豆墨西哥捲餅

份量：*4* 份 ・ 難易度：*簡單*

菠菜不是我最愛的綠色蔬菜。雖然所有的深綠色葉菜我都喜歡，但比較常選擇十字花科的蔬菜，像是羽衣甘藍或芝麻葉。不過，菠菜對於入門者來說是個不錯的選擇，它沒有強烈的特殊氣味，因此在果昔裡混合些菠菜，也吃不出味道。菠菜也適合像墨西哥捲餅這類的食物，例如這道搭配蘑菇與黑豆的營養捲餅，餡料不但營養又美味，好到不該只拿來做捲餅，所以不妨就一次製作雙倍的份量，讓你隨心所欲，隨時加熱就能享用。

煮熟的黑豆…1又1/2杯，或不含雙酚A的罐頭或利樂包的無鹽黑豆（沖洗並瀝乾）…1罐（440公克）

紅洋蔥（切末）…1/2杯

大蒜（切末）…2瓣

蘑菇（切碎）…2杯

嫩葉菠菜…4杯

營養酵母…1大匙

香辣複合調料（作法見P.4）…適量

卡宴辣椒粉…適量

健康版辣醬（作法見P.8）…適量

100%全麥墨西哥薄餅…4片

夏日莎莎醬（作法見P.41）…適量

水…1/4杯

1 將黑豆放進碗裡，以叉子或馬鈴薯壓泥器壓成泥後備用。

2 將水倒進煎鍋中加熱，並加入紅洋蔥末與蒜末，煮約 5 分鐘，並不時攪拌至食材變軟。

3 再加入蘑菇碎攪拌，續煮 3 分鐘使其變軟後，加入菠菜邊煮邊攪拌，直到菠菜燙熟，加入作法 1 的黑豆泥繼續煮，並持續攪拌直到湯汁吸收。

4 最後，加入營養酵母及香辣複合調料、卡宴辣椒粉和健康版辣醬拌勻即成餡料，必要時可依口味酌量添加個人喜好的調味料。

5 食用時，在每片墨西哥薄餅的中心放上 1/4 做好的餡料，並採邊捲邊將邊塞進去的方式捲起薄餅，做好後即可享用。

6 亦可分批將每個填好餡料的捲餅，放入熱好的不沾煎鍋中煎 1～2 分鐘，讓表面變成淺褐色即可搭配夏日莎莎醬享用。

菠菜

當大力水手卜派吹噓自己力大無窮是因為吃了菠菜，事實上他是對的。在由哈佛大學研究小組所分析的所有食物組中，證明了綠色蔬菜對主要慢性疾病有最強大的保護作用 [113]。其中，每天額外吃份綠色蔬菜，可將心臟病發 [114] 與中風 [115] 風險最多降低約 20%。康乃爾大學的研究人員比較了菠菜、波士頓生菜、苦苣、紫菊苣及蘿蔓生菜，發現菠菜在體外實驗中對抑制乳癌、腦瘤、腎癌、肺癌、兒童腦瘤、胰臟癌、攝護腺癌和胃癌細胞生長的效果最好。[116]

「*每日飲食十二清單*」中的食物

√豆類　√綠色蔬菜　√其他蔬菜　√香草與香料　√全穀物類

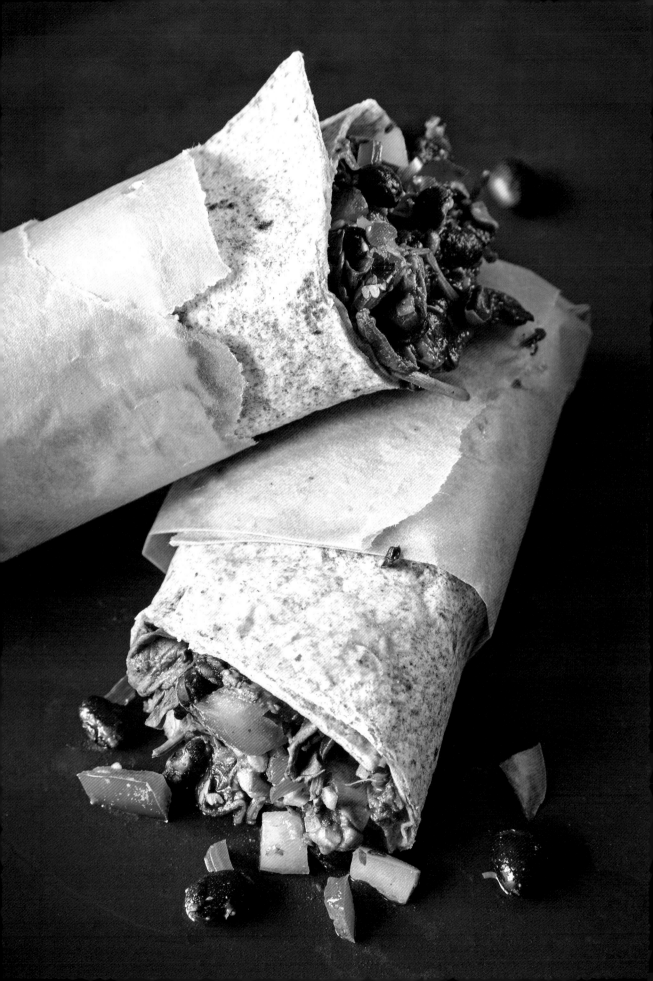

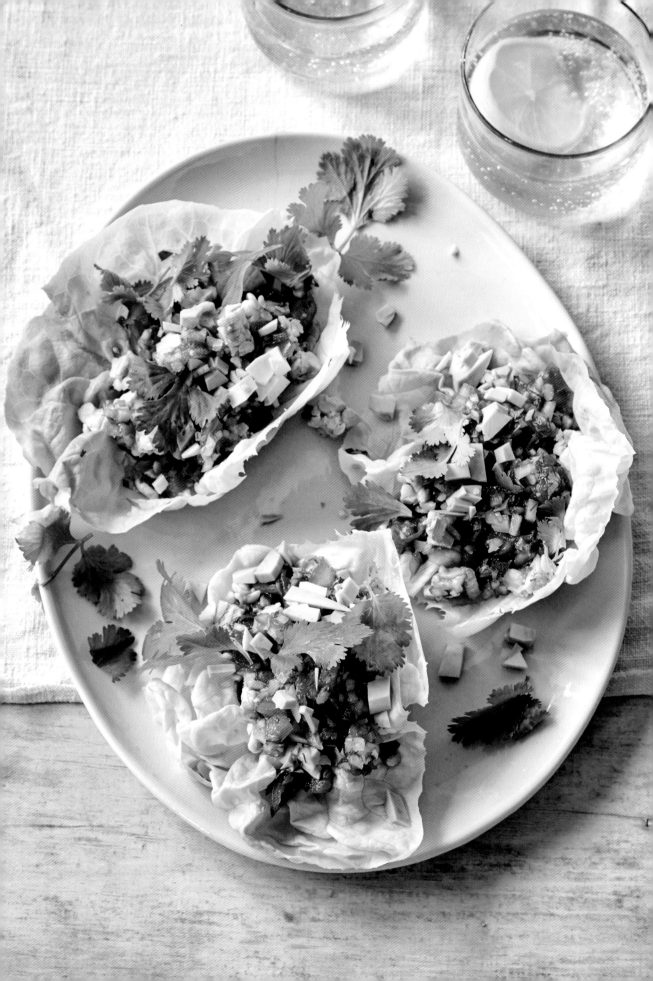

韋拉克魯斯天貝生菜捲

份量：*4* 份（每份兩個菜捲）• **難易度：*中等***

海苔絲可以為這道爽脆的菜捲增添海味。

天貝（切成 0.6 公分小丁）…230 公克

辣椒粉…2 小匙

小茴香粉…2 小匙

卡宴辣椒粉…1/2 小匙

小型紅洋蔥（切碎）…1 個

大蒜（切末）…2 瓣

墨西哥辣椒（去籽切末）…1～2 根

羅馬番茄（切碎）…3 個

海苔或紅藻絲…1 小匙

萊姆（去皮打碎，作法見 P.3）…1 大匙

大型蘿蔓生菜或奶油生菜葉（用作菜捲）…8 片

熟哈斯酪梨（去皮去核並切碎）…1 個

新鮮香菜葉（切碎）…1/2 杯（可省略）

健康版辣醬（作法見 P.8）或夏日莎莎醬（作法見 P.41，可省略）…適量

水…1/4 杯

1 將天貝放在蒸盤中，以滾水蒸 15 分鐘後，不加蓋靜置一旁備用。

2 將辣椒粉、小茴香粉和卡宴辣椒粉放進淺碗中，並加入蒸好的天貝輕拌均勻。

3 將水倒入煎鍋中，以中大火加熱，加入紅洋蔥碎、蒜末和墨西哥辣椒末煮 5 分鐘或直到食材變軟（必要時可加點水防止燒焦）。

4 作法 3 鍋中續加入番茄碎和海苔絲煮約 3 分鐘，煮到大部分水分蒸發後，加入作法 2 調味好的天貝和萊姆碎煮約 4 分鐘，直到天貝變成淺褐色。

5 取適量餡料放進一片生菜葉中，放上酪梨丁、香菜碎以及健康版辣醬或夏日莎莎醬，待重複上述動作直到食材用完，即可端上桌享用。

「*每日飲食十二清單*」*中的食物*

√ 豆類　　√ 其他水果　　√ 綠色蔬菜　　√ 其他蔬菜　　√ 香草與香料

甜菜漢堡

份量：*6* 個漢堡 ‧ 難易度：*中等*

苔麩（teff）是什麼？它是一種衣索匹亞（Ethiopia）的穀物，又稱畫眉草籽，可能早在六千年前就開始栽種了！苔麩很小，150 粒苔麩等於一粒小麥的重量，它的名字來自於衣索匹亞的字根，意思是「遺失」，因為假如你丟下一粒苔麩，就不太可能把它找回來，正因如此，苔麩比其他穀物煮起來更快熟。

紅洋蔥（切末）⋯1/2 杯

大蒜（切末）⋯2 瓣

生甜菜（刨細絲）⋯1 杯

蘑菇（切末）⋯1 杯

煙燻紅椒粉⋯1/2 小匙

乾芥末（芥末粉）⋯1/2 小匙

小茴香粉⋯1/2 小匙

香菜籽粉⋯1/2 小匙

新鮮薑黃（磨泥）⋯1 段（約0.6公分），或薑黃粉⋯1/4 小匙

煮熟的黑豆⋯1 又 1/2 杯，或不含雙酚A的罐頭或利樂包的無鹽黑豆（洗淨並瀝乾）⋯1 罐（440公克）

煮熟的糙米飯、紅米飯或黑米飯、苔麩或藜麥（瀝乾後用紙巾或布吸乾）⋯1 杯

亞麻籽粉⋯1 大匙

白味噌醬⋯1 大匙

傳統燕麥片（磨碎成粗粉末狀）⋯1/2 杯

磨碎的核桃⋯1/2 杯

100% 全麥小圓麵包⋯6 個

水⋯1/4 杯

1 將水倒進大煎鍋裡，以中火加熱，加入紅洋蔥末煮約 5 分鐘至軟。

2 作法 1 鍋中拌入蒜末後加入甜菜絲和蘑菇末，並撒上煙燻紅椒粉、芥末粉、小茴香粉、香菜籽粉和薑黃泥，續煮約 4 分鐘至所有蔬菜變軟，湯汁都被吸收。

3 將黑豆放進大碗裡搗碎，加入煮好的穀物、亞麻籽粉和白味噌醬，搗碎混勻後，加入燕麥粉和磨碎核桃，並加入作法 2 拌勻（黏度以放在拇指和食指按壓時能相黏為佳）。

4 將作法 3 平分成 6 份，用手搓成圓球壓成圓餅狀的漢堡排後，放在盤子上，放入冰箱冷藏至少 30 分鐘。

5 將烤箱預熱至 190℃，於烤盤鋪入矽膠烤墊或烘焙紙，放上漢堡排烤 30 分鐘後（烤到一半時宜將漢堡排翻面），即可依喜好搭配小圓麵包及喜愛調味料，亦可直接單吃。

NOTE
刨甜菜絲時要小心，它的鮮紅色汁液會染色！

大豆

攝取大豆有助於減少更年期的熱潮紅症狀，[117] 同時也能降低女性罹患乳癌的風險。[118] 事實上，被診斷出乳癌的女性中，多吃大豆的人明顯比少吃的人活得更長，乳癌復發率也明顯更低。[119]

「每日飲食十二清單」中的食物

√豆類 　√其他蔬菜 　√堅果與種籽 　√香草與香料 　√全穀物類

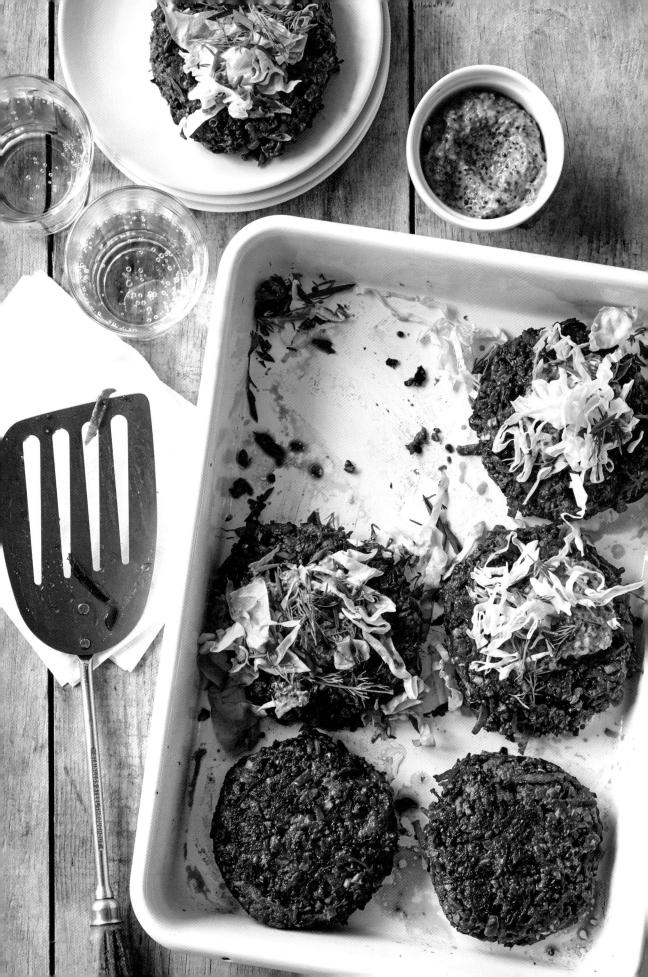

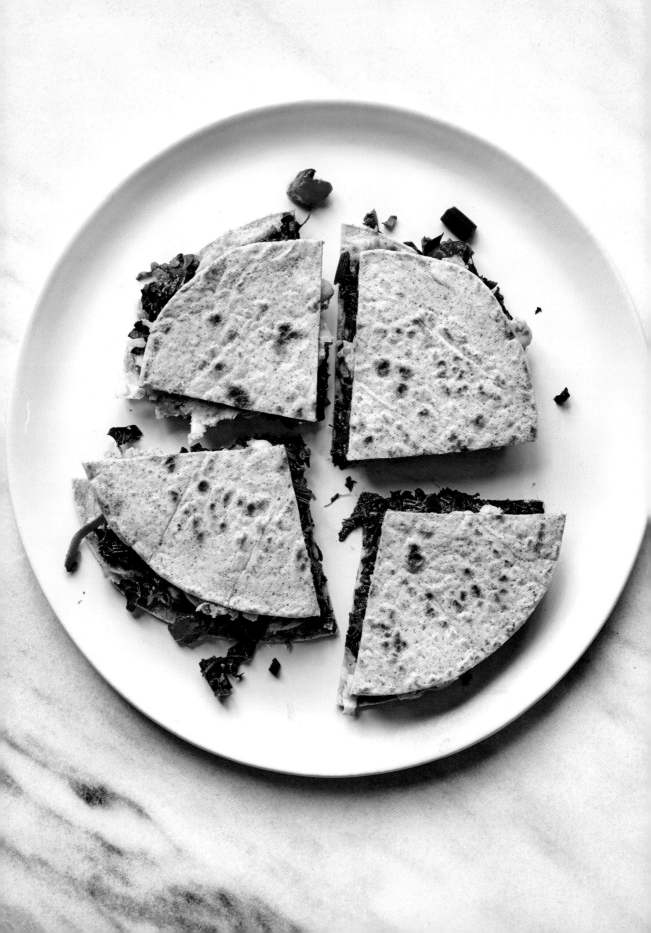

鮮蔬豆餡墨西哥餡餅

份量： *4* 份　●　**難易度：** *簡單*

如果能享受到美味可口的鮮蔬豆餡墨西哥餡餅，誰還需要踏入乳酪陷阱？

小型紅洋蔥（切末）…1個

大蒜（切末）…3瓣

牛皮菜或紅羽衣甘藍（切細碎）…1把（約5杯）

羅馬番茄（切碎）…2個

煮熟的白腰豆…1又1/2杯，或不含雙酚A的罐頭或利樂包的無鹽白腰豆（沖洗並瀝乾）…1罐（440公克）

營養酵母…2大匙

辣椒粉…1小匙

香辣複合調料（作法見P.4，可省略）…適量

健康版辣醬（作法見P.8，可省略）…適量

100%全麥墨西哥薄餅（25公分）…4片

夏日莎莎醬（作法見P.41，可省略）…適量

水…1/4杯

1 將水倒入鍋中以中火加熱，加入紅洋蔥末和蒜末，煮約5分鐘至變軟。再加入牛皮菜碎與番茄碎，續煮約5分鐘，並持續攪拌至青菜變軟、湯汁收乾。

2 煮青菜的同時，將白腰豆放入碗中搗碎，並加入營養酵母、辣椒粉及香辣複合調料和健康版辣醬拌勻。

3 將作法2的青菜瀝乾後，拌入作法2的豆類中即成餡料，必要時可依口味酌量添加個人喜好的調味料。

4 將餡料平分到每張墨西哥薄餅的下半張上，後把上半張薄餅對折覆蓋在下半張的餡料上，並輕輕按壓讓兩半夾在一起。

5 把兩個壓製好的餡餅放在大型不沾煎鍋或煎爐上，用中火煎到兩面都呈現淺褐色（中間宜翻面一次，每面煎約3分鐘）。

6 將剩下的餡餅重複上述動作，食用時，將每個餡餅切成3或4等份排於盤內，即可搭配夏日莎莎醬享用。

「*每日飲食十二清單*」*中的食物*

√豆類　√綠色蔬菜　√其他蔬菜　√香草與香料　√全穀物類

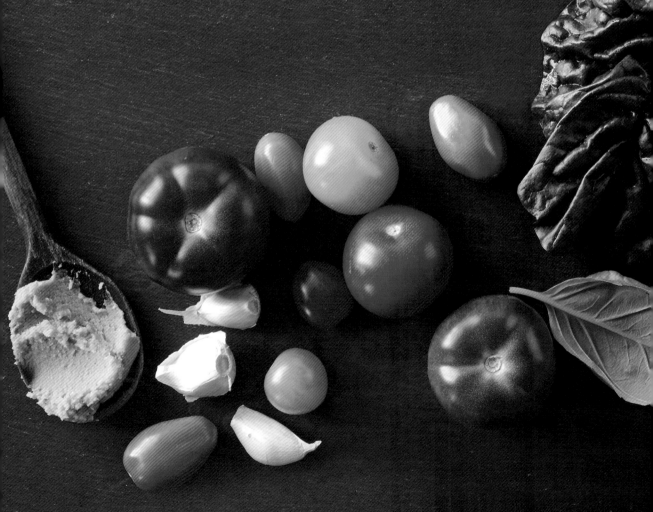

SEVEN

蔬食主菜

值得慶幸的是,
蔬菜淪為盤子邊緣配菜的日子正迅速褪流行,
而這是大有道理的,
因為美味的蔬菜會讓你一口接一口,
好吃到停不下來。
且本篇章裡的料理都是兼具創新與美味,
能讓蔬菜成為舞台中聚光燈主角的完美方式!

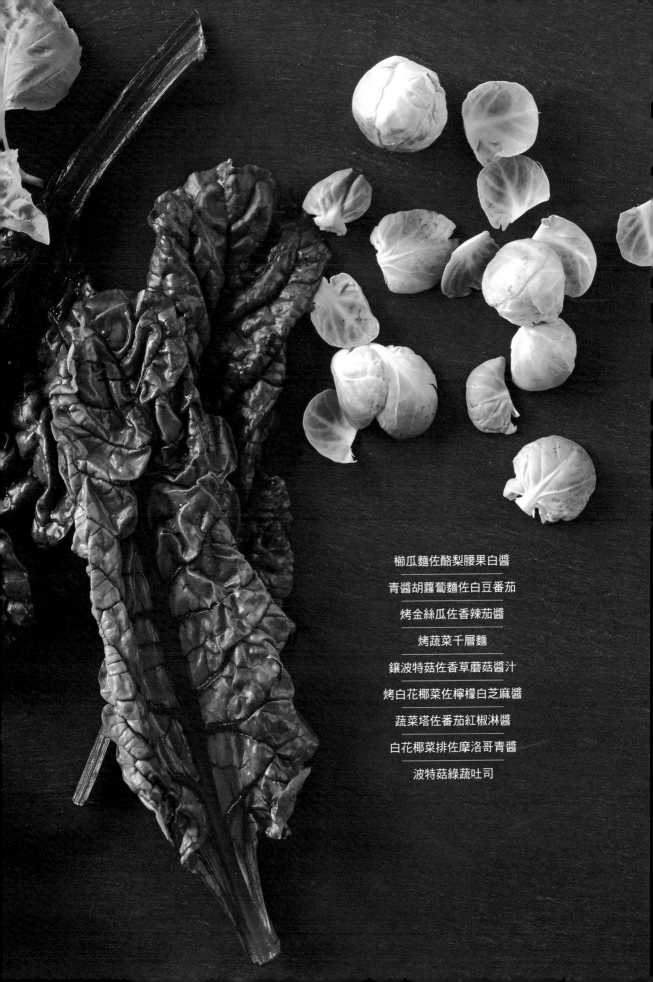

櫛瓜麵佐酪梨腰果白醬

青醬胡蘿蔔麵佐白豆番茄

烤金絲瓜佐香辣茄醬

烤蔬菜千層麵

鑲波特菇佐香草蘑菇醬汁

烤白花椰菜佐檸檬白芝麻醬

蔬菜塔佐番茄紅椒淋醬

白花椰菜排佐摩洛哥青醬

波特菇綠蔬吐司

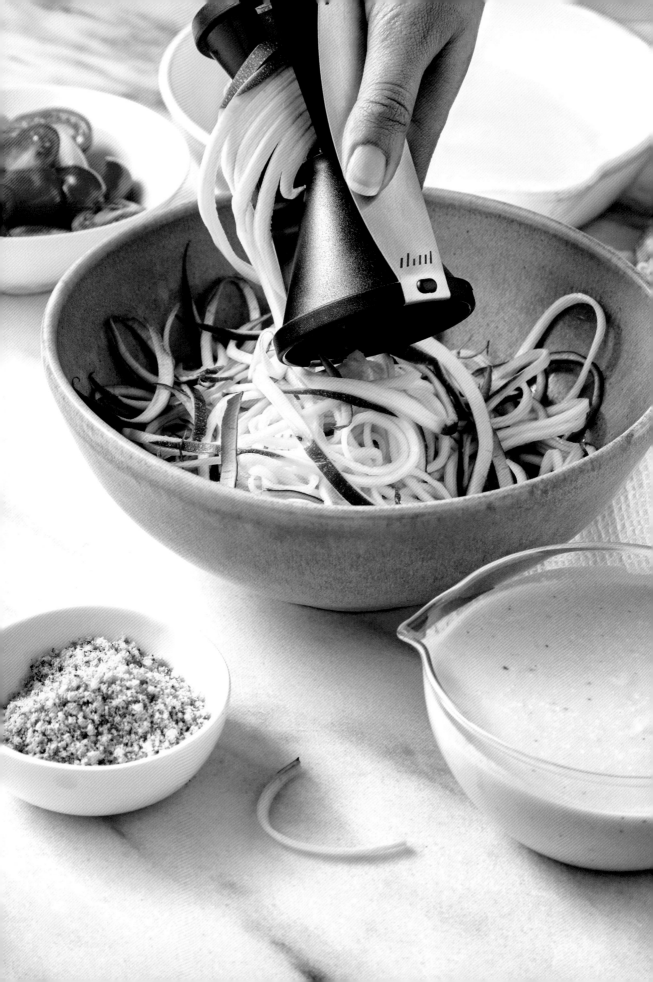

櫛瓜麵佐酪梨腰果白醬

份量：4份（每份1又3/4杯）。**難易度：中等**

如果你沒有螺旋刨絲器，別擔心，還是可以自己做出櫛瓜麵條。只要使用日常用的蔬菜削皮器，就能把櫛瓜刨出細薄長絲。

生腰果（浸泡4小時後瀝乾）…1 杯

營養酵母…2大匙

白味噌醬…2小匙

蔬菜高湯（作法見 P.6）或水…1又1/2杯

熟哈斯酪梨（去皮去核）…1/2個

檸檬（去皮打碎，作法見 P.3）…1大匙

中型櫛瓜（切除頭尾，用螺旋刨絲器或刀切成細薄如麵般的長條）…4～6根

葡萄番茄（縱向切半）…1 杯

黑胡椒粉或紅辣椒片…適量

新鮮巴西里或羅勒（切末）…2大匙

堅果帕馬森起司（作法見 P.4）…適量

1 用果汁機以高速攪打腰果至碎，再加入營養酵母、白味噌醬和蔬菜高湯，攪打至細滑。

2 續加入酪梨和檸檬碎攪打成細滑的腰果醬（若醬汁太濃稠，可採每次加入 1 大匙蔬菜高湯的方式調整稠度）備用。

3 將櫛瓜麵條用滾水蒸 2 ～ 4 分鐘至軟備用。

4 將作法 2 的腰果醬放入大湯鍋或深煎鍋中，以小火加熱並經常攪拌。

5 作法 4 鍋中加入櫛瓜麵條和番茄，約煮 5 分鐘並輕攪至蔬菜熟透後（若醬汁太濃稠，可加點蔬菜高湯調整濃度），即可盛盤撒上適量黑胡椒粉、巴西里末及堅果帕馬森起司享用。

螺旋刨絲

傳統麵條是由穀物所製成，但有了平價的螺旋刨絲器，就可以用蔬菜自製麵條，把新鮮蔬菜變成蔬菜麵條。

「*每日飲食十二清單*」中的食物

√其他水果　　√其他蔬菜　　√堅果與種籽　　√香草與香料

青醬胡蘿蔔麵佐白豆番茄

份量：4 份（每份 1 又 1/2 杯）• **難易度：中等**

青醬就像個魔術：把一種綠葉蔬菜（羅勒）做一點點加工，變變變！就變成了美味可口的青醬！這份食譜中的青醬，也可以搭配喜歡的全麥或豆製義大利麵。

大蒜…3 瓣

白味噌醬…1 小匙

羅勒葉…3 杯

杏仁或核桃…1/3 杯

營養酵母…2 大匙

蔬菜高湯（作法見 P.6）或水…1/2 杯

黑胡椒粉…適量

大型胡蘿蔔…4 根

煮熟的白腰豆…1 又 1/2 杯，或不含雙酚 A 的罐頭或利樂包的無鹽白腰豆（沖洗並瀝乾）…1 罐（440 公克）

葡萄番茄或櫻桃番茄（縱向切半）…1 杯

堅果帕馬森起司（作法見 P.4）…適量

1 將大蒜和白味噌醬放入食物調理機中，攪打至大蒜成細末，再加入羅勒葉、杏仁和營養酵母攪打至細末狀。

2 作法 1 中，續加入蔬菜高湯和黑胡椒粉，攪打至細滑後（必要時可多加點蔬菜高湯，以達成想要的青醬質地）備用。

3 將胡蘿蔔用螺旋刨絲器、萬用切絲切片器或蔬果削皮器切成細薄的長條，並把胡蘿蔔麵條蒸 5 ～ 7 分鐘至軟。

4 將蒸好的胡蘿蔔麵條與白腰豆、番茄和青醬放進淺碗中，輕輕拌勻，食用時撒上堅果帕馬森起司即可享用。

核桃

核桃可能是最健康的堅果，含有最多的 omega-3 和抗氧化劑，是我最喜歡的堅果。我經常會用核桃來替代食譜中的其他堅果，將餐點的營養價值最大化。

「*每日飲食十二清單*」中的食物

√豆類　√其他蔬菜　√堅果與種籽　√香草與香料

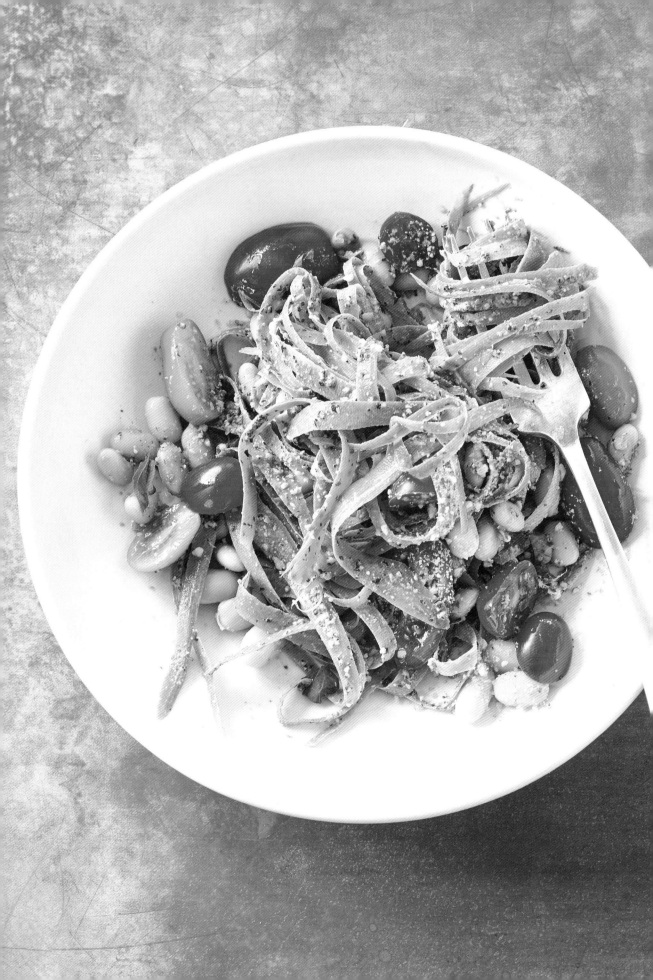

烤金絲瓜佐香辣茄醬

份量： *4* 份（每份1又1/2杯）• **難易度：** *簡單*

請記住，就像大多數的蔬菜一樣，顏色越豐富的南瓜，抗氧化劑的含量可能就越多。

大型金絲瓜（切半）…1根（約1.4公斤）

水…2大匙

大蒜（切末）…3瓣

新鮮、罐頭或利樂包的番茄（切小丁）…3杯

罐頭番茄糊…2大匙

巴薩米可陳年酒醋…1小匙

白味噌醬…1小匙

乾燥羅勒…1小匙

紅辣椒片…1/2小匙或適量

香辣複合調料（作法見P.4）…適量

新鮮巴西里（切末）…1/4杯

黑胡椒粉…適量

堅果帕馬森起司（作法見P.4）…適量

1 烤箱預熱至175℃，將切半的金絲瓜放於大烤盅內，切面朝上，加入2.5～5公分深的水，並緊蓋住烤盅，烘烤45～60分鐘，直到金絲瓜變軟。

2 烤金絲瓜同時，以大煎鍋準備醬料：

- 將水以中火加熱，加入蒜末後煮1分鐘使其變軟。
- 續加入除堅果帕馬森起司外的材料拌勻後續煮5分鐘，保溫備用。

3 金絲瓜烤好去籽後，用叉子將瓜刮成細條，放進大碗裡，加入作法2的醬料輕拌均勻，最後撒上堅果帕馬森起司即可享用。

TIP
這種香辣茄醬搭配櫛瓜麵或全麥義大利麵也很棒喔！

生堅果

堅果採用生吃的方式是最健康的！當高脂肪與高蛋白食物暴露在高於120℃的溫度下，就會產生最終糖化蛋白（AGEs）。這些名符其實的糖毒素被認為會加速老化過程，且AGEs在炙烤、爐烤、煎炸和燒烤的肉類中含量最高，但當脂肪和蛋白質含量較高的植物食品（如大豆食品或堅果）經過炙烤或烘烤後，也會出現AGEs。

「每日飲食十二清單」中的食物

√ 其他蔬菜　　√ 堅果與種籽　　√ 香草與香料

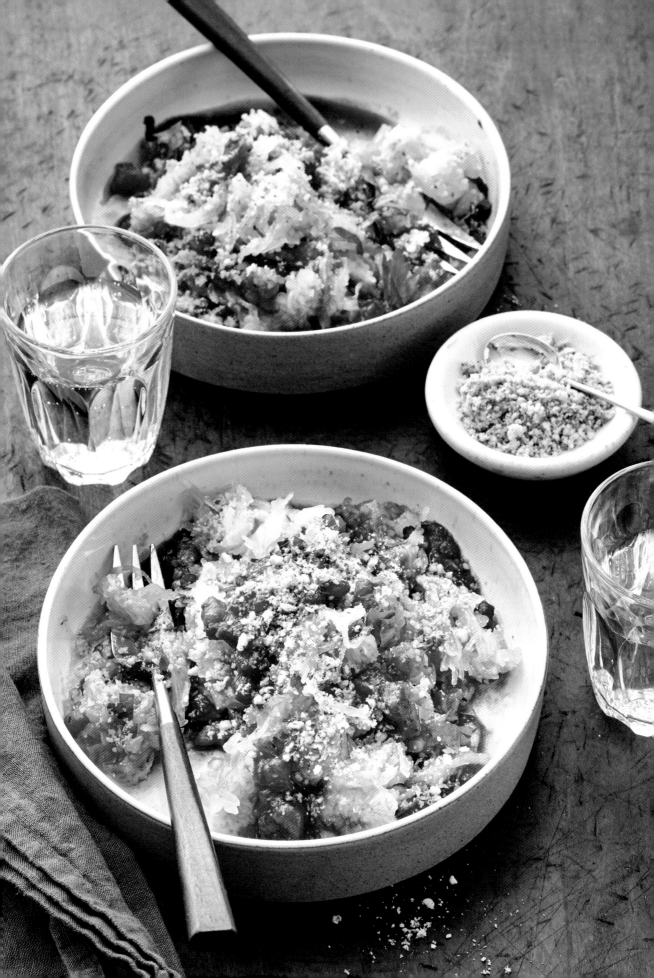

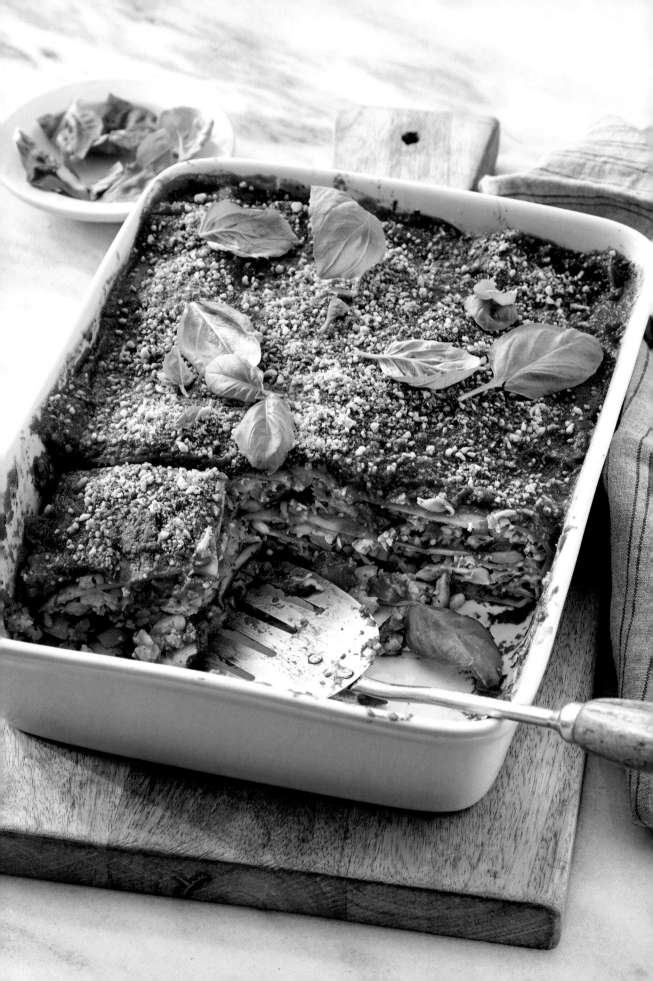

烤蔬菜千層麵

份量：*6*份（每份1又1/2杯）• 難易度：*中等*

千層麵最美妙的地方，就是可以確實做出屬於自己口味的版本。若不喜歡茄子，那就改用切片的波特菇（像我就是），想要做得飽足一點，就把蒸過的天貝壓碎加進番茄紅醬裡，一如往常，也可以考慮加些切碎的綠色蔬菜，以及其他所有你想加的東西！

白花椰菜（縱切成約0.6公分薄片）…1朵

櫛瓜（切成約0.3公分的薄片）…1根

茄子（切成約0.3公分的薄片）…1條

紅椒（去籽並切丁）…1個

100%全麥千層麵皮…9片

煮熟的白腰豆…1又1/2杯，或不含雙酚A的罐頭或利樂包的白腰豆（瀝乾、沖洗並壓成泥）…1罐（440公克）

營養酵母…1/4杯

新鮮巴西里（切末）…1/4杯

杏仁奶（作法見P.2）…1/2杯

檸檬（去皮打碎，作法見P.3）…1小匙

白味噌醬…1小匙

乾燥奧勒岡…1小匙

乾燥羅勒…1小匙

蒜粉…1小匙

洋蔥粉…1小匙

紅辣椒片…1/4小匙或適量

黑胡椒粉…1/4小匙

罐裝或自製番茄紅醬…3杯

堅果帕馬森起司（作法見P.4）…1/4杯

1 將烤箱預熱至 220℃，取兩個烤盤鋪入矽膠墊或烘焙紙後，將白花椰菜置於其一烤盤，櫛瓜和茄子則置於另一個烤盤上，之後把紅椒丁撒於櫛瓜與茄子上。

2 將兩盤蔬菜放入烤箱、並採中間翻面一次的方式，共烤約 20 分鐘至軟。

3 烤蔬菜的同時，依照包裝指示烹煮千層麵皮，瀝乾水分備用。

4 將烤好的蔬菜取出放涼，並將烤箱溫度調至 180℃。

5 將烤好的白花椰菜放入食物調理機，用瞬轉功能攪打至碎丁後放於大碗裡，並加入除番茄紅醬與堅果帕馬森起司外的材料拌勻。

6 組合時，將番茄紅醬均勻抹於 23×33 公分的烤盤底後，依序鋪上千層麵皮、一半烤好的蔬菜、一半份量的白花椰菜泥、一層千層麵皮、更多番茄紅醬、蔬菜、白花椰菜泥，重複上述步驟，直到用完最後一片麵皮。

7 將作法 6 的最上層塗上番茄紅醬，並灑上堅果帕馬森起司，且加蓋後，送入烤箱中烤 30～40 分鐘，或直到加熱至冒泡程度後取出，靜置 10 分鐘即可切塊分食。

「*每日飲食十二清單*」中的食物

√豆類　√其他蔬菜　√堅果與種籽　√香草與香料　√全穀物類

鑲波特菇佐香草蘑菇醬汁

份量：4 份 · 難易度：簡單

假如我列的是「每日烤物十二清單」的話，那麼菇類很可能會名列其中。雖然沒有非常強力的證據來證明，但有很多有趣的新研究顯示了菇類所帶來的益處，特別是在免疫功能方面的改善。如果我手邊沒有新鮮菇類，乾香菇也是不錯的選擇。我把它們用來煮湯、加在義大利麵醬裡，或者讓它們成為明星主角，就像這道菜一樣。

大型波特菇（去梗）…4 朵

青蔥（切粗碎）…2 根

大蒜（切末）…2 瓣

菠菜葉（鬆散地裝填）…3 杯

煮熟的鷹嘴豆…1 又 1/2 杯，或不含雙酚 A 的無鹽鷹嘴豆罐頭或利樂包（沖洗並瀝乾）…1 罐（440 公克）

白芝麻醬…2 大匙

營養酵母…2 大匙

白味噌醬…2 大匙

檸檬（去皮打碎，作法見 P.3）…1 小匙

洋蔥粉…1/2 小匙

煙燻紅椒粉…1/2 小匙

黑胡椒粉…適量

100% 全麥麵包粉…1/2 杯

亞麻籽粉…2 大匙

紅蔥頭（切細末）…2 個

新鮮綜合菇類（切碎）…2 杯

蔬菜高湯（作法見 P.6）…1 又 1/2 杯

乾燥百里香…1 小匙

乾燥鼠尾草…1/2 小匙

新鮮巴西里（切碎）…2 大匙

水…1/4 杯與 2 大匙

1 烤箱預熱至 200℃。將波特菇採蒂頭朝下方式排於烤盤中，加入 1/4 杯水，放入烤箱烤 10 分鐘使之變軟。

2 在烤波特菇的同時，準備餡料：

- 將蔥花、蒜末、菠菜葉和鷹嘴豆放入食物調理機中攪打成細末。

- 接著加入白芝麻醬、營養酵母、1 大匙的白味噌醬、檸檬碎、洋蔥粉、煙燻紅椒粉和適量的黑胡椒粉，以瞬轉功能打勻。

- 加入麵包粉和亞麻籽粉以瞬轉功能攪打，同時保留些鷹嘴豆的口感。

- 將烤好的波特菇翻面，舀進上述的餡料混合物，並把餡料輕壓入每朵菇中。送入烤箱烤約 20 分鐘，或者直到餡料變熱，菇變軟。

3 在烤鑲波特菇的同時，準備醬汁：

- 將 2 大匙水放入煎鍋中，以中火加熱。加入紅蔥頭末，煮約 3 分鐘至變軟。

- 接著加入切碎的綜合菇類，煮 2～3 分鐘使之變軟。

- 加入蔬菜高湯、剩下的白味噌醬、乾燥百里香、乾燥鼠尾草和適量的黑胡椒粉拌勻。

- 煮滾後轉小火燜 5 分鐘。將上述的混合物倒入果汁機或食物料理機中，攪打至細滑。

4 在烤好的鑲波特菇上淋醬汁，並撒上巴西里碎，趁熱享用。

TIP
醬汁搭配黑豆漢堡（作法見 P.88）和紅藜麵包（作法見 P.156）也很好吃喔！

「每日飲食十二清單」中的食物

√豆類　√綠色蔬菜　√其他蔬菜　√亞麻籽　√堅果與種籽　√香草與香料

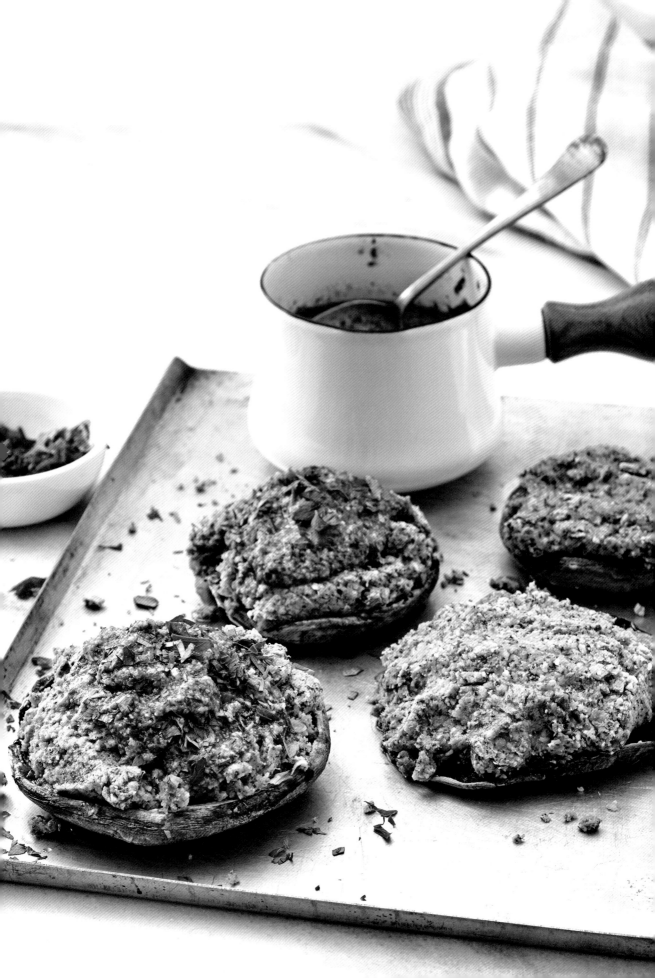

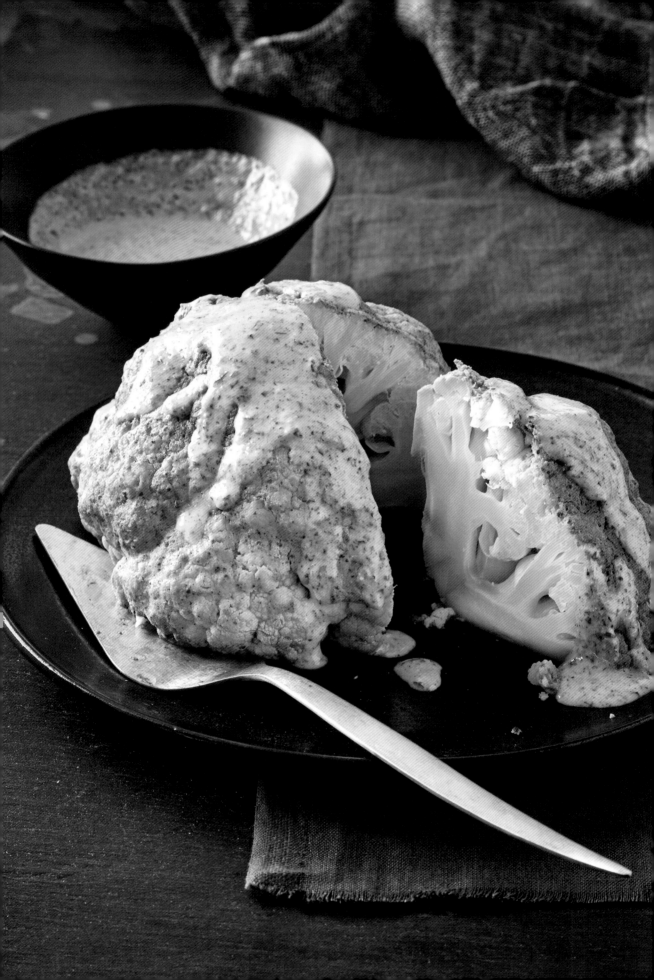

烤白花椰菜佐檸檬白芝麻醬

份量：*4*份（每份1杯）• 難易度：*簡單*

白花椰菜是另一種可用爐烤、水煮、煎炒、炙烤、清蒸或生吃等多樣方式享用的營養蔬菜。
而這道料理中用了整個白花椰菜，可成為餐桌上好看又美味的主角。

大蒜（壓碎成末）…3瓣

白味噌醬…2小匙

白芝麻醬…1大匙

檸檬（去皮打碎，作法見P.3）…1又1/2
大匙

營養酵母…2大匙

無鹽石磨芥末醬…1/2小匙

新鮮薑黃（磨泥）…1段（約0.6公分），
或薑黃粉…1/4小匙

香辣複合調料（作法見P.4）…適量

白花椰菜（去掉葉子和粗梗）…1朵

新鮮巴西里（切碎）…3大匙

黑胡椒粉…適量

水…1/2杯

1 將蒜末和白味噌醬放進食物調理機或果汁機裡，攪打至大蒜成
細末。加入水、白芝麻醬、檸檬碎、營養酵母、芥末醬、薑黃
泥和香辣複合調料，攪打成細滑醬汁後備用。

2 將水倒入大鍋子裡煮滾後，放入整顆白花椰菜使之完全浸入水
中，並加蓋煮約 8 分鐘至變白。

3 烤箱預熱至 200℃，將煮好的白花椰菜以莖朝下的方式放入淺
烤盤中，並加入約 1.2 公分深的水。之後將約一半的醬汁淋在
白花椰菜上，並用手指將醬汁均勻抹於表面。

4 將作法 3 的白花椰菜烤約 40 分鐘至軟後，把巴西里碎和黑胡
椒粉加入剩餘醬汁中拌勻，並依口味酌量添加個人喜好的調味
料。

5 將剩餘的醬汁用小湯鍋或微波爐加熱，當白花椰菜烤好後置於
大淺盤上，淋上剩餘醬汁，即可趁熱享用。

白花椰菜

若在飲食中只能加入一種東西，可以考慮十字花科的蔬菜，例如白花椰菜。且每日食用不到一份的白花椰菜、綠花椰菜、球芽甘藍、高麗菜或羽衣甘藍，就可減少罹患某些癌症一半以上的風險。[120]

「*每日飲食十二清單*」中的食物

√十字花科蔬菜　　√堅果與種籽　　√香草與香料

蔬菜塔佐番茄紅椒淋醬

份量：*4* 份 · 難易度：*中等*

這道料理必須花點時間來組合，但所花的功夫是非常值得的。實際上這是道相當簡單的料理，但擺盤後看起來很華麗，絕對是能令你的用餐伴侶感到驚艷的完美選擇！

大型蛋茄（切除蒂頭，切成厚約1.2公分的圓片，取4片）⋯1個

大型紅洋蔥（切成厚約1.2公分，共4片）⋯1個

大型橘色或黃色甜椒（縱切成4片）⋯1個

大型波特菇（切除梗和菌褶）⋯4朵

大型熟番茄（切成厚約1.2公分，共4片）⋯1～2個

紅洋蔥（切末）⋯3大匙

李子番茄（切碎）⋯2個

烤紅椒（自製或購買，作法見 P.9）⋯2個

白味噌醬⋯1小匙

乾燥羅勒⋯1小匙

乾燥百里香⋯½小匙

新鮮薑黃（磨泥）⋯1段（約0.6公分）或薑黃粉⋯1/4小匙

黑胡椒粉⋯適量

新鮮巴西里（切末）⋯2大匙

水⋯3大匙

1 烤箱預熱至 220℃。

2 在兩個大烤盤上鋪好矽膠烤墊或烘焙紙。將茄子片排在其中一個鋪好的烤盤上，不要重疊。把茄子烤約 15 分鐘至軟，期間翻面一次。

3 將烤盤從烤箱中移出，擺在一旁放涼；然後把茄子片從烤盤上移開。同一時間，將紅洋蔥片以不重疊方式排在另一個烤盤上，烤 7～8 分鐘。

4 將紅洋蔥片翻面，然後在同一個烤盤上放置甜椒塊，烤約 15 分鐘至蔬菜變軟後，取出放涼備用。

5 將波特菇放在之前放茄子的烤盤上排好，菌褶面朝上，烤約 10 分鐘至軟後，取出放涼備用。

6 把烤箱溫度調至 180℃。

7 把烤好的蔬菜組合成蔬菜塔：首先，把 4 個波特菇留在烤盤上，菌褶面朝上。在每個波特菇上放一片茄子片，接著依序放上紅洋蔥片、甜椒片和番茄片後，覆蓋上另一個烤盤，將蔬菜放入烤箱，烤約 20 分鐘。

8 在烤蔬菜的同時，製作醬料：

- 將水倒入煎鍋中，以中火加熱，然後加入紅洋蔥末。加蓋煮 4 分鐘，或直到變軟。

- 再加入李子番茄、烤紅椒、白味噌醬、乾燥羅勒、乾燥百里香、薑黃泥和適量的黑胡椒粉拌勻。

- 蓋上鍋蓋，燉煮約 5 分鐘，直到蔬菜變得非常柔軟。

- 將上述的混合物倒入食物料理機中，攪打醬料直到細滑。在食用前持續以小火保溫。

「*每日飲食十二清單*」中的食物

√其他蔬菜　√香料

9 當蔬菜塔烤好後，使用金屬抹刀小心地將它們從烤盤中取出。將蔬菜塔分別放於每個餐盤中間，並把醬汁淋在每個塔的上面和周圍，且撒上巴西里碎作為裝飾，即可趁熱享用。

TIP

為了讓菜餚看起來更吸引人，宜將堆疊的蔬菜片切成差不多大小。並可將蔬菜的剩餘部分留作其他用途。

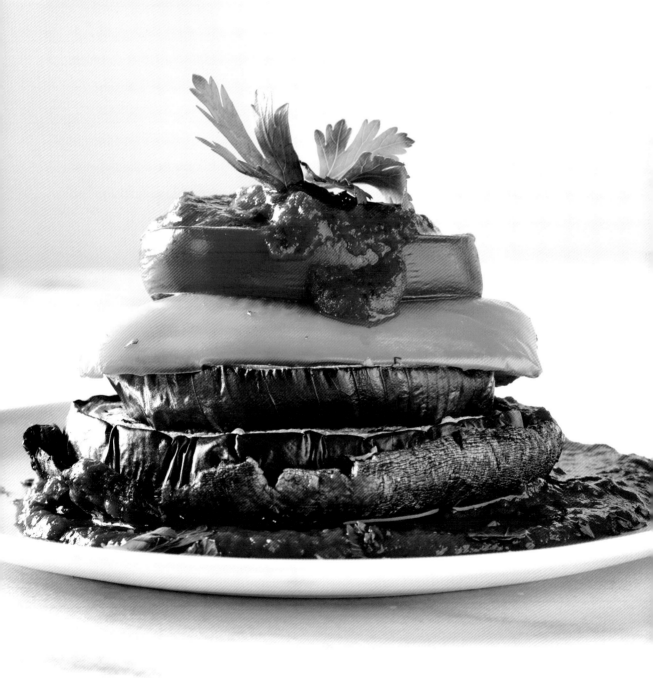

白花椰菜排佐摩洛哥青醬

份量：4份（每份1又1/2杯）• **難易度：簡單**

摩洛哥青醬（Chermoula）是種北非料理中使用的醬料，通常是由香料、油、檸檬汁、醃檸檬、大蒜、小茴香和鹽等材料混合而成；其中也可能包含洋蔥、香菜葉、辣椒粉、黑胡椒或番紅花。這是我所嚐過最引人入勝的味道之一，能將這道白花椰菜排的風味提升到另一個層次，而這道料理也可搭配藜麥、糙米、紅米或黑米，成為豐盛的一餐。

白花椰菜（去梗去核，並切成1.2公分的厚片）…1朵

大蒜（壓碎）…3瓣

新鮮巴西里（切粗碎）…3/4杯

新鮮香菜葉（切粗碎）…3/4杯

新鮮薑黃（磨泥）…1段（約0.6公分），或薑黃粉…1/4小匙

白味噌醬…1小匙

香菜籽粉…1/2小匙

小茴香粉…1/2小匙

煙燻紅椒粉…1/2小匙

薑粉…1/4小匙

卡宴辣椒粉…1/4小匙

檸檬（去皮打碎，作法見P.3）…1大匙

水…1/4杯

1 烤箱預熱至220℃，將白花椰菜片排在鋪有矽膠烤墊或烘焙紙的大烤盤上，放入烤箱後採中間翻面一次的方式，烤約15分鐘至軟。

2 將蒜泥、巴西里碎、香菜碎和薑黃泥放入食物調理機中，攪打至成細末，續加入白味噌醬、香菜籽粉、小茴香粉、煙燻紅椒粉、薑粉、卡宴辣椒粉、檸檬碎和水，攪打至細滑後即成醬汁備用。

3 將烤好的白花椰菜片從烤箱中取出，用金屬抹刀移到淺餐盤上，淋上醬汁後即可趁熱享用。

「每日飲食十二清單」中的食物

√ 十字花科蔬菜　　√ 香草與香料

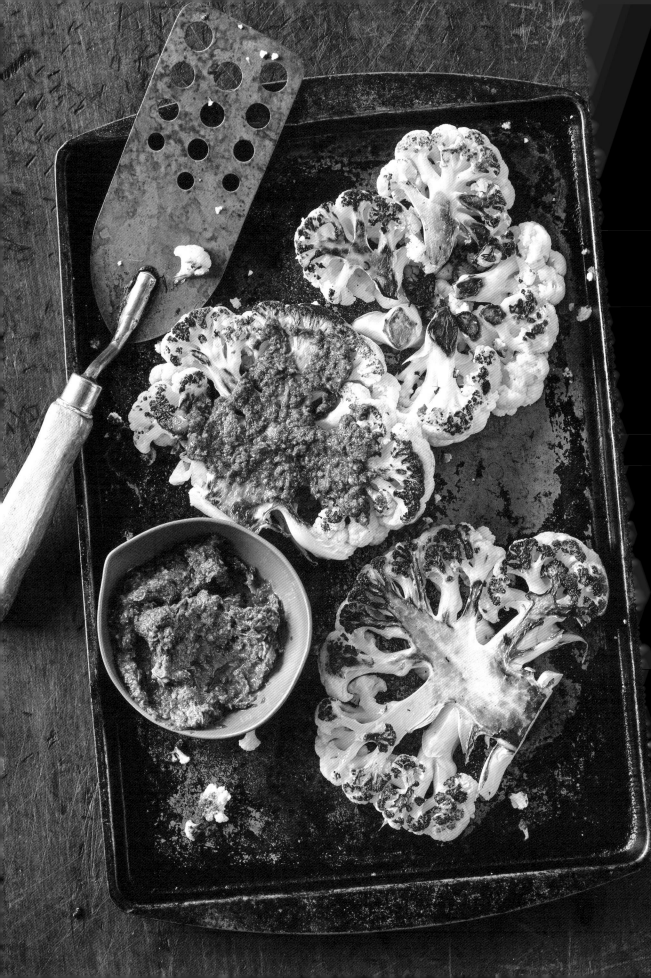

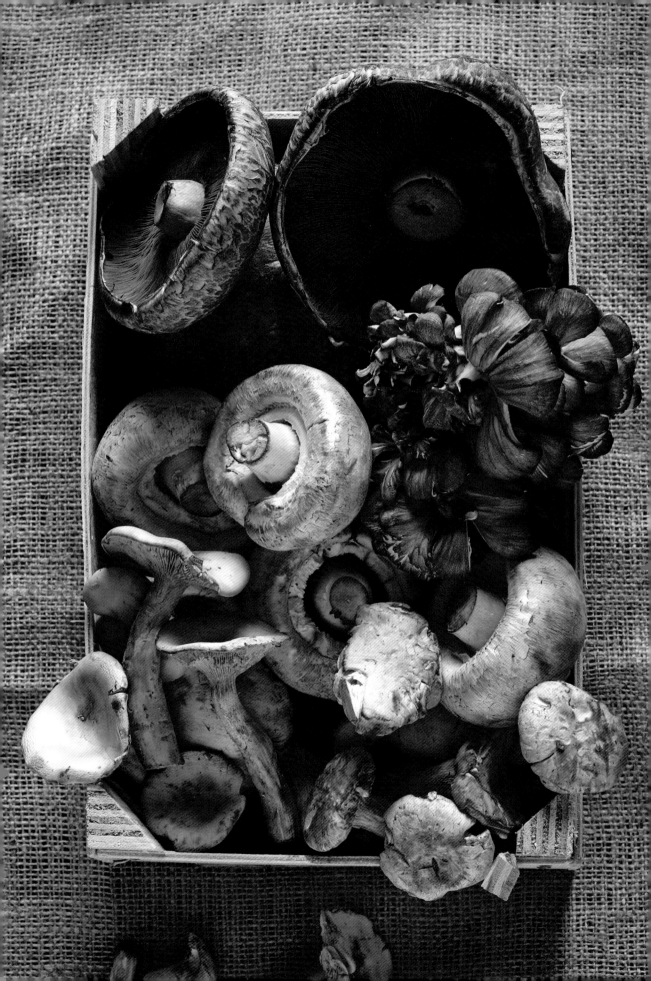

波特菇綠蔬吐司

份量：*4* 份（每份包含1片麵包＋1杯波特菇和綠色蔬菜）。難易度：簡單

儘管我很喜歡菇類，但它們卻很少成為我的主菜，只有波特菇例外，因為它非常豐富且具飽足感。這道用刀叉食用的外餡三明治，可説是道快速簡單的午餐或晚餐主菜。

波特菇（去梗切薄片）…225 ～ 340公克

青蔥（切末）…3根

菠菜或牛皮菜（切碎）…6杯

乾燥百里香…1小匙

煙燻紅椒粉…1/2小匙

黑胡椒粉…1/4小匙

鮮味醬（作法見P.5）…2大匙

無鹽石磨芥末醬…1/2小匙

杏仁奶（作法見P.2）…1/3杯

100% 全麥麵包…4片

新鮮巴西里（切碎）…2大匙

水…2大匙

1 將水倒入大煎鍋中，以中大火加熱，加入波特菇，翻炒至變軟。

2 作法 1 鍋中加入蔥末和菠菜碎，採邊煮邊攪拌方式煮 1 ～ 2 分鐘讓青菜熟透。

3 再加入乾燥百里香、煙燻紅椒粉、黑胡椒粉、鮮味醬、芥末醬和杏仁奶攪拌均勻，續煮 1 ～ 2 分鐘使之微變濃稠。

4 將麵包放入烤箱烤熟的同時，讓作法 3 持續保溫。待麵包烤好後，將每片麵包切半，排於盤中，在麵包上放波特菇與綠色蔬菜，並撒上巴西里碎，即可趁熱享用。

VARIATIONS

可以在食譜中加入 1 杯煮熟的豆類。亦可把吐司換成糙米、黑米或紅米飯，或者其他全穀類。如果你喜歡，也可以用香菇取代波特菇。同樣的，也可用羽衣甘藍或塔菇菜取代菠菜或牛皮菜。

菇類

菇類或許可以增強免疫功能！澳洲的一項研究發現，每天食用一杯煮熟的白蘑菇，可以將唾液中的 IgA 值（IgA 是一種中和與防止病毒侵入體內的抗體）提升高達 50%。[123] 這代表它可以減少病毒感染的機會。[124]

「*每日飲食十二清單*」*中的食物*

√綠色蔬菜　√其他蔬菜　√香草與香料　√全穀物類

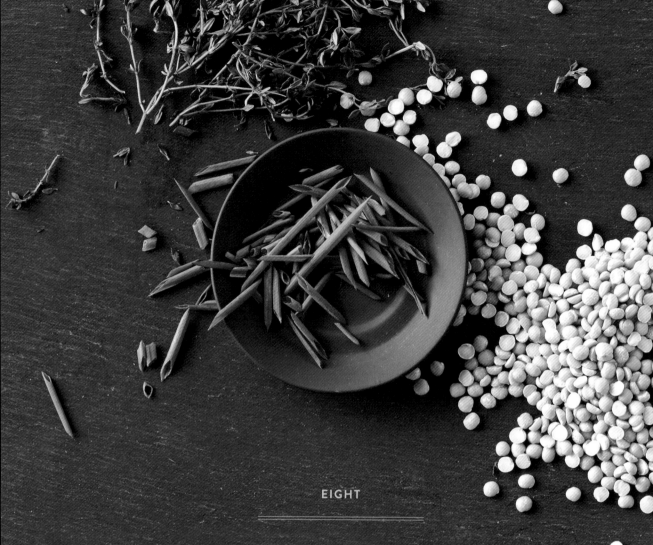

EIGHT

豆類料理

這篇章包含了五花八門的豆類料理，
從濃濃異國風味的鷹嘴豆蔬菜塔吉鍋、漢堡豆排佐哈里薩醬、西洋菜印度黃豌豆泥，
到因「每日飲食十二清單」所啟發的美國鄉村料理，
像是煙燻米豆與芥藍菜葉，
以及扁豆牧羊人派。
其中也包含了使用天貝與素肉條（Soy Curl）的食譜，
希望你跟我一樣，
會喜歡燉天貝與青江菜佐沙薑醬和路易西安納風味素肉條。

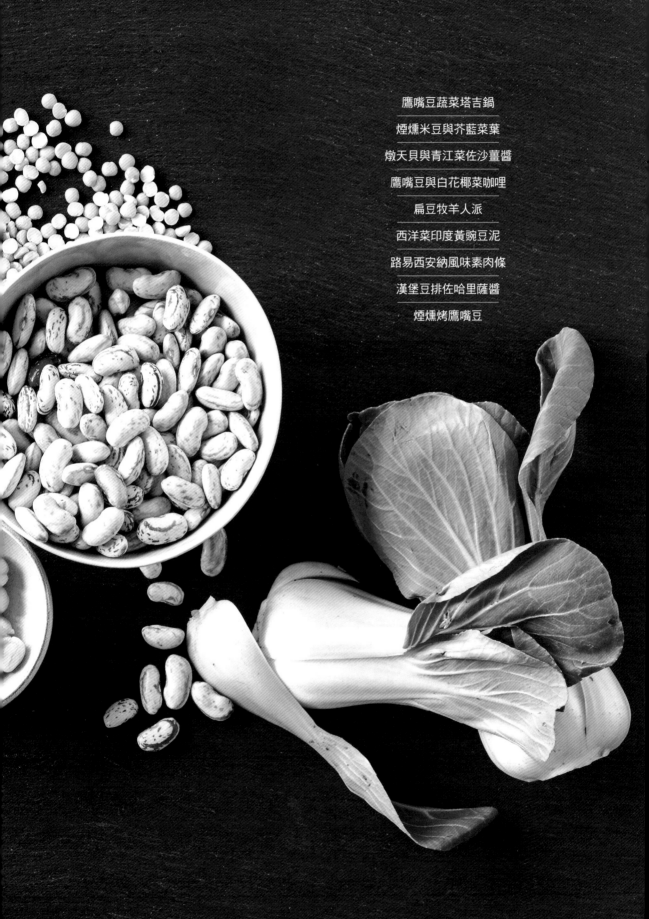

鷹嘴豆蔬菜塔吉鍋

份量：*4* 份（每份 1 又 1/4 杯）• **難易度：簡單**

以大量蔬菜與香料所形成的這道美味菜餚，特別適合搭配藜麥或糙米、紅米或黑米飯。塔吉鍋（tagine）是北非常見的料理，指的是烹調食物的陶罐，也包括料理本身。

紅洋蔥（切碎）⋯1個

胡蘿蔔（切碎）⋯1根

青椒（去籽並切碎）⋯1個

大蒜（切末）⋯1瓣

嫩薑（切末）⋯1又1/2小匙

罐頭番茄糊⋯2大匙

肉桂粉⋯1/4小匙

小茴香粉⋯1/2小匙

煙燻紅椒粉⋯1/2小匙

新鮮薑黃（磨泥）⋯1段（約0.6公分），或薑黃粉⋯1/4小匙

卡宴辣椒粉⋯1/8～1/4小匙或適量

蔬菜高湯（作法見P.6）⋯2杯

四季豆（切成2.5公分長小段）⋯1杯

蘑菇（切丁）⋯2杯

煮熟的鷹嘴豆⋯1又1/2杯，或不含雙酚A的罐頭或利樂包的無鹽鷹嘴豆（沖洗並瀝乾）⋯1罐（440公克）

新鮮香菜葉或巴西里（切末）⋯2大匙

檸檬（去皮打碎，作法見P.3）⋯2小匙

葡萄乾或杏桃乾（後者要切末）⋯1大匙

水⋯1/4杯

1 將水倒進大湯鍋中，以中火加熱，加入紅洋蔥碎、胡蘿蔔碎和青椒碎，加蓋煮5分鐘。

2 再加入蒜末、薑末、番茄糊、肉桂粉、小茴香粉、煙燻紅椒粉、薑黃泥和卡宴辣椒粉拌勻。

3 續加入蔬菜高湯、四季豆、蘑菇丁和鷹嘴豆，待煮滾後轉小火，加蓋燉煮約20分鐘至蔬菜變軟。

4 作法3鍋中拌入香菜末、檸檬碎和葡萄乾，續煮5分鐘，必要時可依口味酌量添加個人喜好的調味料，即可搭配米飯趁熱享用。

「每日飲食十二清單」中的食物

√ 豆類　　√ 其他水果　　√ 其他蔬菜　　√ 香草與香料

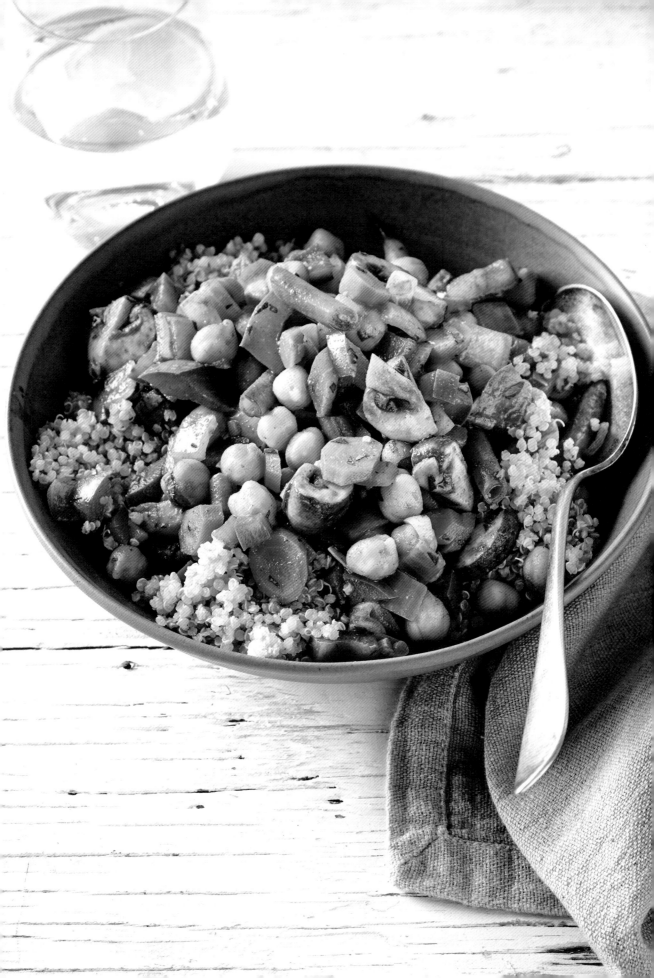

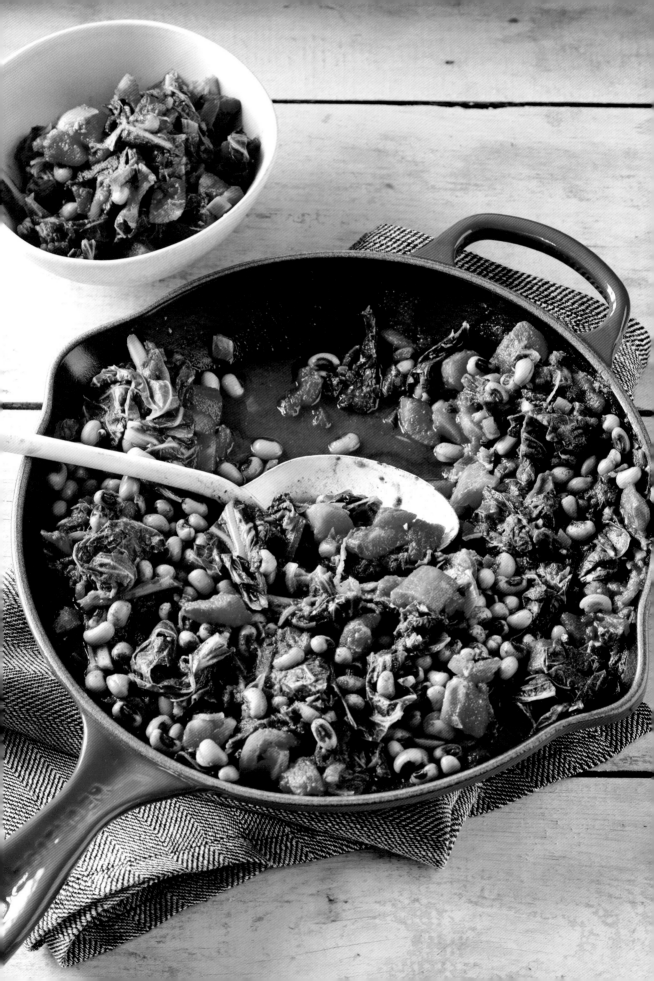

煙燻米豆與芥藍菜葉

份量：*4* 份（每份 1 又 3/4 杯）• 難易度：簡單

這道能享用到綠色蔬菜美味的美國南方經典料理，假如沒有新鮮芥藍菜葉，也可用冷凍芥藍菜葉或羽衣甘藍之類的深綠色葉菜代替。而這道料理我永遠都吃不膩，特別是搭配藜麥、糙米、黑米或紅米飯。

新鮮芥藍菜葉（充分洗淨並去除粗梗）…675公克

小型紅洋蔥（切碎）…1個

大蒜（切末）…1瓣

煙燻紅椒粉…1小匙

新鮮薑黃（磨泥）…1段（約0.6公分），或薑黃粉…1/4小匙

香辣複合調料（作法見P.4）…適量

白味噌醬…1小匙

不含雙酚A的罐頭或利樂包的無鹽番茄丁（瀝乾）…1罐（410公克）

煮熟米豆…1又1/2杯，或不含雙酚A的罐頭或利樂包的無鹽米豆（沖洗並瀝乾）…1罐（440公克）

健康版辣醬（作法見P.8）…適量

1 芥藍菜葉放進滾水中，煮約 20 分鐘至軟且充分瀝乾後，留下 1/4 杯的煮菜水，之後將芥藍菜葉切成大塊備用。並將留下的煮菜水放進大煎鍋中，以中火加熱。

2 作法 1 鍋中加入紅洋蔥碎、蒜末、煙燻紅椒粉、薑黃泥和香辣複合調料，加蓋煮約 4 分鐘，直到洋蔥變軟。

3 續加入白味噌醬、番茄丁、米豆、芥藍菜葉和健康版辣醬拌勻，燉煮約 10 分鐘，直到蔬菜熱透及味道融合後，即可搭配米飯趁熱享用。

「*每日飲食十二清單*」中的食物

√ 豆類　√ 綠色蔬菜　√ 其他蔬菜　√ 香草與香料

燉天貝與青江菜佐沙薑醬

份量：**4** 份（每份2杯）• 難易度：**中等**

雖然豆腐的營養價值很高，但我還是比較喜歡天貝，因為它是營養流失較少的全大豆食物。我喜歡在這道料理中放入天貝，但你也可以輕易地調整食譜，不使用天貝，多加一點青江菜和其他蔬菜，並搭配不同的豆類。

天貝（切成1.2公分小丁）…450公克

蔬菜高湯（作法見P.6）或水…1杯

中型紅洋蔥（切碎）…1個

小型嫩青江菜（去除不要部份後縱切成半）…3～4個，或青江菜（切粗碎）…5杯

大蒜（切末）…3瓣

嫩薑（磨泥）…2大匙

白味噌醬…2大匙

米醋…1大匙

鮮味醬（作法見P.5）…2大匙

紅辣椒片…1/2小匙或適量

椰棗糖…1小匙

紅椒（切末）…1/2個

蘑菇（切碎）…1杯

青蔥（切碎）…4根

1 將天貝放在蒸盤中，以滾水蒸 15 分鐘後開蓋備用。

2 將 1/4 杯蔬菜高湯倒入大煎鍋或炒鍋中，以中大火加熱，加入洋蔥碎和青江菜，翻炒約 5 分鐘至軟盛起備用。

3 將剩餘的 3/4 杯蔬菜高湯倒進同一個煎鍋中，以中火加熱，拌入蒜末、薑泥、白味噌醬、米醋、鮮味醬、紅辣椒片和椰棗糖。

4 續加入紅椒末、蘑菇碎、蔥花和蒸好的天貝拌勻，關小火並不時攪拌燉煮 5 分鐘。

5 作法 4 鍋中再加入炒好的作法 2 紅洋蔥和青江菜，續煮 3 分鐘使所有食材熟透，即可趁熱享用。

薑

一項雙盲隨機的對照臨床實驗，比較薑與世界最暢銷的藥物之一舒馬曲坦（sumatriptan，商品名為英明格〔Imitrex〕）治療偏頭痛的療效。實驗結果顯示，一小撮薑粉的效果，和藥物一樣好也一樣快 [125]（且成本低於美金一分錢）。薑也有助於緩解經痛（這是高達 90% 的年輕女性都有的症狀），只要在經期開始前幾天，每天服用 3 次薑粉，每次 1/8 小匙，就能將疼痛程度從 8 降至 6（疼痛量表為 1～10），並且在下個月還能進一步降到 3。[126]

「*每日飲食十二清單*」*中的食物*

√豆類　√十字花科蔬菜　√其他蔬菜　√香草與香料

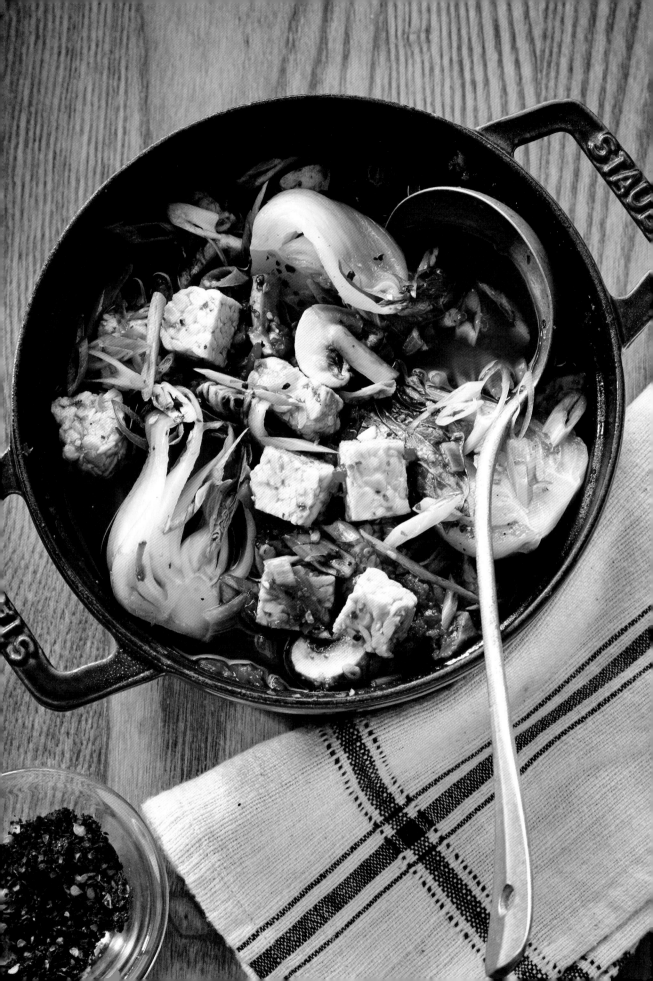

鷹嘴豆與白花椰菜咖哩

份量：4份（每份2杯）• **難易度：簡單**

這道咖哩結合了植物中的兩個超級巨星家族——豆類與十字花科蔬菜，真是天作之合。假如不想吃四季豆，也可以用綠豌豆或毛豆替代，搭配糙米飯食用。

蔬菜高湯（作法見P.6）…1杯

紅洋蔥（切碎）…1個

大蒜（切碎）…2瓣

墨西哥辣椒（去籽並切末）…1根（可省略）

咖哩粉…1又1/2大匙

白花椰菜（去梗並切成小朵）…1朵

四季豆（去除不要部分，並切成2.5公分的小段）…225公克

不含雙酚A的罐頭或利樂包的無鹽番茄丁（不用瀝乾）…1罐（410公克）

烤紅椒（自製或購買，作法見P.9）…2個

杏仁奶（作法見P.2）…1杯

營養酵母…3大匙

煙燻紅椒粉…1/2小匙

煮熟的鷹嘴豆…1又1/2杯，或不含雙酚A的罐頭或利樂包的無鹽鷹嘴豆（沖洗並瀝乾）…1罐（440公克）

糙米飯（搭配食用）…適量

1 將蔬菜高湯倒入大鍋中，以中大火加熱煮滾，加入紅洋蔥碎與蒜碎後，加蓋煮約3分鐘至軟。

2 作法1鍋中再加入墨西哥辣椒末和咖哩粉拌勻後，續加入白花椰菜、四季豆段、番茄丁和烤紅椒，並加蓋待煮滾後轉小火，燉煮約20分鐘至蔬菜變軟。

3 用手持攪拌器將作法2的蔬菜略打碎，亦可從鍋中舀2杯湯和料出來，倒進果汁機或食物調理機中打成泥，再倒回鍋中。

4 作法3鍋中，拌入杏仁奶、營養酵母、煙燻紅椒粉和鷹嘴豆，續煮5～10分鐘，使食材熱透並味道融合後，即可將咖哩淋在糙米飯上享用。

「每日飲食十二清單」中的食物

√豆類　√十字花科蔬菜　√其他蔬菜　√香草與香料　√全穀物類

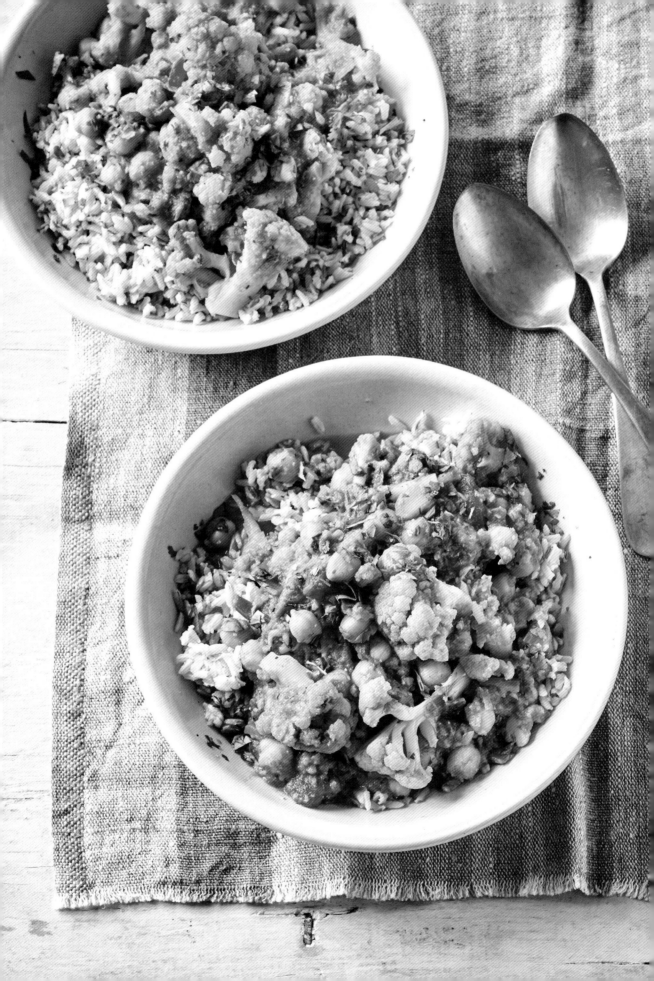

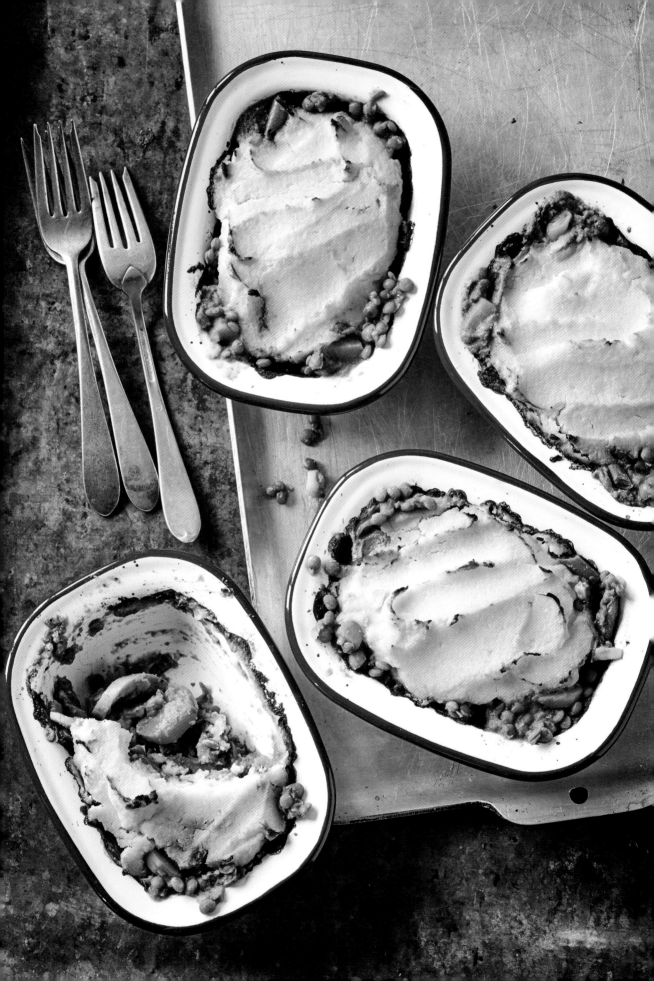

扁豆牧羊人派

份量：4 份 · 難易度：中等

扁豆可以在彈指之間就變成美味營養的湯品。假如你想要有更多變化，不妨嘗試這款美味可口像鹹派一樣的餐點。

小型紅洋蔥（切碎）⋯1 個

胡蘿蔔（切碎）⋯1 根

四季豆（去除不要的部分，並切成 1.2 公分的小段）⋯170 公克

櫛瓜或黃色的夏南瓜（切碎）⋯1 條

蔬菜高湯（作法見 P.6）⋯1 杯

蘑菇（切碎）⋯225 公克

白味噌醬⋯1 大匙與 1 小匙

鮮味醬（作法見 P.5）⋯2 大匙

新鮮百里香（切末）⋯1 小匙，或乾燥百里香⋯1/2 小匙

營養酵母⋯3 大匙

黑胡椒粉⋯適量

煮熟的扁豆⋯2 杯

白花椰菜泥（作法見 P.175）⋯適量

1 將紅洋蔥碎、胡蘿蔔碎和四季豆放在蒸盤上，用滾水蒸 5 分鐘後，加入櫛瓜碎續蒸 3 分鐘直到蔬菜變軟並瀝乾後，放在淺烤盤中備用。

2 將蔬菜高湯倒進湯鍋中，以中火加熱，加入蘑菇碎、1 大匙白味噌醬、鮮味醬、百里香、2 大匙營養酵母和黑胡椒粉，採邊攪拌邊煮的方式煮 5 分鐘至蘑菇變軟。

3 將作法 2 倒入果汁機或食物調理機，加入 1/2 杯的熟扁豆，攪打至細滑。（亦可額外加入最多 1/2 杯蔬菜高湯，讓醬汁更細滑）將醬汁跟剩餘的 1 又 1/2 杯扁豆混合，加到蒸好的蔬菜中拌勻備用。

4 烤箱預熱至 190℃，將剩餘的 1 大匙營養酵母拌入白花椰菜泥中，之後舀於扁豆和蔬菜上均勻覆蓋表面，烤 30 ～ 40 分鐘即可享用。

TIP
為節省時間，可用 3 杯冷凍綜合蔬菜來代替胡蘿蔔丁、四季豆和櫛瓜。只要把冷凍蔬菜先蒸熟，然後照著食譜做就可以了！

「每日飲食十二清單」中的食物

√ 豆類　　√ 十字花科蔬菜　　√ 其他蔬菜　　√ 香草與香料

西洋菜印度黃豌豆泥

份量：*4*份（每份1又1/2杯）• **難易度：*簡單***

我最喜歡料理豌豆的方式，就是做一道溫暖且撫慰人心的湯品。（它會成為經典是有道理的。）就跟煮扁豆一樣，我也會把豌豆丟進電鍋。以下食譜是將這些營養豐富的珍寶加入日常飲食的又一種方法。請記住：在我的理想世界裡，每餐都應該要享用豆科植物（豆類、鷹嘴豆、豌豆或扁豆）。

假如你喜歡，也可以用任何一種扁豆來代替食譜中的黃豌豆。若沒有西洋菜，那就用菠菜或芝麻菜來代替。而這道美味的印度豆泥（Dal）可以搭配糙米、黑米或白米飯食用。順便一提，在印度文裡，Dal 的意思是「豌豆」，或者豌豆做的料理。

乾燥黃豌豆（挑選並沖洗）⋯1又1/2杯

蔬菜高湯（作法見 P.6）或水⋯3杯

西洋菜或菠菜（切粗碎）⋯3杯

不含雙酚 A 的罐頭或利樂包的無鹽番茄小丁（瀝乾）⋯1罐（410公克）

新鮮香菜葉（切碎）⋯1/4杯

水⋯2大匙

大蒜（切末）⋯2瓣

嫩薑（切細碎）⋯1大匙

小型綠辣椒（去籽切末）⋯1根

營養酵母⋯2大匙

白味噌醬⋯1小匙

小茴香粉⋯1小匙

香菜籽粉⋯1/2小匙

新鮮薑黃（磨泥）⋯1段（約0.6公分），或薑黃粉⋯1/4小匙

檸檬（去皮打碎，作法見 P.3）⋯2小匙

1 將黃豌豆完全浸泡在滾水裡 1 小時，瀝乾後倒進裝有蔬菜高湯的湯鍋裡，煮滾後轉小火燜煮 45 ～ 60 分鐘，直到豌豆變軟。（如有需要，亦可多加點蔬菜高湯）

2 當豌豆變軟後，加入西洋菜、番茄丁和香菜碎，攪拌至西洋菜煮熟後，轉小火保溫。

3 將水倒進小煎鍋中，以中火加熱，再加入蒜末、薑碎和辣椒末煮約 1 分鐘，直到變軟後離火。

4 續加入營養酵母、白味噌醬、小茴香粉、香菜籽粉、薑黃泥和檸檬碎拌勻後，再加進豌豆泥中拌勻，即可趁熱享用。

「*每日飲食十二清單*」中的食物

√豆類　√綠色蔬菜　√其他蔬菜　√香草與香料

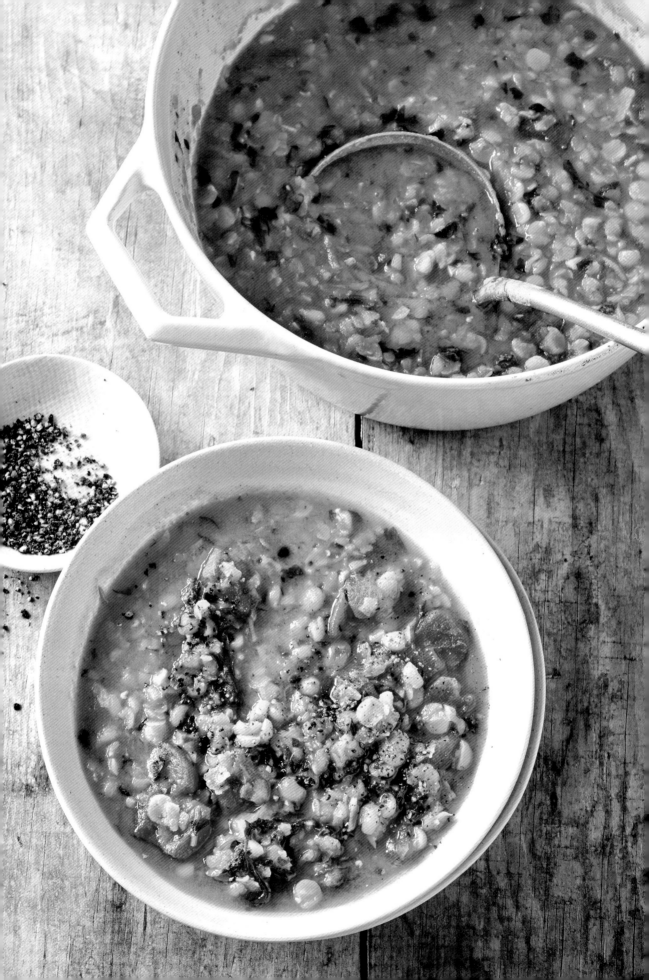

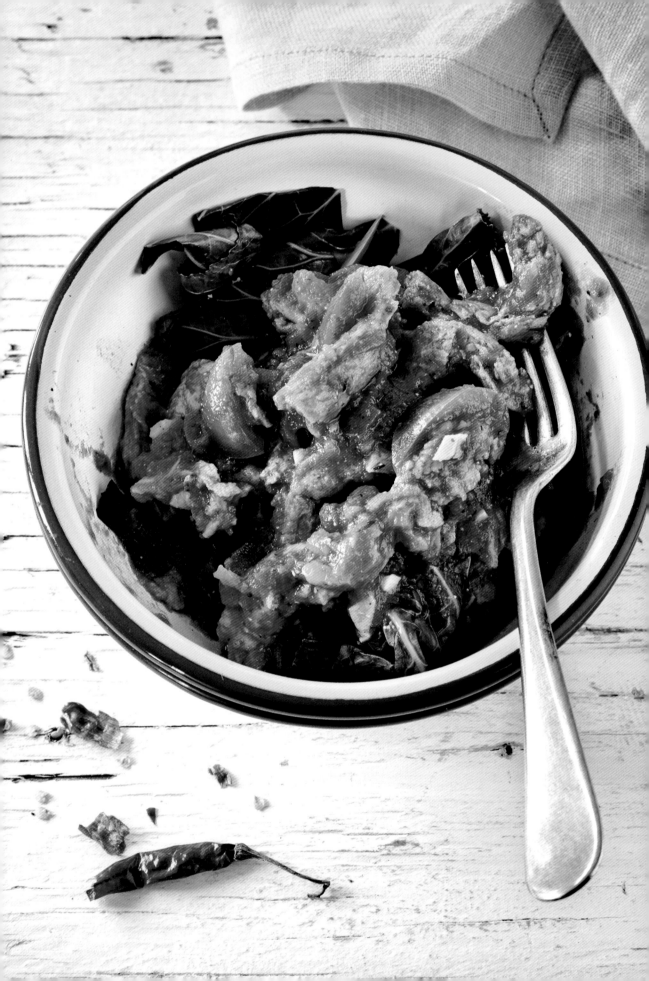

路易西安納風味素肉條

份量：*4* 份（每份1又1/2杯）• 難易度：*簡單*

素肉條（Soy Curl）是種替代肉類的耐儲存食品，含有全大豆的單一成分，可以在有機商店、素食材料行或網路上買到。如果你喜歡，也可以用 225 公克蒸熟的天貝丁或 1 又 1/2 杯煮熟或罐裝的紅腰豆替代。而這道克里奧風味的菜餚，搭配煮好的綠色蔬菜或全穀類最為美味。

素肉條…1杯

蔬菜高湯（作法見 P.6）或水…1又1/4杯

克里奧無鹽綜合香料…1大匙

罐頭番茄糊…2大匙

白味噌醬…2小匙

大型紅洋蔥（切碎）…1個

大型青椒（去籽切碎）…1個

西洋芹梗（切碎）…2根

大蒜（切碎）…3瓣

不含雙酚A的罐頭或利樂包的無鹽番茄丁（瀝乾）…1罐（410公克）

月桂葉…2片

乾燥百里香…1小匙

乾燥羅勒…1/2小匙

香辣複合調料（作法見 P.4）…適量

黑胡椒粉…適量

健康版辣醬（作法見 P.8）…適量

1 將素肉條放入裝有蔬菜高湯和克里奧綜合調料的大湯鍋中煮滾後，加蓋燉煮 5 分鐘。

2 作法 1 鍋中拌入番茄糊、白味噌醬、紅洋蔥碎、青椒碎、西洋芹碎和蒜碎，並蓋上蓋子，煮約 10 分鐘至蔬菜變軟。

3 再拌入番茄丁、月桂葉、乾燥百里香、乾燥羅勒、香辣複合調料和黑胡椒粉後，掀蓋續煮約 15 分鐘，讓所有味道融合並收汁。

4 食用前取出月桂葉，並加入健康版辣醬即可享用。

「*每日飲食十二清單*」中的食物

√ 豆類　　√ 其他蔬菜　　√ 香草與香料

漢堡豆排佐哈里薩醬

份量：4 份 · 難易度：簡單

有很多方法能做出美味的漢堡排。我會如此喜愛這份食譜的原因之一，就是這道豆排比大多數漢堡排更豐富也更多堅果，能讓餐點更加豐盛。除了放在小圓麵包裡，這道料理也可以搭配煮熟的綠色蔬菜食用。

亞麻籽粉⋯1 大匙

檸檬（去皮打碎）（作法見 P.3）⋯2 小匙

傳統燕麥片⋯1/2 杯

煮熟的腰豆或黑豆⋯1 又 1/2 杯，或不含雙酚 A 的罐頭或利樂包的無鹽腰豆或黑豆（沖洗並瀝乾）⋯1 罐（440 公克）

核桃（切碎）⋯1/2 杯

洋蔥（切碎）⋯1/2 杯

大蒜⋯2 瓣

新鮮薑黃（磨泥）⋯1 段（約0.6公分），或薑黃粉⋯1/4 小匙

白芝麻醬⋯2 大匙

營養酵母⋯2 大匙

白味噌醬⋯1 大匙

煙燻紅椒粉⋯1/2 小匙

新鮮巴西里（切末）⋯2 大匙

哈里薩醬（作法見 P.9）⋯適量

1 將亞麻籽粉和檸檬碎放進小碗裡拌勻備用。

2 把燕麥片用食物調理機磨成粗顆粒粉末，並加入腰豆、核桃碎、洋蔥碎、大蒜和薑黃泥，攪打至完全混合。

3 作法 2 再加入白芝麻醬、營養酵母、白味噌醬、煙燻紅椒粉、巴西里末和上述的亞麻籽和檸檬碎，並用瞬轉功能攪打至完全混合後，塑形成 4 塊圓形漢堡排（質地應非常黏稠）。

4 將漢堡排放在鋪入矽膠烤墊或烘焙紙的烤盤內，冷藏 30 分鐘。待烤箱預熱至 180℃後，將漢堡排放入烤箱烤 30 分鐘。

5 將烤好的漢堡排用金屬抹刀翻面，再烤 15 分鐘直到變硬且呈褐色，即可淋上哈里薩醬享用。

豆類

研究人員發現，每天攝取約 6 公克以上的可溶性纖維（份量約相當於一杯黑豆）的停經前女性，與每天攝取不到 4 公克的女性相比，罹患乳癌的機率低了 62%。同時，美國癌症研究院（American Institute for Cancer Research）篩選了約 50 萬項研究，建立了一項經由全球 21 位頂級癌症研究人員審查、具有里程碑意義的科學共識報告。他們提出的其中一項癌症預防總結性建議，就是每頓飯都應吃全穀物類或豆科植物（豆類、豌豆、鷹嘴豆或扁豆）。[127] 不是每週，也不是每天，而是每頓飯！

「每日飲食十二清單」中的食物

√豆類　√其他蔬菜　√亞麻籽　√堅果與種籽　√香草與香料　√全穀物類

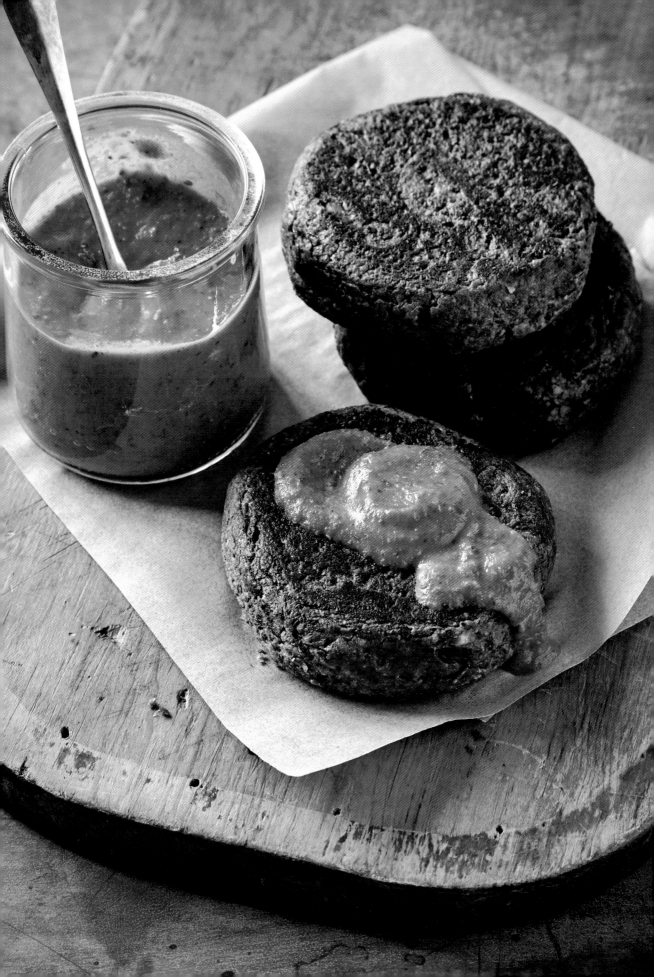

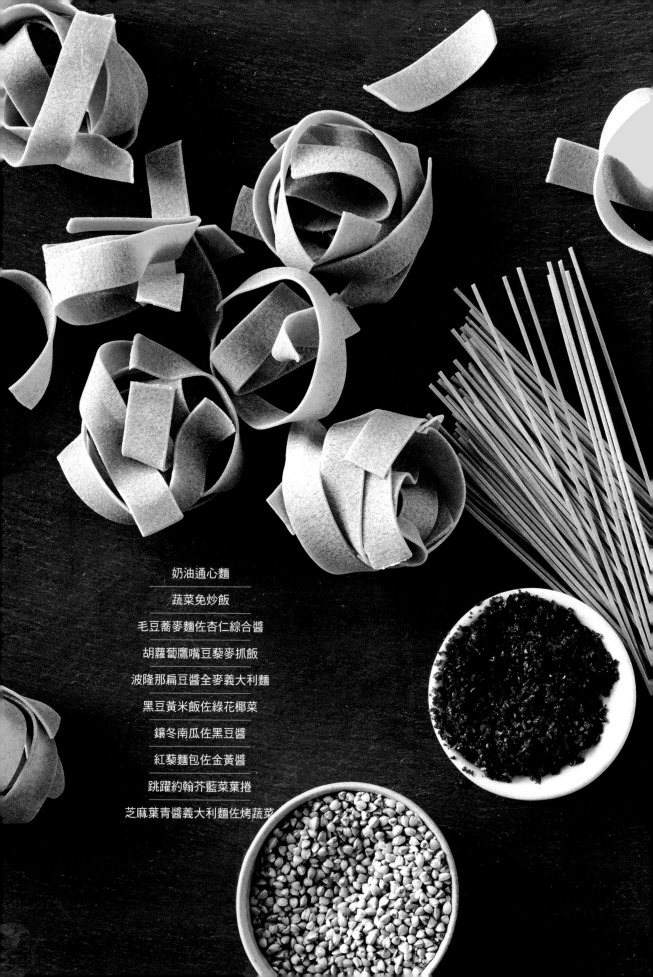

NINE

全穀物料理

有那麼多樣美味可口且更健康的全穀類在等著你享用，

為什麼要自我設限在無聊老套的白米飯上呢？

我喜歡的有糙米、紅米和黑米飯。

的確，它們的烹調時間比較長，

這就是為什麼我常常會一次煮很多，然後分成幾份冷凍起來的原因；

這樣一來，每當需要時就可以很快地解凍、料理和享用美食。

在你瀏覽這些料理時，

別忘了像是大麥、蕎麥、小米、中東小麥伏利卡和燕麥等其他全穀物，

在這些食譜中都可以交替使用。

此外，我也囊括了一些很棒的全麥義大利麵食譜供你選擇。

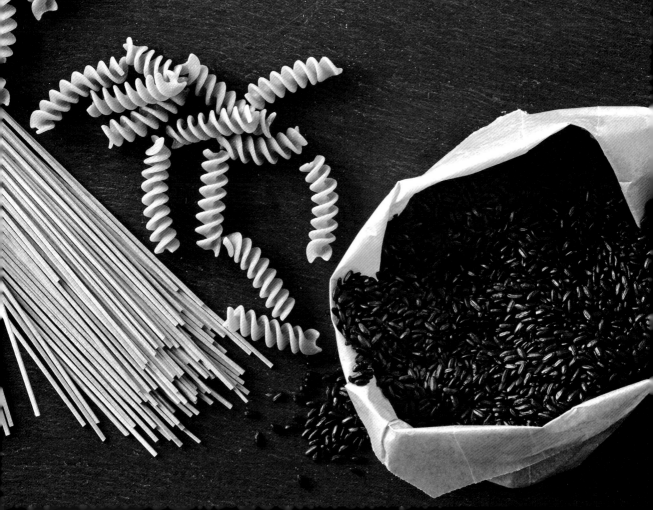

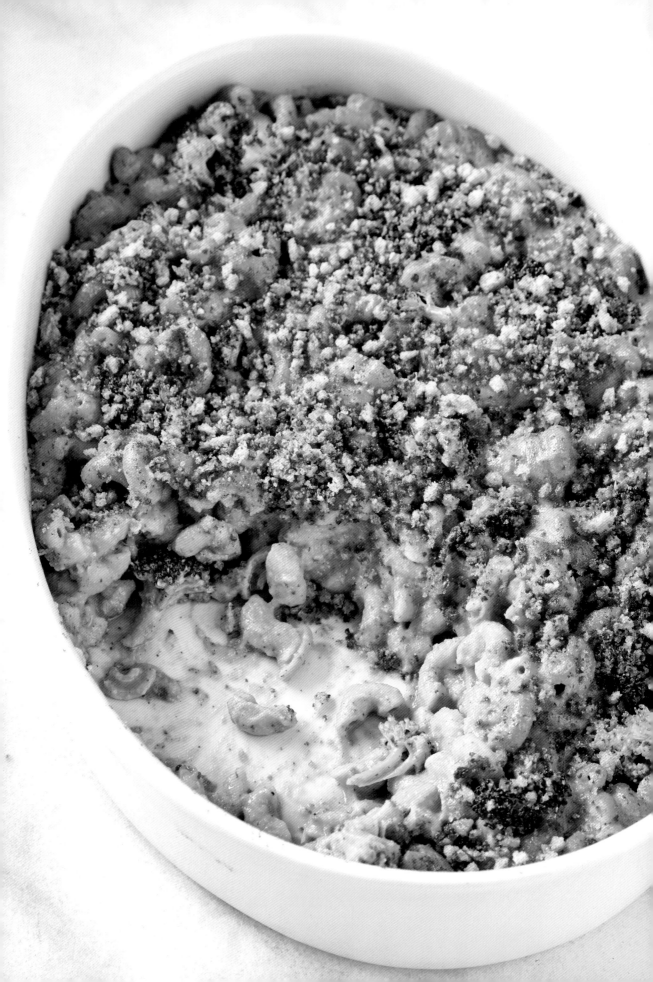

奶油通心麵

份量：*4* 份（每份1又1/2杯）• 難易度：*簡單*

這是道特別撫慰人心的料理！如果你想用爐子來做這道料理，可以按照食譜的指示進行，但跳過烤箱烘烤的步驟，將麵包粉與1/4小匙煙燻紅椒粉以外的材料都放進鍋子裡，用中火加熱，直到所有食材變熟，烹調時要持續攪拌以防止燒焦。最後撒上麵包粉與煙燻紅椒粉後就能享用囉！

蔬菜高湯（作法見P.6）…3杯

紅洋蔥（切碎）…1/2杯

大蒜（切碎）…1瓣

胡蘿蔔或奶油南瓜（切碎）…1又1/2杯

100%全麥或豆製通心麵或其他一口大小的義大利麵…230公克

營養酵母…1/2杯

杏仁醬…2大匙

檸檬（去皮打碎，作法見P.3）…2小匙

白味噌醬…2小匙

無鹽石磨芥末醬…1小匙

煙燻紅椒粉…1/2小匙

新鮮薑黃（磨泥）…1段（約0.6公分），或薑黃粉…1/4小匙

香辣複合調料（作法見P.4）…1小匙或適量

綠色蔬菜或小朵的綠花椰菜花（蒸熟切碎並壓乾水分）…1杯

全麥麵包粉…1/4杯

1 將1杯蔬菜高湯倒進大湯鍋中，以中大火加熱，加入紅洋蔥碎、蒜碎和胡蘿蔔碎後，加蓋續煮約8～10分鐘至蔬菜變軟，從爐火上移開備用。

2 根據包裝指示烹煮通心麵直到彈牙後，充分瀝乾備用。

3 烤箱預熱至190℃，將煮好的蔬菜、剩餘的2杯高湯、營養酵母、杏仁醬、檸檬碎、白味噌醬、芥末醬、1/4小匙的煙燻紅椒粉、薑黃泥和香辣複合調料放進果汁機中，以高速攪打至細滑成醬料，必要時可依口味酌量調整調味。

4 將作法2瀝乾的通心麵與作法3的醬料混合拌勻，拌入作法1煮熟的綠色蔬菜，然後倒進2.4公升的烤盆中。

5 再撒上麵包粉和剩餘的1/4小匙煙燻紅椒粉，烘烤約20分鐘至熱且頂部呈金黃色，即可取出趁熱享用。

「*每日飲食十二清單*」中的食物

√ 十字花科蔬菜　√ 其他蔬菜　√ 堅果與種籽　√ 香草與香料　√ 全穀物類

蔬菜免炒飯

份量：4 份（每份2杯）• 難易度：簡單

這道菜是經典料理的超級簡易健康版，也是剩飯剩菜最完美的利用法。還有哪種料理是你用冷飯和手邊現有的蔬菜就可以做出來的？你也可以藉著增加（或減少）調味料來量身打造出適合自己的口味。

鮮味醬（作法見P.5）…2大匙

白芝麻醬…1大匙

白味噌醬…1小匙

米醋…1小匙

紅辣椒片…1/4～1/2小匙（可省略）

紅洋蔥（切細碎）…1個

大型胡蘿蔔（刨絲）…1根

小朵綠花椰菜…2杯

大蒜（切末）…2瓣

嫩薑（磨泥）…2～3小匙

青蔥（切末）…3根

冷的糙米、紅米或黑米飯…3杯

豌豆…1杯

水…1/2杯

1　將鮮味醬、白芝麻醬、白味噌醬、米醋和紅辣椒片放進小碗中拌勻後，拌入1/4杯的水後備用。

2　將1/4杯的水倒進大煎鍋或炒菜鍋中，以中大火加熱，加入紅洋蔥碎與胡蘿蔔絲，採邊煮邊攪拌的方式煮約5分鐘，直到蔬菜變軟，再放入綠花椰菜、蒜末、薑泥和蔥末續煮4分鐘，並持續攪拌。

3　作法2加入米飯、豌豆和做好的作法1醬汁，邊煮邊攪拌約5分鐘，直到食材變熱並充分混合後即可享用。

「每日飲食十二清單」中的食物

✓十字花科蔬菜　✓其他蔬菜　✓堅果與種籽　✓香草與香料　✓全穀物類

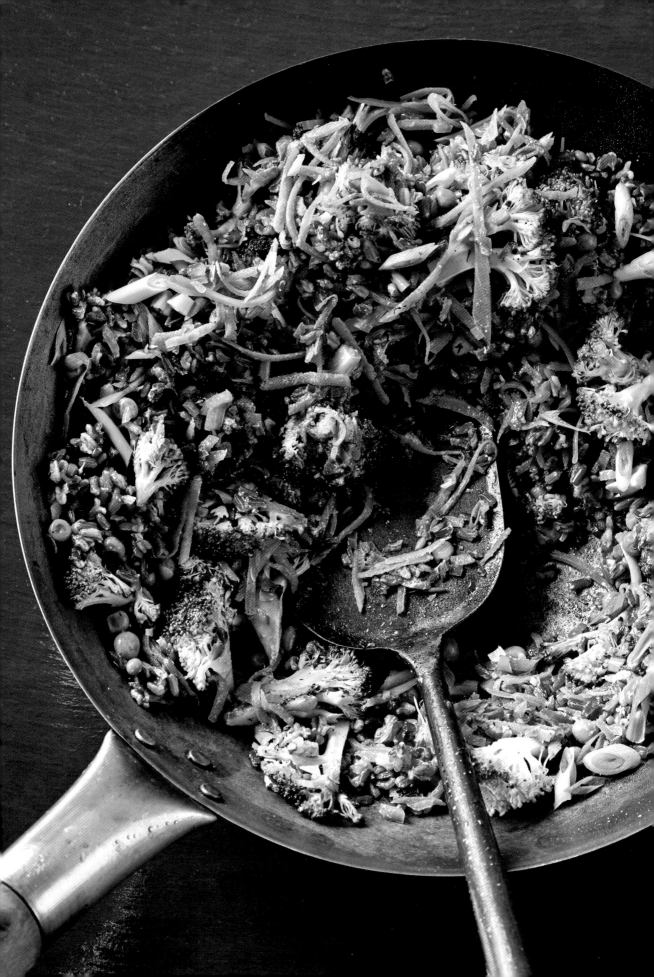

毛豆蕎麥麵佐杏仁綜合醬

份量：*4* 份（每份 1 又 1/2 杯）• 難易度：*簡單*

蕎麥是我母親最喜歡的另一種食物。大多數的早晨，她都會以蕎麥片或烤蕎麥加莓果和錫蘭肉桂作為熱麥片粥，開始她全新的一天。蕎麥還有很多其他的用途，特別是蕎麥麵。（蕎麥麵的日文そば，發音為 soba，就是蕎麥的意思。）

杏仁醬…1/4 杯

大蒜（切碎）…1 瓣

嫩薑（切末）…2 小匙

鮮味醬（作法見 P.5）…2 大匙

紅辣椒片…1/2 小匙或適量

萊姆（去皮打碎，作法見 P.3）…1 大匙

白味噌醬…1 大匙

100% 蕎麥麵…230 公克

冷凍去殼毛豆（解凍）…1 杯

紅椒（切成細絲）…1 個

胡蘿蔔（刨絲）…1 根

青蔥（切碎）…3 根

芝麻 1 大匙

水…2/3 杯

1 將杏仁醬、蒜碎、薑末、鮮味醬、紅辣椒片、萊姆碎、白味噌醬和水放進果汁機或食物調理機中，攪打至細滑備用。

2 依據包裝指示烹煮蕎麥麵，並加入毛豆煮熟後，將兩者瀝乾以冷水持續沖洗，並放進用碗裡，加入紅椒絲、胡蘿蔔絲和蔥花。

3 將醬料放入作法 2 的麵和蔬菜中拌勻，必要時可依口味酌量調整調味，之後撒上芝麻，即可享用。

VARIATIONS
用煮熟的天貝丁取代毛豆，亦可用花生醬、白芝麻醬取代杏仁醬。

堅果

有時候，會覺得一天的時間總是不夠完成所有該做的事。與其試著延長你的一天，何不把你的人生變長兩年？僅只需要這個簡單又美味的舉動，這就是規律食用堅果──每天一把（或約 1/4 杯）、一週至少五天，大致就可以延長你的壽命。[128]

「每日飲食十二清單」中的食物

√ 豆類　　√ 其他蔬菜　　√ 堅果與種籽　　√ 香草與香料　　√ 全穀物類

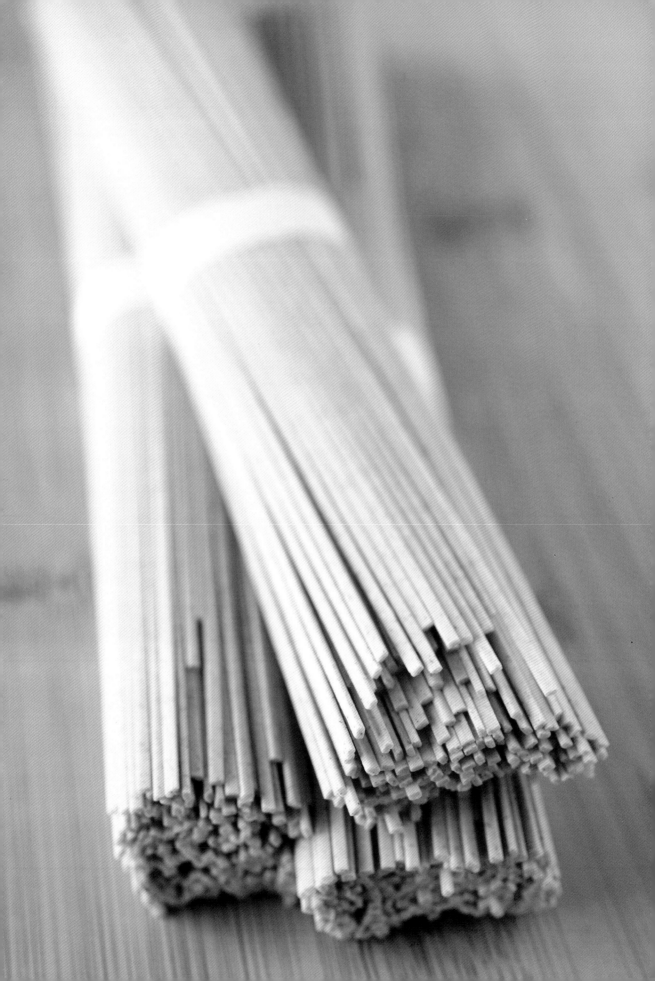

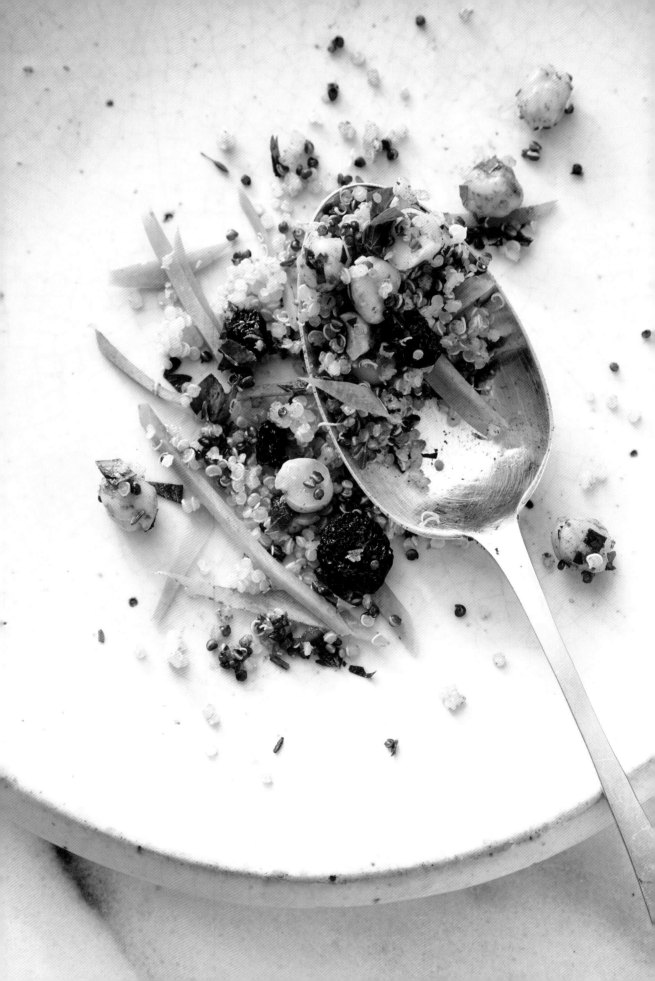

胡蘿蔔鷹嘴豆藜麥抓飯

份量： *4* 份（每份1又1/2杯）• **難易度：** *簡單*

糙米、紅米或黑米飯、全麥庫斯庫斯（北非小米），或者其他全穀物都可以取代這道料理中的藜麥，只要留意調整烹調時間即可。

藜麥（充分洗淨並瀝乾）…1杯

檸檬（去皮打碎，作法見 P.3）…2小匙

椰棗糖…1小匙

小茴香籽…1小匙

煙燻紅椒粉…1小匙

白味噌醬…1小匙

香辣複合調料（作法見 P.4）…1小匙
或適量

胡蘿蔔（刨絲）…3根

煮熟的鷹嘴豆…1又1/2杯，或不
含雙酚A的罐頭或利樂包的無鹽鷹
嘴豆（沖洗並瀝乾）…1罐（440公克）

豌豆…1杯

葡萄乾…1/3杯

新鮮香菜葉或巴西里（切末）…1/4
杯

水…2杯

1 將水倒進湯鍋裡煮滾，加入藜麥後轉小火，加蓋燉煮約 15 分鐘至藜麥變軟且湯汁收乾備用。

2 將檸檬碎、椰棗糖、小茴香籽、煙燻紅椒粉、白味噌醬和香辣複合調料放進大碗中攪打混合。

3 再加入作法 1 的藜麥、胡蘿蔔絲、鷹嘴豆和豌豆拌勻後，續加入葡萄乾和香菜末拌勻，即可享用。

4 也可將這道抓飯在食用前，加蓋冷藏 1 ～ 2 小時後以冷食方式享用。

「*每日飲食十二清單*」中的食物

√豆類　√其他蔬菜　√香草與香料　√全穀物類

波隆那扁豆醬全麥義大利麵

份量：*4* 份（每份2杯）• 難易度：*簡單*

此種醬料囊括了蔬菜、香料、調味料、蛋白質，以及其他豐富的營養。所以不要僅將它侷限於義大利麵醬，用來搭配燙青菜、糙米、黑米、紅米飯，或者作為餡料填入甜椒中也都很美味。

罐裝或利樂包的無鹽番茄丁（不須瀝乾）…1罐（約800公克）

中型紅洋蔥（切細碎）…1個

大蒜（切末）…3瓣

小型褐蘑菇（切細碎）…230公克

罐頭番茄糊…1/4杯

白味噌醬…1大匙

營養酵母…2大匙

乾燥羅勒…1又1/2小匙

乾燥奧勒岡…1小匙

紅辣椒片…1/2小匙

椰棗糖…1/2小匙

煮熟或罐裝扁豆…1又1/2杯

100%全麥或豆製義大利直麵…230公克

堅果帕馬森起司（作法見P.4）…適量

水…1杯

1 將番茄丁罐頭裡的湯汁倒進大煎鍋中，以中火加熱。

2 作法1鍋中加入紅洋蔥碎和蒜末，並不時攪拌約5分鐘至煮軟，續加入蘑菇煮2分鐘後，拌入番茄糊、白味噌醬、營養酵母、乾燥羅勒、乾燥奧勒岡、紅辣椒片和椰棗糖，並加水拌勻。

3 作法2再加入番茄丁罐頭裡的番茄丁和扁豆，並採經常攪拌方式燉煮15分鐘，或直到醬汁變濃稠且味道融合後（必要時可多加點水，或依口味酌量調整調味），轉小火保溫。

4 在燉煮醬汁的同時，把義大利圓直麵放入一大鍋滾水中烹煮，並不時攪拌直到彈牙。食用時，將醬汁淋在義大利麵上，並撒上堅果帕馬森起司即可趁熱享用。

「每日飲食十二清單」中的食物

√豆類　√其他蔬菜　√堅果與種籽　√香草與香料　√全穀物類

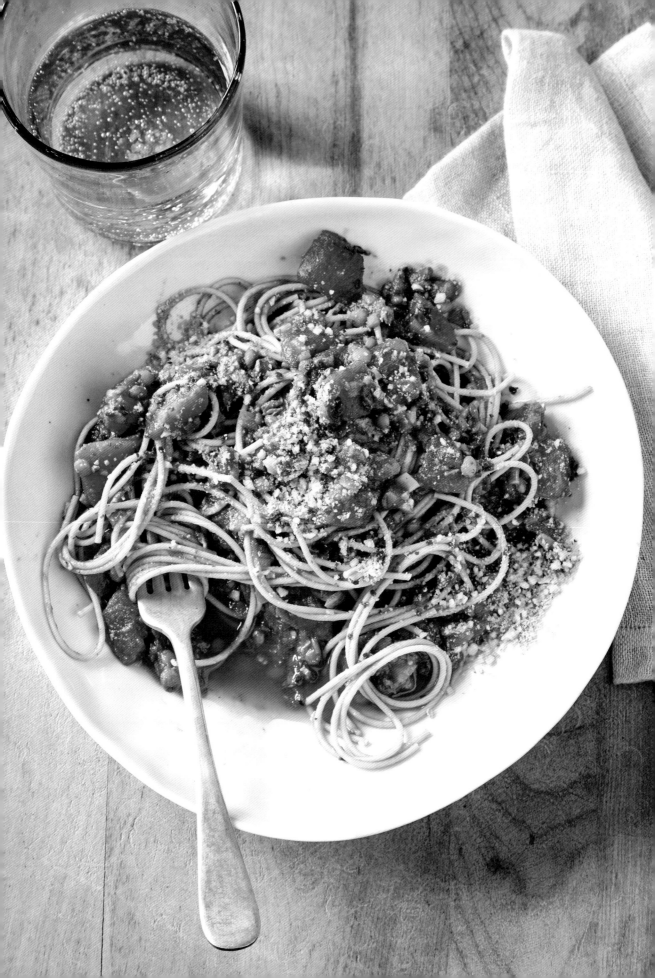

黑豆黃米飯佐綠花椰菜

份量：*4*份（每份1又1/4杯）‧難易度：*簡單*

如果你喜歡，可以用白豆取代黑豆。而我喜歡在食用前加入些切碎的番茄和蔥末，為這道料理增添額外的色香味魅力。

大型紅蔥頭（切末）⋯1個

嫩薑（切末）⋯1小匙

白味噌醬⋯2小匙

營養酵母⋯2大匙

新鮮薑黃（磨泥）⋯1段（約0.6公分），或薑黃粉⋯1/4小匙

香菜籽粉⋯1/2小匙

小茴香粉⋯1/4小匙

卡宴辣椒粉⋯1/8小匙

長糙米、紅米或黑米飯⋯1杯

蔬菜高湯（作法見P.6）或水⋯2又1/2杯

小朵綠花椰菜⋯3杯

煮熟的黑豆⋯1又1/2杯，或不含雙酚Ａ的罐頭或利樂包的無鹽黑豆（沖洗並瀝乾）⋯1罐（440公克）

水⋯2大匙

1 將水倒進大煎鍋或湯鍋中，以中大火加熱，加入紅蔥頭末和薑末，續煮1分鐘，拌入白味噌醬、營養酵母、薑黃泥、香菜籽粉、小茴香粉、卡宴辣椒粉和米飯。

2 作法 1 加入高湯攪拌，待煮滾後轉小火，加蓋燉煮 35 ～ 40 分鐘，並不時攪拌煮到米飯變軟。

3 再拌入綠花椰菜（如有需要，亦可加入多點高湯）煮 10 分鐘直到收汁，待花椰菜和米飯都變軟後，拌入豆子並將鍋子從爐火上移開，即可趁熱享用。

「*每日飲食十二清單*」中的食物

√豆類　√十字花科蔬菜　√香草與香料　√全穀物類

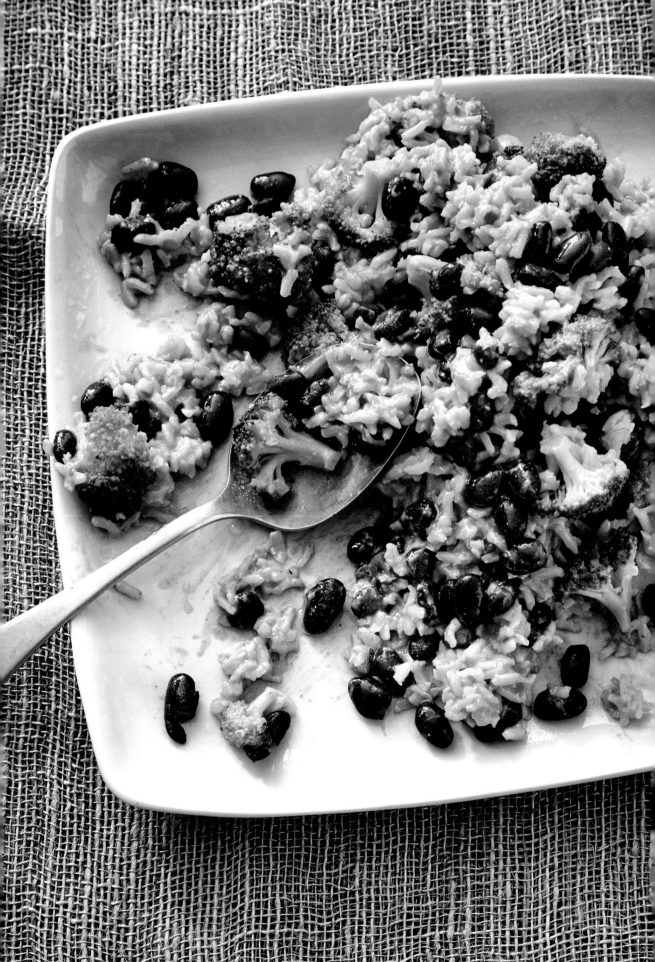

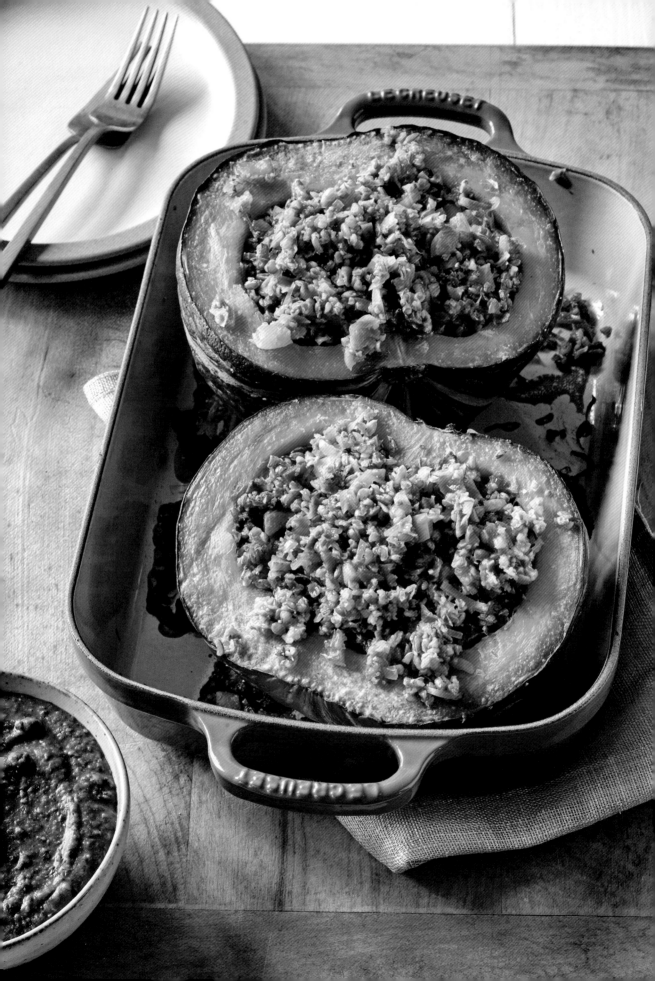

鑲冬南瓜佐黑豆醬

份量：4 份 • **難易度：中等**

假如找不到夠大的南瓜來填料，可以將南瓜切成約 1.3 公分的厚片，烘烤後放在烤盅裡排好，放上餡料，加蓋後以 180℃烘烤 30 分鐘，最後淋上醬汁即可享用。

大型冬南瓜（例如毛茛南瓜或日本南瓜，切半並去籽）…1 個

餡料

小型紅洋蔥（切碎）…1 個

紫高麗菜（切細碎）…2 杯

大蒜（切末）…2 瓣

小型紅、橘、黃色甜椒或青椒（切碎）…1 個

蔬菜高湯（作法見 P.6）…2 又 1/4 杯

白味噌醬…1 大匙

營養酵母…2 大匙

布格麥…1 杯

水…1/4 杯

黑豆醬

蔬菜高湯（作法見 P.6）…1/2 杯

大蒜（切末）…2 瓣

煮熟的黑豆…1 又 1/2 杯，或不含雙酚 A 的罐頭或利樂包的無鹽黑豆（沖洗並瀝乾）…1 罐（440 公克）

鮮味醬（作法見 P.5）…2 大匙

白味噌醬…1 大匙

罐頭番茄糊…1 大匙

營養酵母…2 大匙

小茴香粉…1/2 小匙

香菜籽粉…1 小匙

卡宴辣椒粉…1/8 ～ 1/4 小匙

烤南瓜：

- 烤箱預熱至 190℃，將切半的冬南瓜採切面朝下的方式放在淺烤盤裡。
- 在烤盤中加入 0.6 公分深的水後加蓋，放入烤箱烘烤 20 分鐘，使其稍微軟化。

餡料：

- 將水倒進大煎鍋，以中火加熱，加入紅洋蔥碎、紫高麗菜碎、蒜末和彩椒碎，加蓋後煮約 4 分鐘至軟化。
- 加入蔬菜高湯、白味噌醬、營養酵母和布格麥，待煮沸後轉小火燉煮 5 分鐘離火，並加蓋靜置 10 分鐘直到水分全部被布格麥吸收。
- 將切半的南瓜翻面使切面朝上，填入餡料後、加蓋、送入烤箱，烤約 30 分鐘至南瓜變軟。

黑豆醬汁：

- 在烤南瓜的同時製作醬汁。將蔬菜高湯和蒜末放進湯鍋中煮沸後轉小火，加入黑豆、鮮味醬、白味噌醬、番茄糊、營養酵母、小茴香粉、香菜籽粉和卡宴辣椒粉拌勻，燉煮 5 分鐘。
- 將燉煮好的材料倒進果汁機或食物調理機中，攪打至細滑後即成醬汁（亦可加入多點高湯，以達到所需濃度），而後倒回湯鍋中，並以小火保溫，必要時可依口味酌量調整調味。
- 食用時，將醬汁淋在烤好的鑲南瓜上，即可趁熱享用。

「每日飲食十二清單」中的食物

√豆類　√十字花科蔬菜　√其他蔬菜　√香草與香料　√全穀物類

紅藜麵包佐金黃醬

份量：*6* 份・難易度：*中等*

我喜歡把這道料理放在煮好的青菜上一起享用。假如買不到紅藜，可以用黑藜或一般藜麥代替。而這醬料搭配黑米、紅米或糙米飯也是很棒的選擇。

紅藜麵包

小型紅洋蔥（切粗碎）…1個

大蒜（壓碎成泥）…1瓣

核桃…1/2杯

蘑菇（切成4等分）…1杯

煮熟的腰豆…1又1/2杯，或不含雙酚A的罐頭或利樂包的無鹽腰豆（沖洗並瀝乾）…1罐（440公克）

煮熟的紅藜…1杯

傳統燕麥片…1/2杯

白芝麻醬或花生醬…2大匙

營養酵母…2大匙

亞麻籽粉…2大匙

新鮮巴西里（切末）…1大匙

白味噌醬…1大匙

煙燻紅椒粉…1小匙

乾燥百里香…1/2小匙

乾燥鼠尾草…1/2小匙

乾燥羅勒…1/2小匙

黑胡椒粉…1/4小匙

紅藜麵包：

- 烤箱預熱至180℃。將烘焙紙放進長條麵包烤模中，且烘焙紙的長度應與烤模相同，寬度要能夠超過邊框2.5～5公分。（例如20×10×5公分的烤模，烘焙紙的尺寸應約20×28公分。）

- 將紅洋蔥碎、蒜泥和核桃放進食物調理機中，以瞬轉功能攪打至成細末狀後，加入蘑菇塊和腰豆，再以瞬轉功能攪打，直到切成細碎並充分混合均勻。

- 續加入其餘麵包材料，攪打至充分混合，若看起來太濕，無法聚合成團，可多加點燕麥；若太乾，則可以加點水。

- 將麵團倒進長條麵包烤模中，用力壓實，並把頂部整平，放入烤箱烘烤約50～60分鐘，直到麵團變硬並呈金褐色。（並在烤約40分鐘時檢查麵包頂部是否顏色過深，若過深則應在最後10～20分鐘時，覆蓋上鋁箔紙以免烤焦。）

「*每日飲食十二清單*」*中的食物*

√豆類　√亞麻籽　√堅果與種籽　√香草與香料　√全穀物類

金黃醬

蔬菜高湯（作法見 P.6）…1/3 杯

大蒜（切末）…2 瓣

煮熟的鷹嘴豆…1 又 1/2 杯，或不含雙酚 A 的罐頭或利樂包的無鹽鷹嘴豆（沖洗並瀝乾）…1 罐（440 公克）

營養酵母…2 大匙

白味噌醬…1 大匙

乾燥百里香…1 小匙

新鮮薑黃（磨泥）…1 段（約 0.6 公分），或薑黃粉…1/4 小匙

黑胡椒粉…1/4 小匙

金黃醬：

● 在烤麵包的同時製作醬汁。將蔬菜高湯和蒜末倒進湯鍋裡煮沸後轉小火，並拌入其他醬汁材料，燜煮 5 分鐘。

● 將燜煮好的材料倒進果汁機或食物調理機中攪打至細滑即成醬汁，後將醬汁倒回湯鍋裡（必要時可依口味酌量調整調味），以小火保溫。

● 當麵包烤好後，從烤箱中取出，掀蓋、放涼 10 分鐘後切片，即可淋上醬汁趁熱享用。

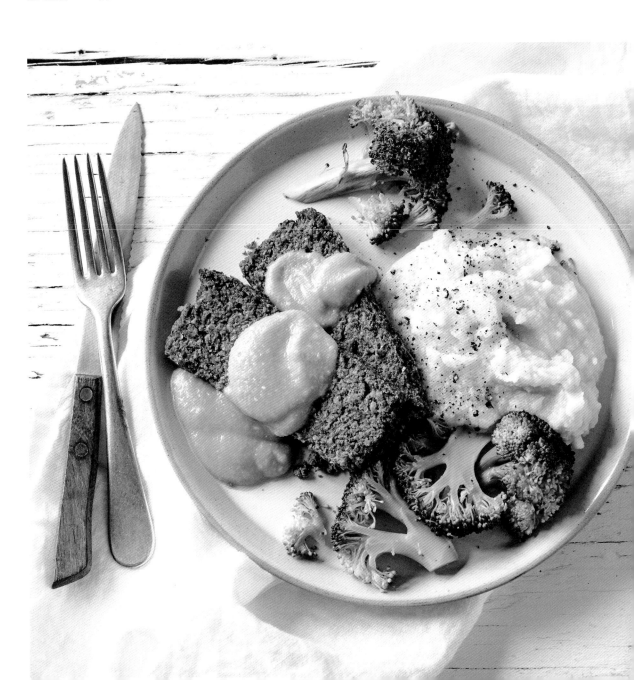

跳躍約翰芥藍菜葉捲

份量：*4～6*份（每份2捲）• **難易度：*中等***

這道南方風味的即興菜捲料理，雖然得花些時間組合，但會讓人覺得非常值得。一種比較簡單的變化是，將芥藍菜葉煮軟後，切碎拌入米飯中，再加入剩下食材，加熱後就完成囉！

不含雙酚A的罐頭或利樂包的無鹽番茄丁（不需瀝乾）…1罐（410公克）

紅洋蔥（切末）…1個

青椒（切末）…1個

大蒜（切末）…3瓣

煙燻紅椒粉…1小匙

乾燥百里香…1/2小匙

卡宴辣椒粉…1/4小匙

黑胡椒粉…1/4小匙

糙米、黑米或紅米飯…1又1/2杯

煮熟的米豆…1又1/2杯，或不含雙酚A的罐頭或利樂包的無鹽米豆（沖洗並瀝乾）…1罐（440公克）

芥藍菜葉（充分洗淨並切除葉柄）…8～12片

健康版辣醬（作法見P.8）…1小匙或適量

營養酵母…2大匙

白味噌醬…1小匙

1 將番茄丁罐頭裡的湯汁倒入大型不沾煎鍋中，以中大火加熱，加入紅洋蔥末，加蓋煮3分鐘，使其軟化。

2 拌入青椒末和蒜末，續煮3分鐘或直到變軟後（如有需要，可加點水避免燒焦），拌入煙燻紅椒粉、乾燥百里香，卡宴辣椒粉和黑胡椒粉。

3 作法2再加入米飯和米豆，轉小火續煮約10分鐘，並經常攪拌使之均勻後，離火備用。

4 把一大鍋的水煮滾，將一片芥藍菜葉放於平坦工作台，帶梗面朝上，用鋒利刀子採不切開葉子方式盡量除去中央厚梗。

5 將其餘葉子重複作法4，而後分批將芥藍菜葉下壓完全浸放入滾水中煮3分鐘後，以漏勺撈起、沖冷水備用。

6 烤箱預熱至180℃。將番茄丁罐頭裡的蕃茄丁、健康版辣醬、營養酵母和白味噌醬放進碗裡拌勻，即成調味番茄醬汁，之後取一半倒入大型淺烤盤中備用。

7 將作法5的芥藍菜葉放在平坦工作台上，莖端靠近自己。取約3大匙的作法3米飯放置在距離菜葉底部約1/4處。把葉子的兩側向中間折疊後，將莖端折疊在餡料上，並塞到餡料後方，緊緊捲起後放入烤盤。之後重複此步驟，直到所有菜捲都做好。

8 將剩餘的作法6調味番茄醬汁倒在菜捲上，蓋緊烤盤後送入烤箱烤50～60分鐘直到菜捲變軟，即可取出趁熱享用。

「*每日飲食十二清單*」中的食物

✓綠色蔬菜　✓其他蔬菜　✓香草與香料　✓全穀物類

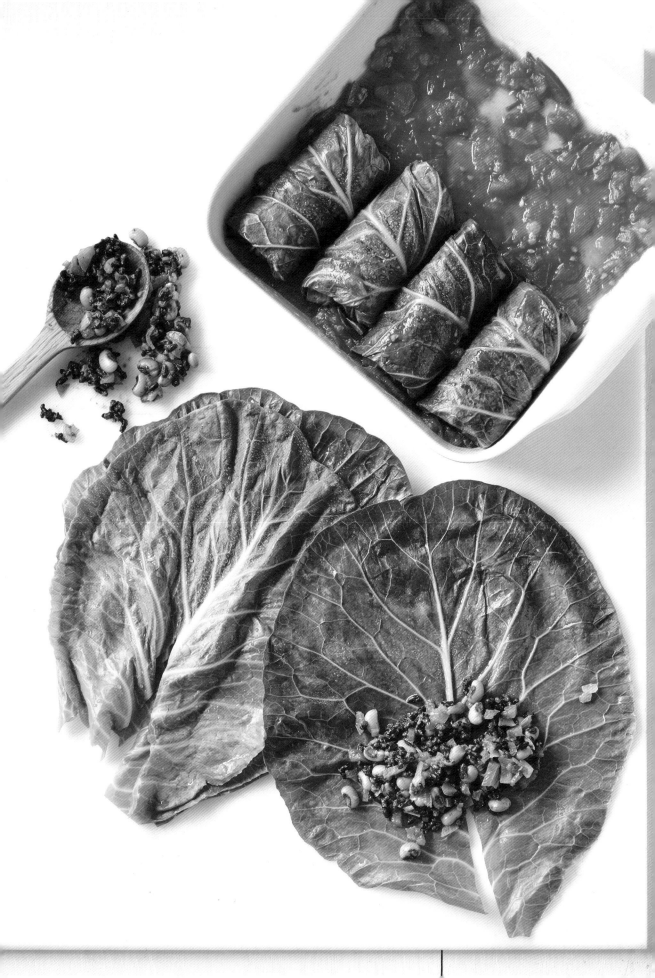

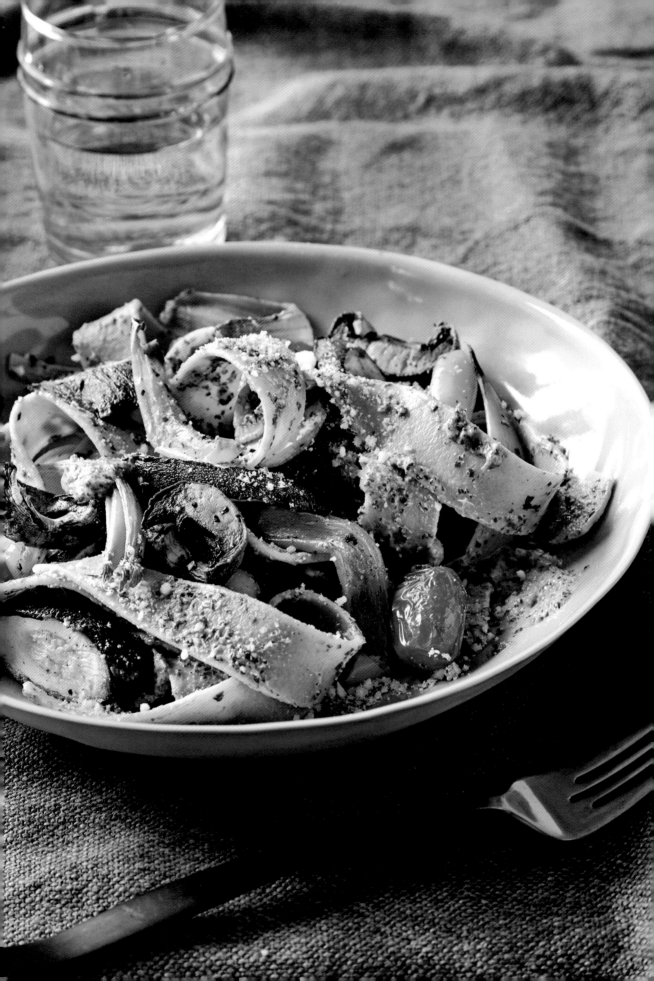

芝麻葉青醬義大利麵佐烤蔬菜

份量： *4* 份（每份2杯） • **難易度：** *簡單*

若想多些變化，可以用紅米、黑米、糙米飯，或其他你最喜歡的全穀物來代替義大利麵。

大蒜⋯3瓣

新鮮芝麻葉或菠菜⋯3杯

新鮮羅勒葉⋯1杯

白芝麻醬⋯2大匙

白味噌醬⋯2大匙

糙米醋⋯1大匙

紅蔥頭（切半或切成4份）⋯4個

大型紅色或黃色甜椒（切成大丁）⋯ 1個

櫛瓜（去頭去尾並切成約1.3公分厚片）⋯ 2根

白蘑菇⋯8個

櫻桃番茄⋯8個

洋蔥粉⋯1/4小匙

蒜粉⋯1/4小匙

黑胡椒粉⋯1/4小匙

全麥義大利麵、豆製麵條，或者你最喜歡的螺旋刨絲蔬菜麵條⋯230公克

堅果帕馬森起司（作法見P.4）⋯適量

1. 將大蒜放進食物調理機中切碎，加入芝麻葉和羅勒葉打成細末狀，再加入白芝麻醬、白味噌醬和糙米醋，續攪打至細滑並呈鮮奶油狀後，倒進小碗內備用。

2. 烤箱預熱至220℃，烤盤上鋪入矽膠烤墊或烘焙紙備用。將紅蔥頭塊、甜椒丁、櫛瓜片、白蘑菇和櫻桃番茄放進大碗中，撒上洋蔥粉、蒜粉和黑胡椒粉拌勻。

3. 將作法2的蔬菜採不重疊方式平鋪於烤盤上，放入烤箱烤20～25分鐘（中間翻面一次）至蔬菜變軟。

4. 烤蔬菜的同時，煮義大利麵：

   * 依包裝指示把義大利麵放入滾水中烹煮後、瀝乾麵條，並保留1/2杯煮麵水。

   * 將義大利麵放進大型淺碗中，並把煮麵水跟芝麻葉青醬混合均勻後，加入義大利麵中拌勻。

   * 再放上作法3的烤蔬菜、撒上適量堅果帕馬森起司，即可趁熱享用。

「每日飲食十二清單」中的食物

√綠色蔬菜　√其他蔬菜　√堅果與種籽　√香草與香料　√全穀物類

TEN

配菜

如果你正在尋找更多不同的方法來料理蔬菜，答案就在這裡。
想要做出味道鮮美的青菜，
可以嘗試蒜炒青菜、印度風味菠菜與番茄，
或者烤甜菜佐巴薩米可陳年酒醋燉甜菜葉。
而白花椰菜泥是扁豆牧羊人派（P.133）的派頂，
同時也可單獨作為一道很棒的配菜。
我想在嚐過鑲番薯佐椰棗巴薩米可陳年酒醋醬、水牛城辣白花椰菜佐田園沙拉醬，
以及烤洋蔥圈後，應該不會再有人說蔬菜很無趣了！

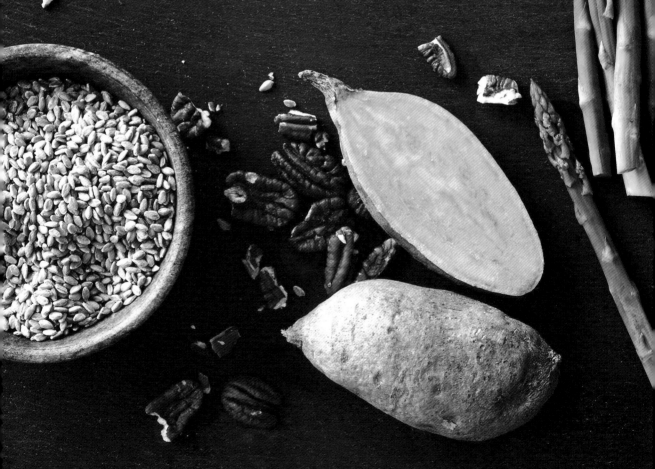

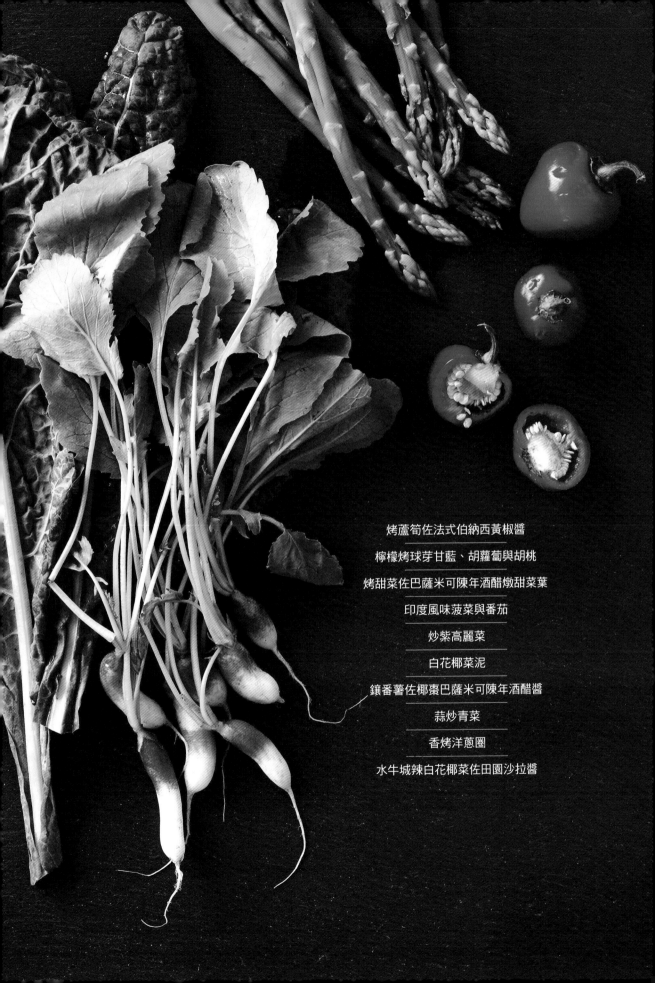

烤蘆筍佐法式伯納西黃椒醬

檸檬烤球芽甘藍、胡蘿蔔與胡桃

烤甜菜佐巴薩米可陳年酒醋燉甜菜葉

印度風味菠菜與番茄

炒紫高麗菜

白花椰菜泥

鑲番薯佐椰棗巴薩米可陳年酒醋醬

蒜炒青菜

香烤洋蔥圈

水牛城辣白花椰菜佐田園沙拉醬

烤蘆筍佐法式伯納西黃椒醬

份量：*4* 份（每份 2/3 ～ 1 杯）• 難易度：*簡單*

一旦你試過烤蘆筍，可能就不會想用其他方式烹調蘆筍了！伯納西醬通常是用大量鮮奶油、會阻塞動脈的澄清奶油*和蛋黃製成，而這道料理是用健康的方式重新詮釋伯納西醬，搭配蒸綠花椰菜、烤白花椰菜和烤番薯也很好吃。

蔬菜高湯（作法見 P.6）…2 杯

紅蔥頭（切碎）…2 個

大蒜（壓碎）…1 瓣

黃椒（去籽切碎）…2 個

乾燥龍蒿…1 小匙

白味噌醬…2 小匙

新鮮薑黃（磨泥）…1 段（約 0.6 公分），或薑黃粉…1/4 小匙

營養酵母…3 大匙

龍蒿醋…1 大匙

檸檬（去皮打碎，作法見 P.3）…2 小匙

蘆筍（去尾）…450 ～ 570 公克

1 將蔬菜高湯倒進湯鍋中，以中火加熱，加入紅蔥頭碎和蒜碎煮 2 分鐘使其變軟，再加入黃椒碎待煮滾後轉小火燉煮。

2 作法 1 續加入乾燥龍蒿、白味噌醬和薑黃泥煮 30 分鐘後（或直到湯汁收乾至剩一半），倒進果汁機中，加入營養酵母、龍蒿醋和檸檬碎，攪打至細滑即成醬汁，後將醬汁倒回鍋中保溫。

3 烤箱預熱至 220℃，並在大烤盤上鋪入矽膠烤墊或烘焙紙，之後將蘆筍採逐一不重疊方式排列於烤盤後，放入烤箱烤約 10 ～ 18 分鐘至變軟（時間取決於蘆筍厚度和你的喜好），即可取出放在淺盤上，淋上醬汁享用。

＊編註：去除奶油中所含的蛋白質、水分、乳糖和其他非乳脂固形物之後，所留下的油脂成分，顏色金黃澄澈，適合高溫烹調而不會焦化。

「*每日飲食十二清單*」*中的食物*

√ 其他蔬菜　　√ 香草與香料

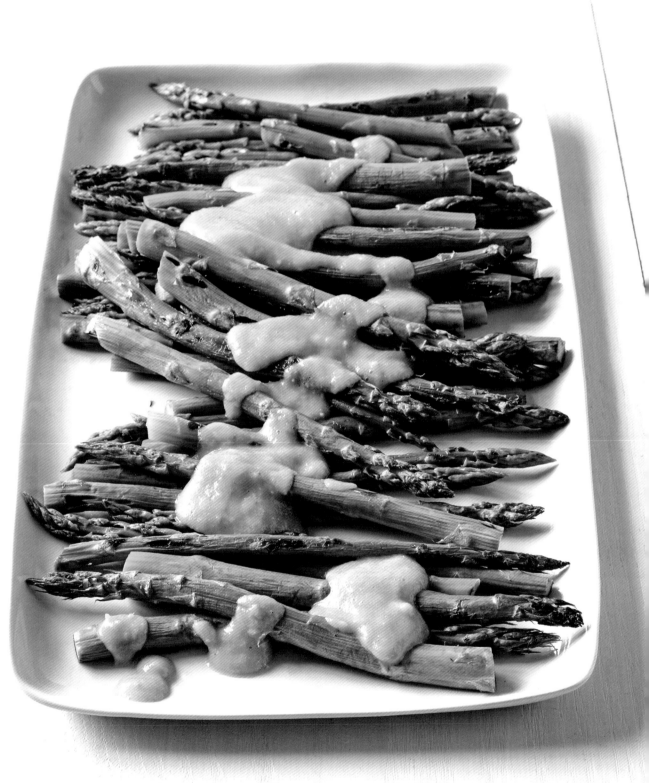

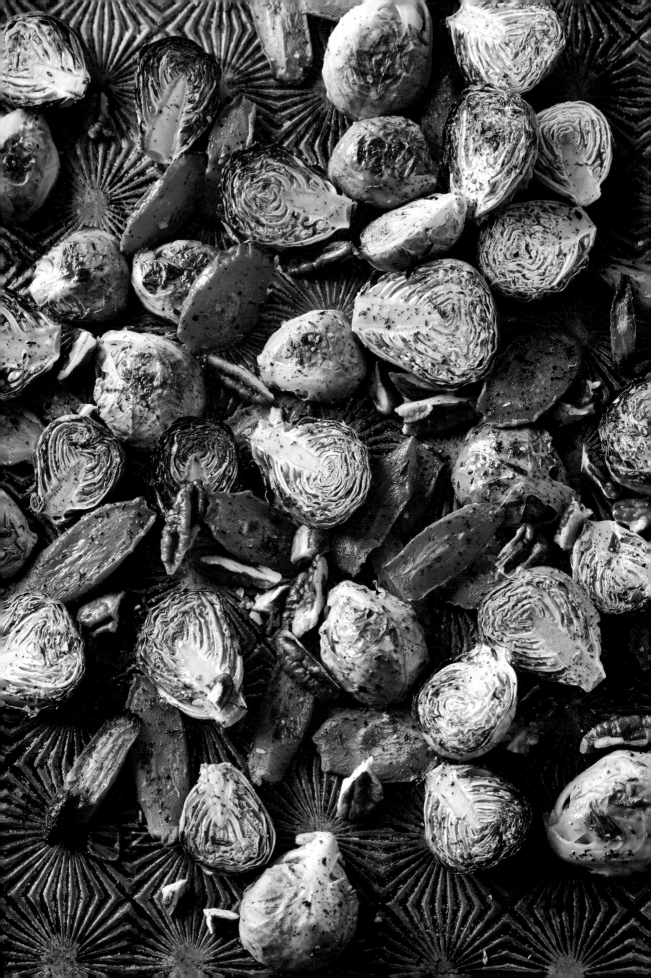

檸檬烤球芽甘藍、胡蘿蔔與胡桃

份量：4 份 ● **難易度：簡單**

採用烘烤式烹調大大提升了球芽甘藍的滋味。而加入增添色彩的胡蘿蔔、增加口感的胡桃，以及少許檸檬提味，使它更加美味。

球芽甘藍（去除不要的部分後縱向切半）…450公克

胡蘿蔔（斜切成0.6公分薄片）…2根

香辣複合調料（作法見P.4）…2小匙

生胡桃碎…1/3杯

檸檬（去皮打碎，作法見P.3）…1大匙

1 烤箱預熱至 220℃，大烤盤上鋪入矽膠烤墊或烘焙紙後，將球芽甘藍和胡蘿蔔片採逐一不重疊方式排列於烤盤上，並撒上 1 小匙香辣複合調料為蔬菜調味後，放入烤箱烤 10 分鐘。

2 途中將蔬菜移出烤箱略為攪拌後續烤 5 分鐘直到蔬菜變軟，即可取出放到淺盤上，撒上胡桃碎、檸檬碎和剩餘香辣複合調料後享用。

球芽甘藍

攝取球芽甘藍（以及高麗菜、白花椰菜和綠花椰菜），與降低身體中間和右側的大腸直腸癌的風險有關。[129] 體外研究發現，球芽甘藍萃取物能有效抑制乳癌細胞的生長。[130] 沒想到這樣一個小小的十字花科蔬菜，就具有那麼多好處吧！

「*每日飲食十二清單*」中的食物

√ 十字花科蔬菜　　√ 其他蔬菜　　√ 堅果與種籽　　√ 香草與香料

烤甜菜佐巴薩米可陳年酒醋燉甜菜葉

份量：*4*份（每份1杯） • **難易度：*簡單***

甜菜是高濃度的蔬菜硝酸鹽來源，而硝酸鹽可以降低血壓，並改善血液循環。假如你從來都不曾喜歡過甜菜，可能是因為你從來沒有試著烤過它。用甜菜葉烹調甜菜根，似乎違反了「不可用山羊奶煮山羊羔」的聖經禁令*，但我認為這應該沒什麼問題。

中型帶葉甜菜…1把

紅洋蔥（由中心等分切成1.3公分小塊）…1個

乾燥奧勒岡…1小匙

巴薩米可陳年酒醋…1/2杯

椰棗糖…2小匙

橙皮屑…1小匙

黑胡椒粉…適量

1 烤箱預熱至 200℃。摘下甜菜葉充分洗淨，並去除較粗大的梗後，切除甜菜尾（但不去皮），將表面搓洗乾淨，若有大顆甜菜，應縱向切成兩半。

2 將大烤盤鋪入矽膠烤墊或烘焙紙，而後採逐一不重疊方式放上甜菜和紅洋蔥，並以乾燥奧勒岡調味放入烤箱烤 30 分鐘取出攪拌後，再放回烤箱烤 10 分鐘，直到甜菜呈現可用叉子刺穿的軟度。

3 將甜菜葉切細碎後，放進裝有 1/4 杯水的煎鍋中，用中火烹煮約 3 分鐘，持續攪拌至菜葉變軟，再拌入巴薩米可陳年酒醋和椰棗糖，並轉成大火煮到醋成糖漿稠度後，離火備用。

4 從作法 2 烤箱中取出蔬菜，將甜菜撕開外皮切成小塊後，連同紅洋蔥置於盤中，並放入作法 3 燉好的甜菜葉，再加入橙皮屑拌勻，撒上黑胡椒後即可享用。

*譯註：出自舊約聖經的《出埃及記》23:19，意為同類相殘太過殘忍，類似「本是同根生，相煎何太急」。

甜菜

在一項研究中發現，男女受試者在跑步前 75 分鐘吃下 1 又 1/2 杯的烤甜菜，可以改善跑步表現，同時保持相同的心率，甚至還發現所花費的力氣更少。[131] 但若沒有想要改善跑步速度，你還是應該繼續吃甜菜，因為 2015 年的一項研究發現，持續四週每天喝 1 杯甜菜汁的人，收縮壓降低了 8 mmHg。[132]

「每日飲食十二清單」中的食物

√ 綠色蔬菜　　√ 其他蔬菜　　√ 香草與香料

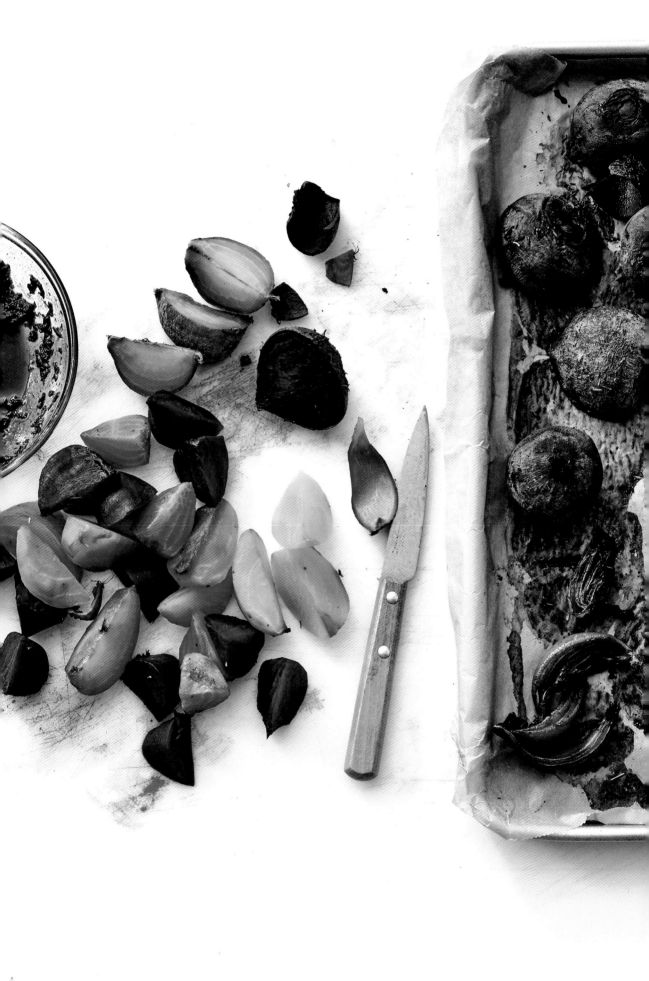

印度風味菠菜與番茄

份量： *4* 份（每份1杯）• **難易度：** *簡單*

這道簡單的食譜充滿了豐富的滋味，搭配藜麥、黑米、紅米或糙米飯，甚至是青菜都有絕佳的風味。

新鮮菠菜⋯450公克

不含雙酚A的罐頭或利樂包的無鹽番茄丁（不需瀝乾）⋯1罐（410公克）

小型褐蘑菇（切片）⋯230～340公克

嫩薑（磨泥）⋯1又1/2小匙

香菜籽粉⋯1小匙

新鮮薑黃（磨泥）⋯1段（約0.6公分），或薑黃粉⋯1/4小匙

小茴香粉⋯1/4小匙

紅辣椒片⋯1/4小匙

白味噌醬⋯1大匙

1 蒸煮菠菜約 3～5 分鐘至軟後，充分瀝乾，壓除多餘水分，放入果汁機或食物調理機中打成泥後備用。

2 將番茄丁罐頭中的湯汁倒入大煎鍋中，以中火加熱，加入蘑菇片、薑泥、香菜籽粉、薑黃泥、小茴香粉和紅辣椒片，採邊煮邊攪拌的方式煮約 1 分鐘。

3 作法 2 續拌入番茄丁罐頭中的番茄丁和白味噌醬煮 3 分鐘，最後拌入作法 1 的菠菜泥燉煮至充分混合即可。

「*每日飲食十二清單*」*中的食物*

√ 綠色蔬菜　　√ 其他蔬菜　　√ 香草與香料

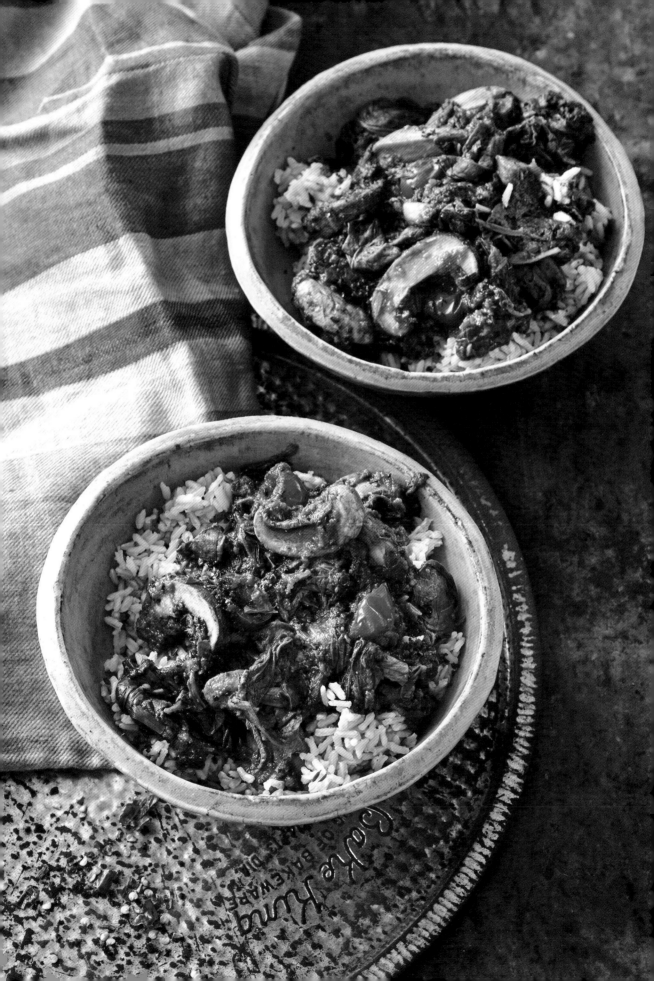

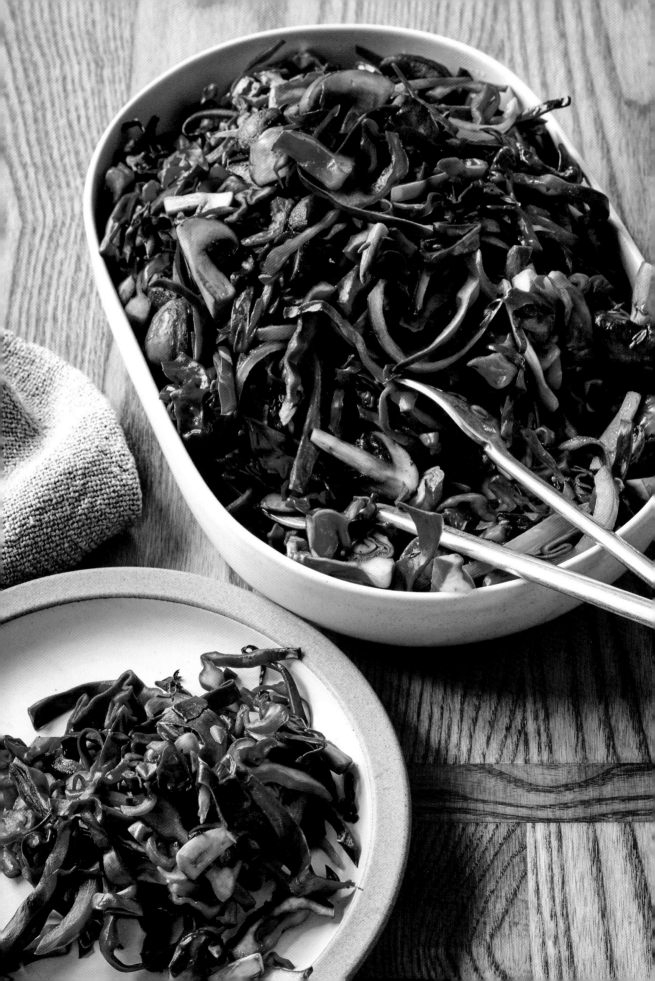

炒紫高麗菜

份量：*4* 份（每份1又1/2杯）• 難易度：*簡單*

這道高麗菜料理搭配燉天貝特別美味。

蔬菜高湯（作法見P.6）或水…1/4杯

中型紅洋蔥（切末）…1個

紫高麗菜（刨成細絲）…6杯

任何一種菇類（切碎）…2杯

新鮮百里香（切末）…2小匙，或乾燥百里香…1小匙

鮮味醬（作法見P.5）…3大匙

黑胡椒粉…適量

1 將蔬菜高湯倒進中型煎鍋中，以中火加熱，加入紅洋蔥末和紫高麗菜絲，採經常攪拌方式煮約4分鐘，直到蔬菜變軟。

2 再加入菇碎和百里香，繼續邊煮邊攪拌約4分鐘後，放入鮮味醬拌勻，最後撒上黑胡椒粉，即可趁熱享用。

「*每日飲食十二清單*」中的食物

√十字花科蔬菜　√其他蔬菜　√香草與香料

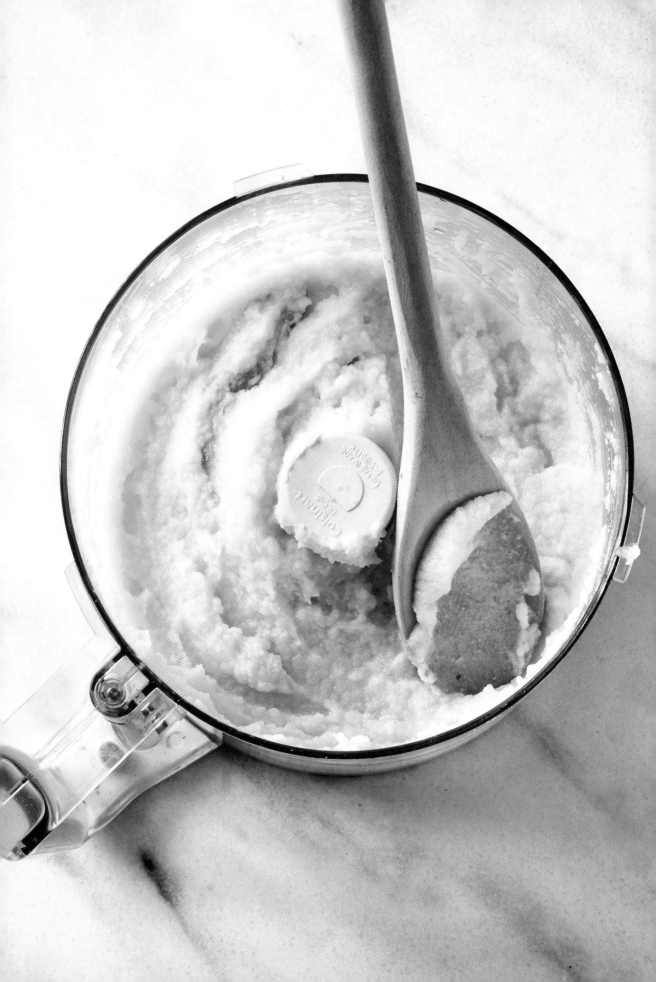

白花椰菜泥

份量：4 份（每份1杯）． **難易度：簡單**

你可以用這道討喜的料理代替馬鈴薯泥，或作為扁豆牧羊人派（P.133）的派頂。

白花椰菜（去除不要部分，並切成2.5公分小塊）…1個

營養酵母…1大匙

白味噌醬…1小匙

烤大蒜（作法見P.6）…2小匙（可省略）

1 將白花椰菜蒸約 10 分鐘至軟後，放入碗或食物調理機中。

2 再加入營養酵母、白味噌醬和烤大蒜，搗成泥或用機器攪打成糊狀，直到細滑，即可趁熱享用。

「每日飲食十二清單」中的食物

√十字花科蔬菜　　√其他蔬菜

鑲番薯佐椰棗巴薩米可陳年酒醋醬

份量：4 份 ● 難易度：簡單

我喜歡番薯，這是地球上最健康的食物。紫番薯是最營養的，通常在傳統市場和有機商店裡可以買得到。它是那麼的好，好到我會把它當成聖誕節禮物寄送出去。畢竟，在寒冷的冬天，有什麼比一顆熱騰騰香噴噴的番薯更能撫慰人心呢？這是道你可以像聖誕老公公把禮物塞進襪子裡一樣的填餡料理。

中型番薯⋯4個

豌豆（蒸熟）⋯1/2杯

新鮮韭菜或青蔥（切末）⋯2大匙

生杏仁片⋯1/4杯

椰棗巴薩米可陳年酒醋醬（作法見P.8）⋯適量

黑胡椒粉⋯適量

1 烤箱預熱至200℃。將番薯放在舖有矽膠烤墊或烘焙紙的烤盤上，並用叉子在每顆番薯上戳2～3個洞，烘烤約1小時至軟後，取出放於工作台上、待稍冷後備用。

2 將每個番薯縱向切成兩半，把薯肉挖進碗裡，留下大約0.6公分厚連著表皮的薯肉，並將挖出的薯肉加入豌豆和韭菜末拌勻成餡料。

3 取適量作法2餡料逐一填回番薯內，之後放入烤箱烤約15分鐘，待熱透後取出撒上杏仁片，淋上椰棗巴薩米可陳年酒醋醬，並以黑胡椒粉調味，即可趁熱享用。

豌豆

就像毛豆一樣，生的英國豌豆（也被稱為貝殼豌豆或田園豌豆）是種很好的天然點心。小時候，我和我的兄弟曾在農場度過了一個夏天，當我第一次把這些豆莢中的豌豆從藤蔓上摘下時，就愛上了它們。它們吃起來就像糖果一樣。每年，我都期待著有幾周可以買到新鮮豌豆。而在其他時間裡，則可用甜豆來代替，作為蔬菜零嘴。

「*每日飲食十二清單*」中的食物

√其他蔬菜 √堅果與種籽

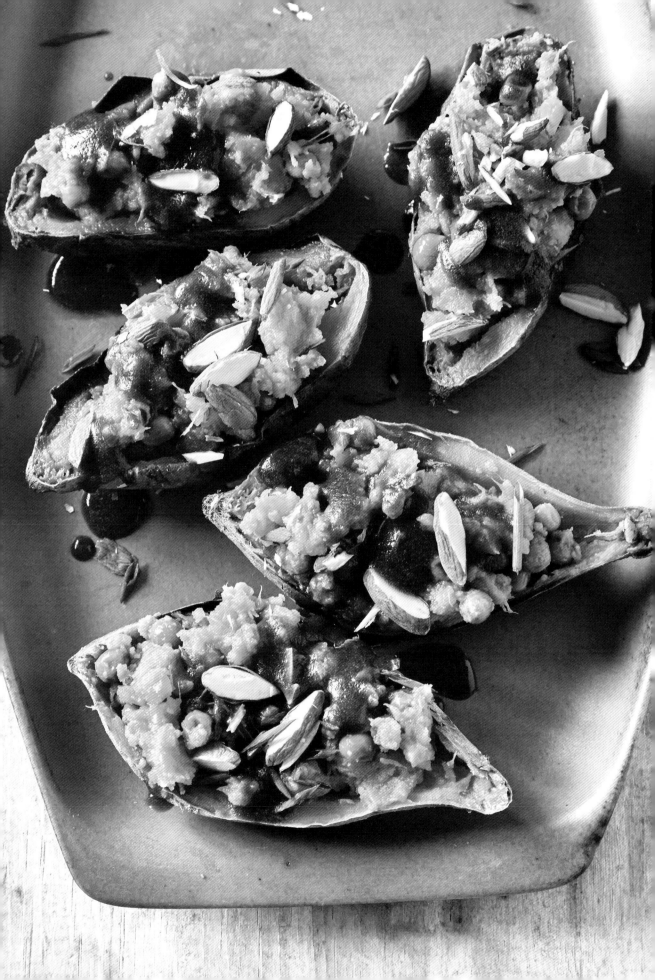

蒜炒青菜

份量：*4* 份（每份 1/4 杯）• 難易度：*簡單*

如果你想要的話，可以把這道料理變成一道主菜，只要加入約 2 杯煮熟的白豆，並搭配藜麥、黑米、紅米或糙米飯，或者拌入 100% 全麥或豆製的義大利麵中就能享用。

蔬菜高湯（作法見 P.6）或水⋯1/3 杯

大蒜（切末）⋯3 ～ 4 瓣

乾燥羅勒⋯1 小匙

乾燥奧勒岡⋯1/2 小匙

紅辣椒片⋯1/4 ～ 1/2 小匙

白味噌醬⋯2 小匙

深綠色葉菜（除去硬梗並切碎）⋯280 ～ 340 公克

黑胡椒粉⋯適量

1 將蔬菜高湯、蒜末、乾燥羅勒、乾燥奧勒岡和紅辣椒片放進大鍋中，以中大火煮滾後轉中火續煮 1 分鐘，把蒜末煮軟。

2 續拌入白味噌醬後，加入青菜碎煮約 2 ～ 6 分鐘至熟（熟度取決於選用的青菜種類），即可撒上黑胡椒粉，趁熱享用。

十種享受綠色蔬菜的方式

1. 將新鮮的綠色蔬菜（如：羽衣甘藍或菠菜）加入果昔中。
2. 跟大蒜、葡萄乾或堅果一起炒（如：牛皮菜、羽衣甘藍、芝麻葉、闊葉苦苣和菠菜）。
3. 加在湯裡（如：牛皮菜、菠菜、芝麻葉，以及各種亞洲青菜）。
4. 蒸熟後淋上醬汁（如：羽衣甘藍和菠菜）。
5. 烤成脆片（如：羽衣甘藍）。
6. 搭配豆類、全穀物或義大利麵食用（如：牛皮菜、芥藍菜葉、菠菜和西洋菜）。
7. 打成泥做成沾醬或醬汁（如：菠菜、西洋菜和芝麻葉）。
8. 加入三明治或沙拉中（如：菠菜和西洋菜）。
9. 燉煮並淋上巴薩米可陳年酒醋（如：羽衣甘藍和芥藍菜葉）
10. 用薑和芝麻拌炒（如：芝麻葉、羽衣甘藍，以及各種亞洲青菜）。

「*每日飲食十二清單*」中的食物

√ 綠色蔬菜　　√ 香草與香料

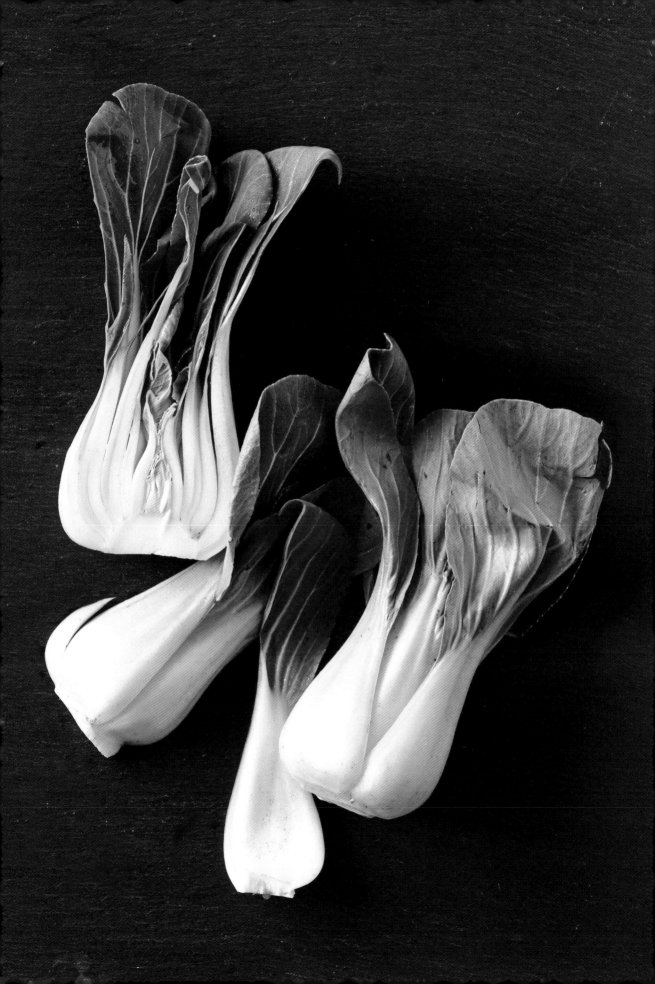

香烤洋蔥圈

份量：*4* 份（每份 5 個洋蔥圈）• 難易度：*中等*

洋蔥圈是我成長過程中的最愛，但我衷心地感謝自己放棄了那些油膩膩、肥滋滋的高脂肪油炸食物。而這道食譜中的洋蔥圈配方非常接近完美，可以搭配黑豆漢堡（P.88）和甜菜漢堡（P.98）一起享用。

大型紅洋蔥（橫切成 1.3 公分厚片圈）…
1 個

燕麥粉…2/3 杯

鷹嘴豆粉…1/4 杯

杏仁奶（作法見 P.2）…1 杯

米醋…1 小匙

玉米粉…1/3 杯

100% 全麥無鹽麵包粉…3/4 杯

營養酵母…1/3 杯

香辣複合調料（作法見 P.4）…2 大匙

煙燻紅椒粉…1 小匙

1　烤箱預熱至 220℃。將大烤盤鋪入矽膠烤墊或烘焙紙，並把切好的紅洋蔥圈逐一分開放進碗裡備用。

2　將燕麥粉、鷹嘴豆粉、杏仁奶和米醋放進淺碗中拌勻成麵糊。並將玉米粉、麵包粉、營養酵母、香辣複合調料和煙燻紅椒粉放進另一個淺碗中，充分混合均勻成沾粉備用。

3　將作法 1 的洋蔥圈、作法 2 的麵糊和沾粉，以及準備好的烤盤按依序排好。

4　取 1 個洋蔥圈浸入麵糊中均勻沾裹後，放入沾粉中，用乾淨並乾燥的手輕撥沾粉，使粉完全裹於洋蔥圈表面（亦可將粉撒在洋蔥圈上沾裹），即可放於烤盤上。

5　將其餘的洋蔥圈重複作法 4（該材料應可製作約 20 個洋蔥圈），並採逐一不重疊方式平放於烤盤，再放入烤箱裡烤約 10 分鐘後，取出小心翻面，再烘烤 10 分鐘直到變得酥脆且呈褐色，即可趁熱享用。

洋蔥

大腸直腸癌起源於一種大腸表面內生長的息肉。一項 2006 年的研究發現，攝取一種稱為槲皮素（quercetin）的植物營養素（存在於紅洋蔥等蔬菜中），搭配薑黃素（薑黃香料中的活性成分），可以讓患有遺傳性大腸直腸癌患者體內的息肉數量和大小減少一半以上。[133] 且食用洋蔥和大蒜也能顯著降低攝護腺腫大（即所謂 BPH）的風險。[134]

「*每日飲食十二清單*」中的食物

√ 豆類　　√ 其他蔬菜　　√ 香草與香料　　√ 全穀物類

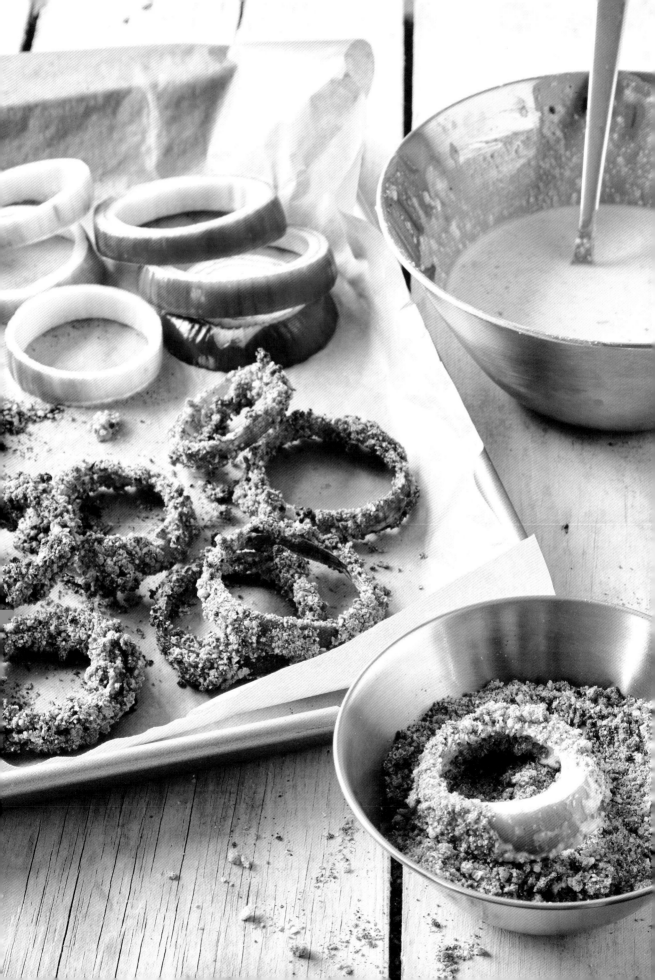

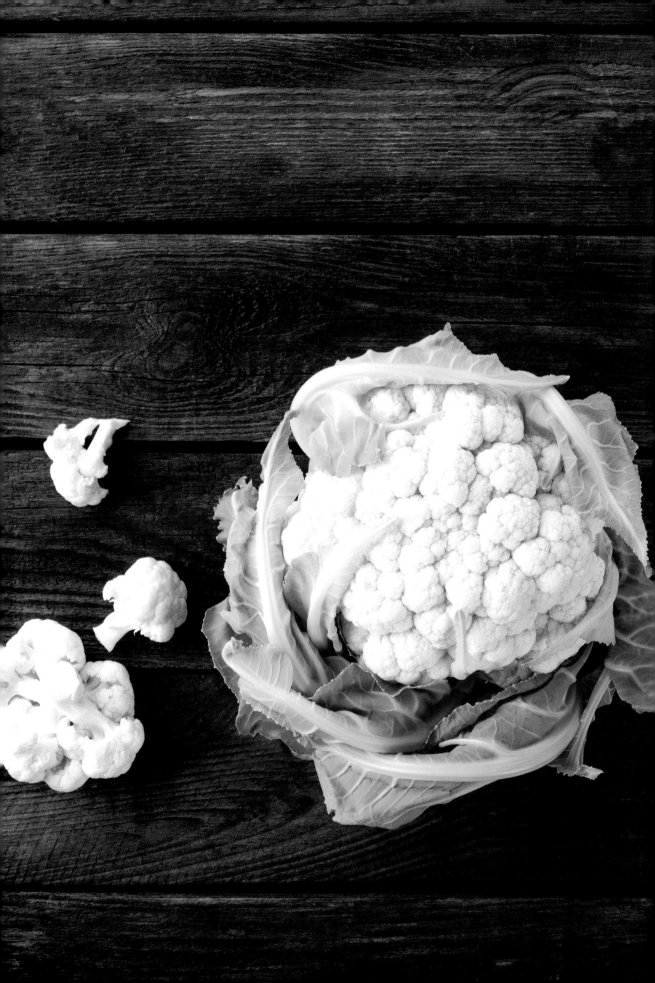

水牛城辣白花椰菜佐田園沙拉醬

份量：4份（每份1杯）• **難易度：中等**

這是其中一種享用我最喜歡的十字花科蔬菜，有趣又美味的方式。

鷹嘴豆粉…1/2杯

營養酵母…1大匙

蒜粉…1小匙

香辣複合調料（作法見 P.4）…1小匙

水…1/2杯

白花椰菜（切成一口大小）…1個

健康版辣醬（作法見 P.8）…2/3杯

田園沙拉醬（作法見 P.7）…適量

1 烤箱預熱至 220℃。將一個或兩個大型烤盤鋪入矽膠烤墊或烘焙紙備用。

2 將鷹嘴豆粉、營養酵母、蒜粉和香辣複合調料放進大碗中拌勻後，慢慢倒入水攪打至細滑即成麵糊。

3 將白花椰菜放入作法 2 麵糊中，讓每塊都充分沾勻麵糊後，採逐一不重疊、不相連方式置於烤盤上，之後放入烤箱烤 15 分鐘，中間並翻面一次。

4 將健康版辣醬倒入大碗中，把烤好的作法 3 取出放進辣醬中輕拌均勻後，再逐一放回烤盤上續烤 20 ～ 25 分鐘直到酥脆。

5 待作法 4 烤好，取出冷卻 10 分鐘後，即可搭配田園沙拉醬享用。

「每日飲食十二清單」中的食物

√ 豆類　　√ 十字花科蔬菜　　√ 堅果與種籽　　√ 香草與香料　　√ 全穀物類

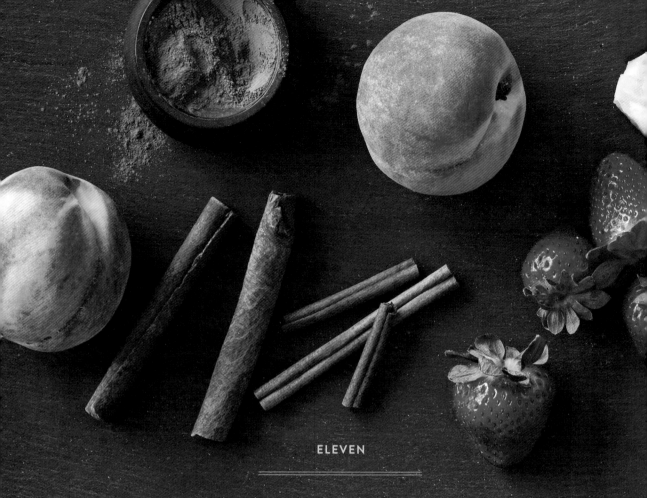

ELEVEN

甜點

如果你想要嚴重損害健康的話，
只需要用精製的麵粉、糖、雞蛋和乳製品來製作甜食就可以了！
用椰棗糖和椰棗糖漿作為甜味劑，將亞麻籽粉與溫水混合取代雞蛋，
還有將傳統燕麥片研磨成麵粉，都只是製作超美味全天然甜點的部分秘訣。

想要快速製作甜點？試試免烤燕麥核桃餅乾。喜歡家庭式甜點？
可以嚐嚐蒸烤蘋果派、胡桃葵花籽餅皮雙莓派，以及覆盆子蜜桃脆片。
而用莓果巧克力奇亞籽布丁、杏仁松露巧克力，
以及軟心免烤布朗尼則能滿足你的巧克力癮。
另外，要不要來個自製霜淇淋甜點？
它就跟冷凍庫裡的冷凍香蕉差不多喔！

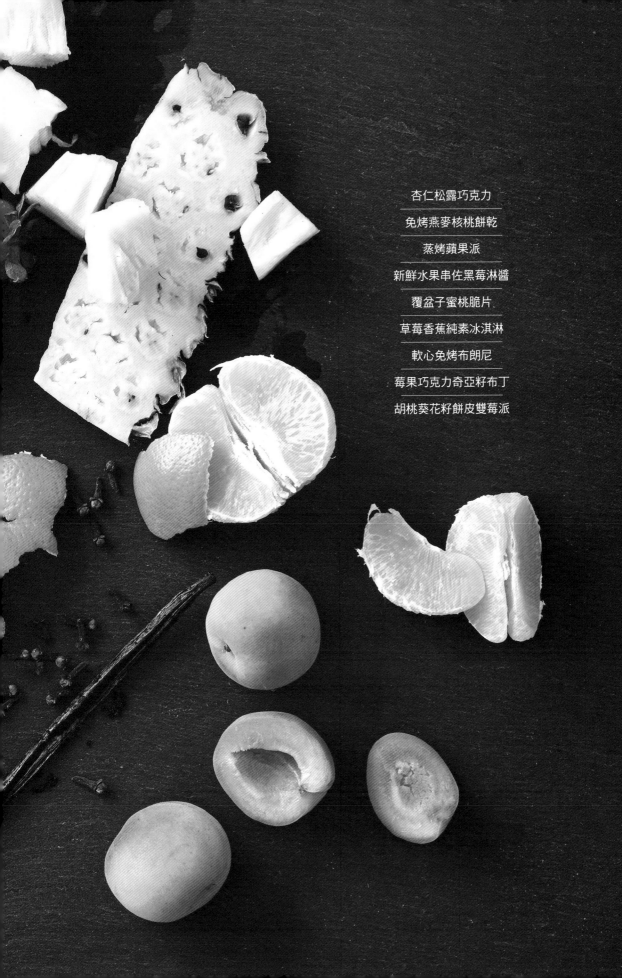

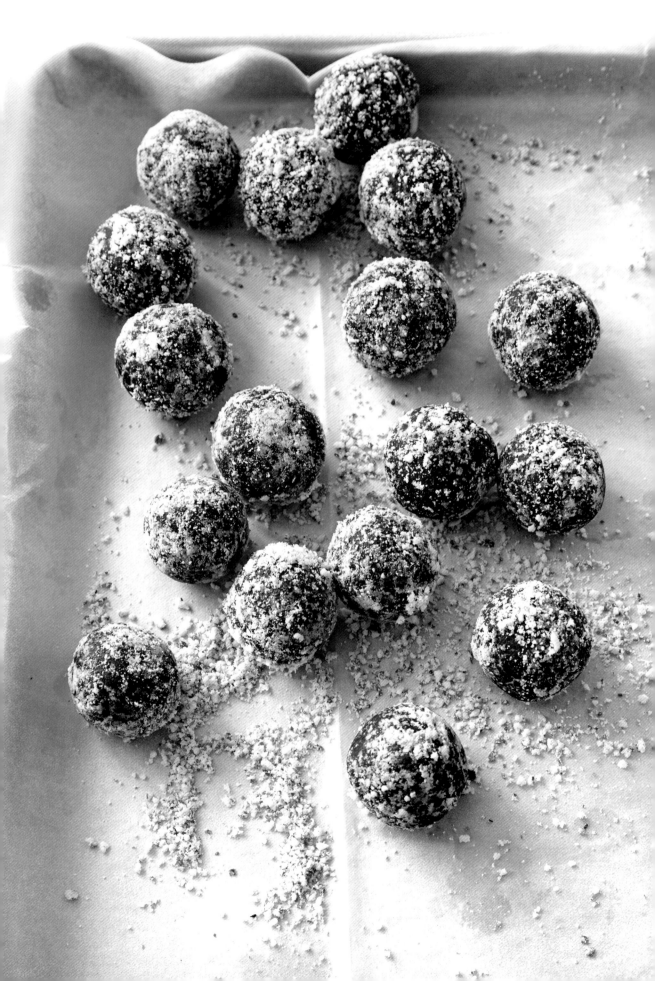

杏仁松露巧克力

份量：約 *24* 個 ． 難易度：*簡單*

我是個嗜甜如命的人，而最好的方法，就是用新鮮水果如芒果、或椰棗等果乾，來滿足我的甜點胃。因此若你也想吃點甜的東西，不妨也把它做得營養又健康吧！

軟椰棗（去核切碎）…1/3 杯

生腰果（用熱水浸泡3小時後瀝乾）…1/3 杯

杏仁醬…3 大匙

無糖可可粉…1/2 杯

椰棗糖…1/4 杯

香草莢（對切並刮出香草籽）…1 根（約5～7.5公分），或香草精…1 小匙

杏仁碎粉（包覆用）…適量

水…1 小匙

1 將椰棗與腰果放入食物調理機攪打成糊，加入杏仁醬攪打均勻，再加入無糖可可粉、椰棗糖、香草和水，以瞬轉功能攪打均勻。

2 用兩隻手指把混打完成的作法 1 捏點起來，看是否能相黏一起，若太乾可採每次加入 1 小匙水的方式調整，直到可捏成球狀。若太軟，可放進冰箱冷藏 20 分鐘或更久，使之變硬。假如還是太軟，則可採每次加入 1 小匙可可粉的方式調整。

3 用手取適量的作法 2 搓揉成每個 2.5 公分的球狀松露巧克力，置於盤內，並將杏仁碎粉倒在淺碗中，把松露巧克力放進碗裡滾動，直到杏仁碎粉覆蓋表面，亦可用手壓一下，使之完全覆蓋表面。

4 將滾好的松露巧克力放在盤子裡，冷藏至變硬後即可享用。

NOTE
如果椰棗不是軟的，可用熱水浸泡 20 分鐘，瀝乾並擦乾後即可使用。

「*每日飲食十二清單*」中的食物

√ 其他水果　　√ 堅果與種籽

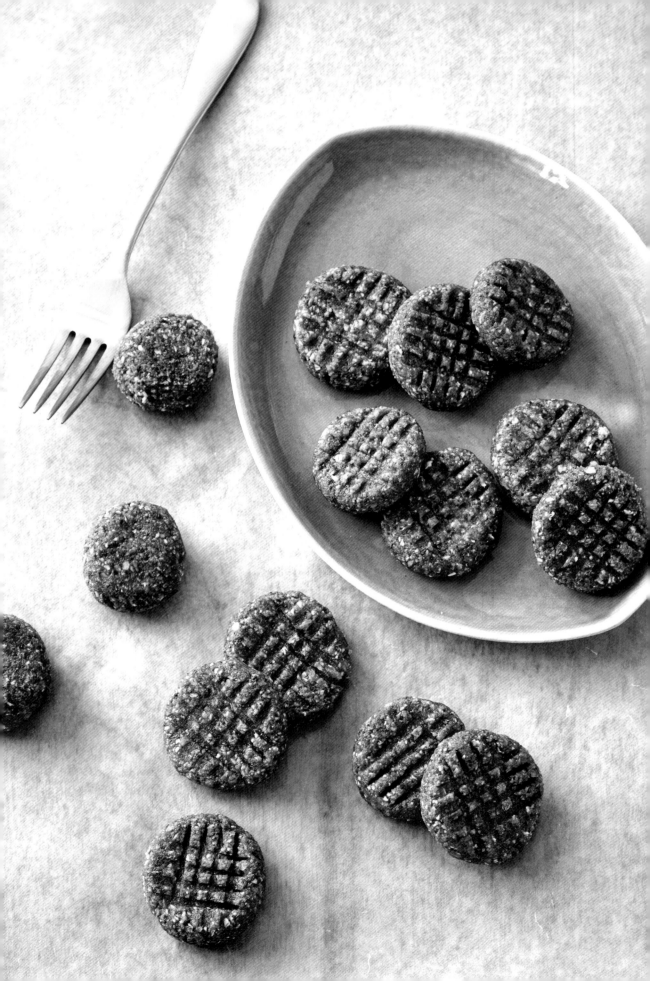

免烤燕麥核桃餅乾

份量： *24* 片 · **難易度：** 簡單

這種美味的小點心，可以在彈指間就組合完成。然後，只需將它們放入冰箱冷藏變硬，就能大快朵頤了！

軟椰棗（去核）…1又1/2杯

核桃碎…1杯

傳統燕麥片…1杯

椰棗糖…2大匙或適量

亞麻籽粉（與2大匙溫水拌勻）…1大匙

香草莢（對切並刮出香草籽）…1根（約5～7.5公分），或香草精…1小匙

肉桂粉…1小匙

1　烤盤內鋪入矽膠烤墊或烘焙紙備用。將椰棗、核桃碎和燕麥片放進食物調理機中，攪打成粗碎末狀。後加入椰棗糖、拌勻的亞麻籽、香草和肉桂粉，攪打至麵糰相黏。若麵糰太乾，可採每次加入1大匙水的方式調整。

2　手取約1大匙的作法1麵糰，用雙手搓揉成球狀。之後重複上述步驟，直到用完所有麵糰。

3　將做好的作法2逐一且採大間隔方式排列在準備好的烤盤上。用叉子把球稍微壓平，並在上面做出交叉圖案後冷藏4小時，使之變硬即可享用。

「每日飲食十二清單」中的食物

√其他水果　√亞麻籽　√堅果與種籽　√香料　√全穀物類

蒸烤蘋果派

份量：*4* 份 ‧ 難易度：*簡單*

這些烤蘋果具有蘋果派的所有滋味以及非常棒的香氣，但比傳統蘋果派健康多了。

生核桃（切細碎）…1/4 杯

傳統燕麥片…1/4 杯

葡萄乾…1 大匙

杏仁醬…1 大匙

肉桂粉…1 小匙

大型適合烘烤的硬蘋果（洗淨並去核）…4 個

檸檬（去皮打碎，作法見 P.3）…1 小匙

椰棗糖漿（作法見 P.3）…1 大匙

水…1/2 杯

1 烤箱預熱至 180℃。將核桃碎、燕麥片、葡萄乾、杏仁醬和肉桂粉放進食物調理機中，以瞬轉功能攪打均勻後備用。

2 將蘋果從頂端到約 1/4 處去皮，並用檸檬擦拭蘋果去皮部分，以防止變色。

3 取適量作法 1 倒入每個去核蘋果中央，並個別在中央淋上椰棗糖漿，使其均勻分布。

4 將蘋果直立放於淺烤盤中，並在周圍倒入水。而後加蓋烘烤約 1 小時直至變軟，即可趁溫熱享用。

VARIATIONS

若想節省時間，可用微波爐「烤」蘋果。只要依上述步驟進行，然後把蘋果放在可微波的烤盤裡，以高功率微波 5～8 分鐘或更長的時間，直到蘋果變軟。由於微波後的蘋果內部會非常燙，因此應放置一旁冷卻 5 分鐘後再享用。

蘋果

「一天一蘋果，醫生遠離我」——這是一項發表在《腫瘤學年鑑》（Annals of Oncology）研究上的標題。這項研究的目的，是要確定每天吃一顆蘋果（或更多）是否與降低罹癌風險有關。結果顯示，每天都吃蘋果的人罹患乳癌的機率，比每天吃少於一顆蘋果的人低了 24%，並且也顯著降低了罹患卵巢癌、喉癌和大腸直腸癌的風險。[135]

「每日飲食十二清單」中的食物

√ 其他水果 √ 堅果與種籽 √ 香草與香料 √ 全穀物類

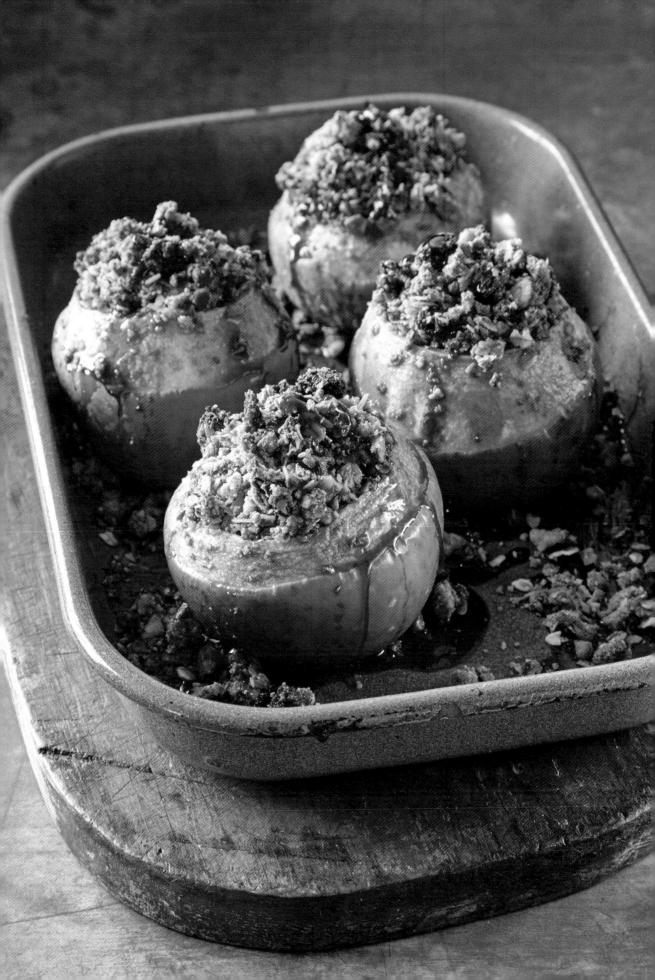

新鮮水果串佐黑莓淋醬

份量：*4* 份 ・ 難易度：*簡單*

這是種享用新鮮水果簡單、優雅又有趣的方式，請根據季節來選擇適合搭配的時令水果。

黑莓…2杯

檸檬（去皮打碎，作法見 P.3）…1/2 小匙

椰棗糖…適量

草莓（去蒂頭）或覆盆子…1杯

鳳梨（去皮去核後，切成約3.8公分塊狀）…1/2個

無籽紅葡萄…1杯

奇異果（去皮切成4等份）…2個

李子或桃子（切半去核後，切成約3.8公分塊狀）…3個

1 將黑莓、檸檬碎和椰棗糖放進食物調理機或果汁機中，攪打至細滑後，加蓋放入冰箱冷藏備用。

2 將每種水果各取一個串在竹籤上，並可根據竹籤長度添加額外的水果。將串好的水果放於盤內後，即可淋上黑莓淋醬享用，也可用小碗盛醬沾著吃。

莓果

莓果對我而言不僅是最重要的一種食物，也是最美味的食物之一。我常買一大袋冷凍莓果放在冰箱裡，就不用擔心莓果是否當季的問題。我甚至開始栽種，現在後院的接骨木莓樹叢都已經長得比我還高了！不過，我認為最健康且常見的新鮮莓果可能是黑莓，我總是喜歡尋找當地可以自己摘採的黑樹莓。

「*每日飲食十二清單*」中的食物

√莓果 √其他水果

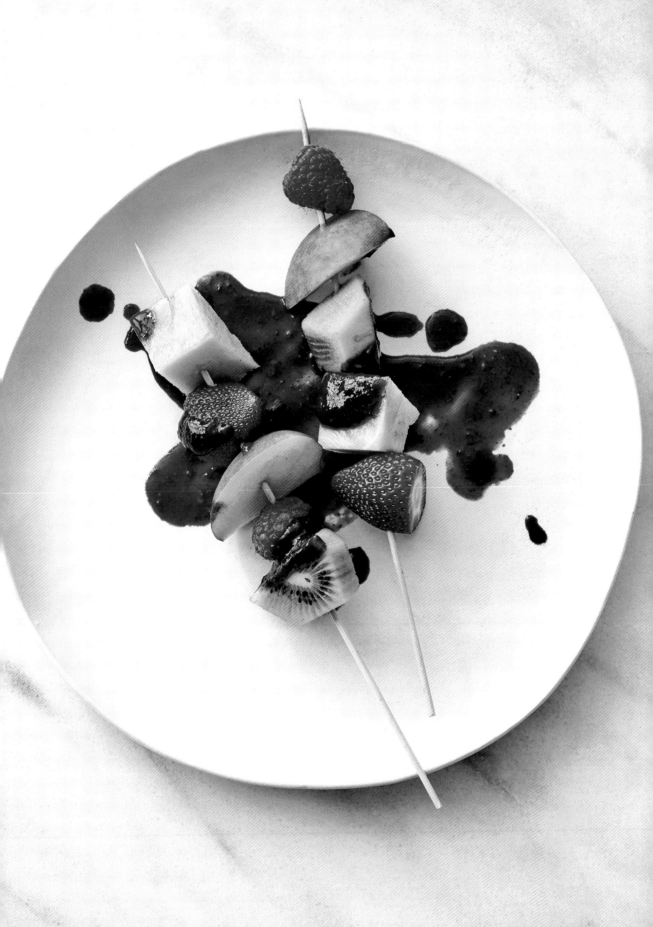

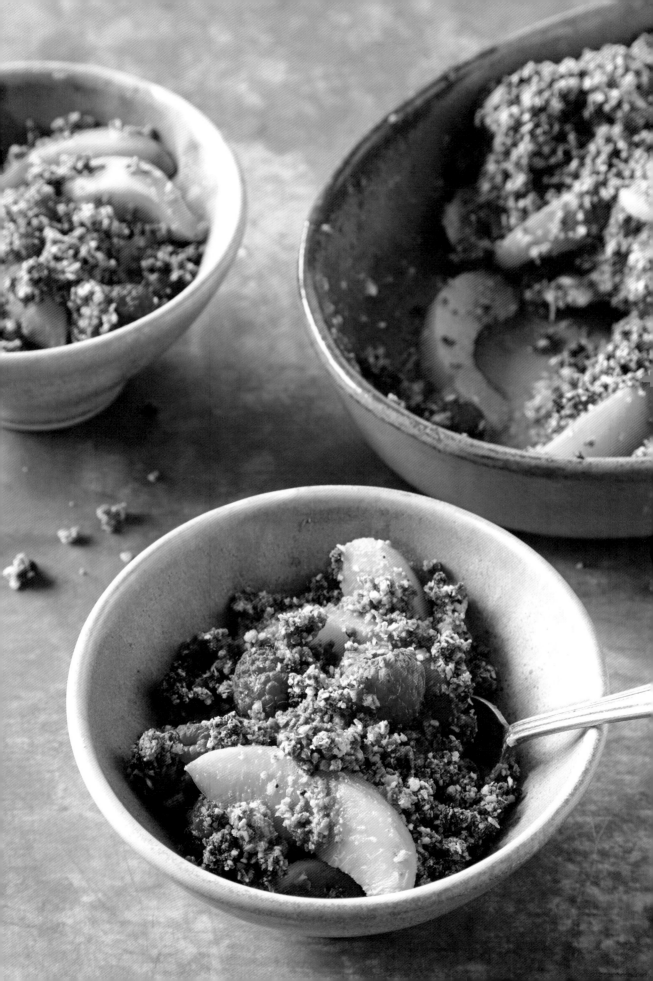

覆盆子蜜桃脆片

份量：6 份（每份1杯）• 難易度：簡單

我喜歡盡可能地食用當季食物。所以你何不也試試依據時令，來變換這道食譜中的水果呢？

配料

傳統燕麥片…1杯

生胡桃…1/2杯

椰棗（去核）…1/4杯

椰棗糖…1/4杯

肉桂粉…1/2小匙

水…2大匙

餡料

生腰果（用熱水浸泡3小時後瀝乾）…1/4杯

桃子（切片）…4杯

椰棗糖…1/3杯或依口味添加更多

檸檬（去皮打碎，作法見P.3）…1小匙

香草莢（對切並刮出香草籽）…1根（約5～7.5公分），或香草精…1小匙

覆盆子…1又1/2杯

水…2大匙

配料：

- 將燕麥片、生胡桃和椰棗放入食物調理機中，以瞬轉功能攪打至細末狀。

- 續加入水、椰棗糖和肉桂粉，以瞬轉功能攪打，直到所有食材混合均勻並呈粗碎末狀後備用。

- 將烤箱預熱至 180℃。

餡料：

- 將水與生腰果、1 杯桃子切片、椰棗糖、檸檬碎和香草放進果汁機裡以高速攪打至細滑。

- 將剩餘的 3 杯桃子切片與覆盆子，放在 20 公分的方形烤盤或淺烤盤中混合均勻後，把以果汁機攪打好的材料倒在水果上、混合均勻並鋪平。

- 續將作好的配料撒在水果上後，放入烤箱烘烤 25～30 分鐘，或直到配料開始變褐色，餡料也開始冒泡即可取出，待放涼幾分鐘後就可享用。

「每日飲食十二清單」中的食物

√其他水果　√堅果與種籽　√全穀物類

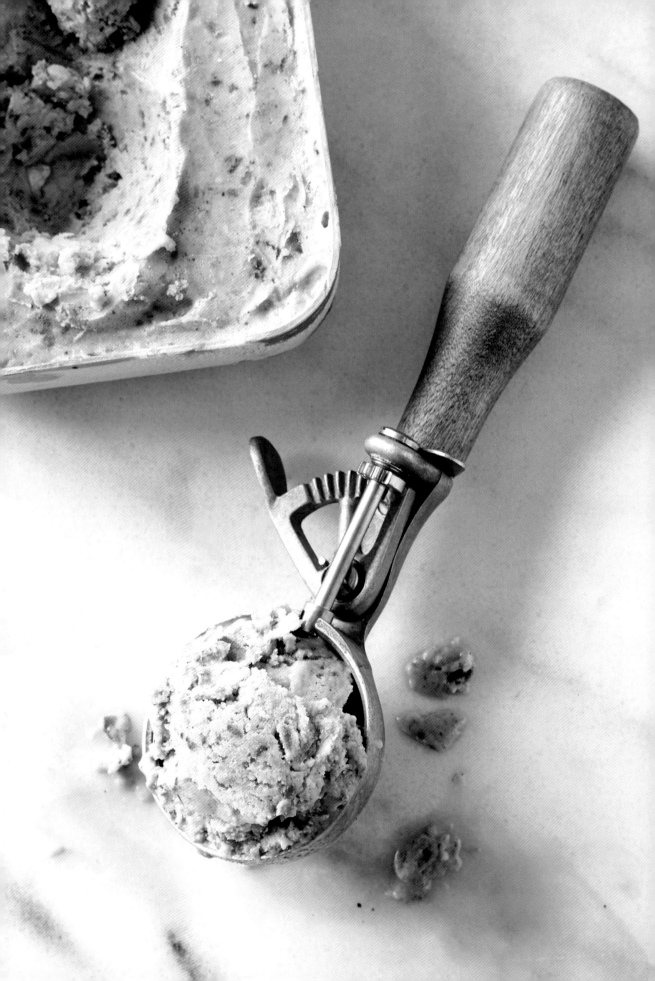

草莓香蕉純素冰淇淋

份量： *4* 份（每份1/2杯）• **難易度：** *簡單*

我尖叫，你尖叫，我們都為純素冰淇淋尖叫！在我們家，這種點心永遠都吃不夠——不管是這種特定的配方，還是它美味又簡單的變化類型。以下是四種變化口味：

花生醬香蕉： 去掉草莓，用花生醬代替杏仁醬。

巧克力香蕉： 不用草莓，而是加入可可粉，做成健康的巧克力純素冰淇淋，吃起來就像香蕉船。

櫻桃： 用新鮮或冷凍的櫻桃取代草莓。

抹茶： 只要簡單地把抹茶粉和冷凍香蕉泥混合均勻再冷凍就可以了。（由於鉛污染問題，請確保抹茶產地來自於日本，而非中國。）

冷凍的過熟香蕉（冷凍前分成數塊）…
4根

杏仁醬…2大匙

草莓（切片）…1杯

香草莢（對切並刮出香草籽）…1根（約2.5～3.8公分），或香草精…1/2小匙

1 將香蕉和杏仁醬放進食物調理機中，攪打至細滑並呈乳霜狀。

2 再加入草莓片和香草，以瞬轉功能充分攪勻即成純素冰淇淋。

3 將純素冰淇淋倒進密封容器中冷凍，30分鐘後即會變成軟質冰淇淋，1～2小時則會變成堅硬的質地。

4 若冰淇淋冰得太硬無法挖出，可將之放於室溫靜置10～15分鐘後再享用。

TIP
在冷凍庫儲存些熟香蕉塊，就能在彈指間做出美味的軟質純素冰淇淋（還有果昔）。

「*每日飲食十二清單*」*中的食物*

√莓果　　√其他水果　　√堅果與種籽

軟心免烤布朗尼

份量： *16* 個5公分方型的布朗尼 · **難易度：** 簡單

這是種快速又簡單的方法，可以滿足你的甜點胃，同時又保持健康。

核桃…1杯

椰棗（去核）…1又1/3杯

杏仁醬…1/2杯

無糖可可粉…1/2杯

胡桃碎…1/3杯

1 將核桃和椰棗放進食物調理機中，攪打成細末狀，再加入杏仁醬攪打至混合均勻後，續加入可可粉，以瞬轉功能充分混合。

2 將作法1倒進20公分的方形烤盤中，（可在烤盤裡鋪入烘焙紙，較易把布朗尼取出。）並用手指將材料均勻壓進烤盤裡。（可在上面鋪層烘焙紙，防止沾手。）

3 將布朗尼壓緊後，撒上胡桃碎並將之壓進布朗尼表面後，加蓋冷藏至少1小時，即可切成小方塊享用。

「*每日飲食十二清單*」*中的食物*

√ 其他水果　　√ 堅果與種籽

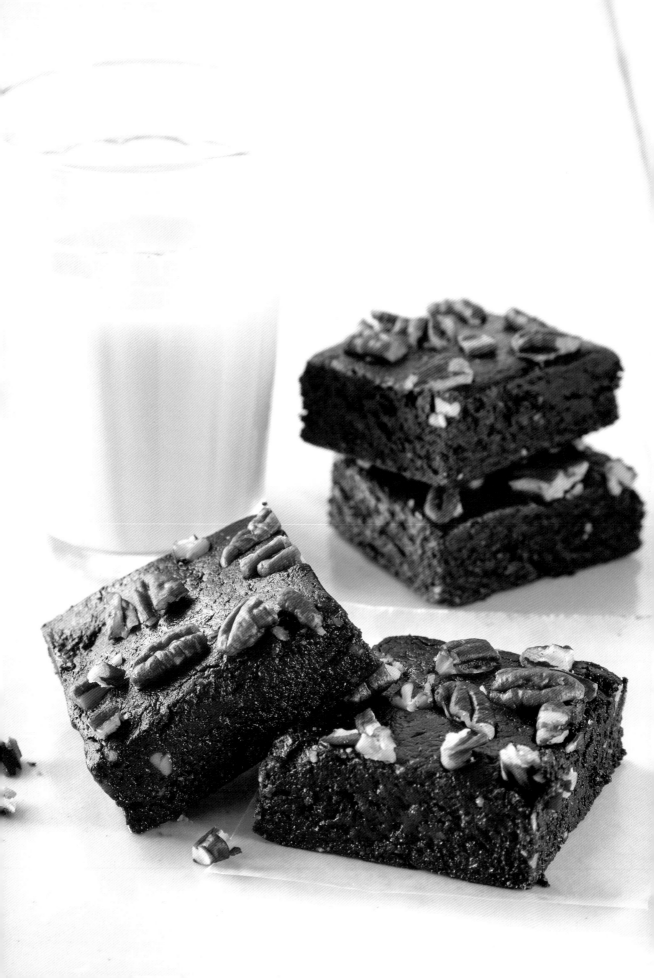

莓果巧克力奇亞籽布丁

份量：**4** 份（每份 1/4 杯）• 難易度：簡單

酪梨和杏仁醬為這款巧克力布丁增添了濃郁感。

熟哈斯酪梨（去核切半）…1/2 個

草莓、藍莓或其他莓果…1 又 1/4 杯

無糖可可粉…3 大匙

杏仁醬…2 大匙

椰棗糖漿（作法見 P.3）…1/2 杯

杏仁奶（作法見 P.2）…1 又 1/2 杯

奇亞籽…1/4 杯

選擇性裝飾：新鮮莓果、生杏仁片或可可粒

1 舀出酪梨中的果肉，放入果汁機或食物調理機中，加入莓果、可可粉、杏仁醬、椰棗糖漿和杏仁奶，以高速攪打至完全細滑後，倒入碗中，續放入奇亞籽拌勻即成布丁，而後加蓋冷藏至少 8 小時。

2 將布丁分裝成 4 小碗，並根據喜好裝飾，再冷藏 20 分鐘後即可取出享用。

「*每日飲食十二清單*」中的食物

√莓果　√其他水果　√堅果與種籽

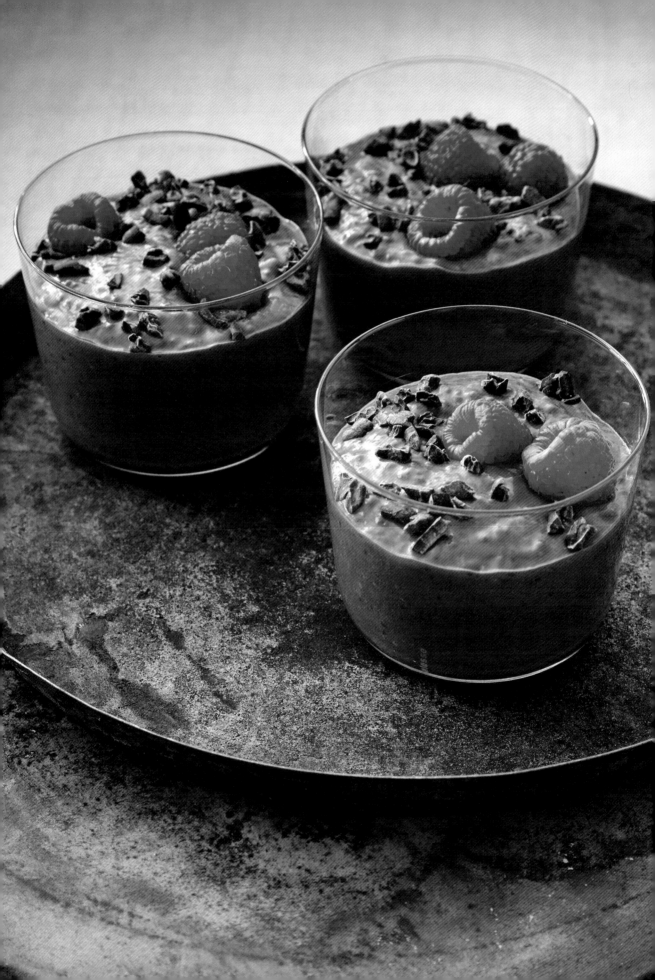

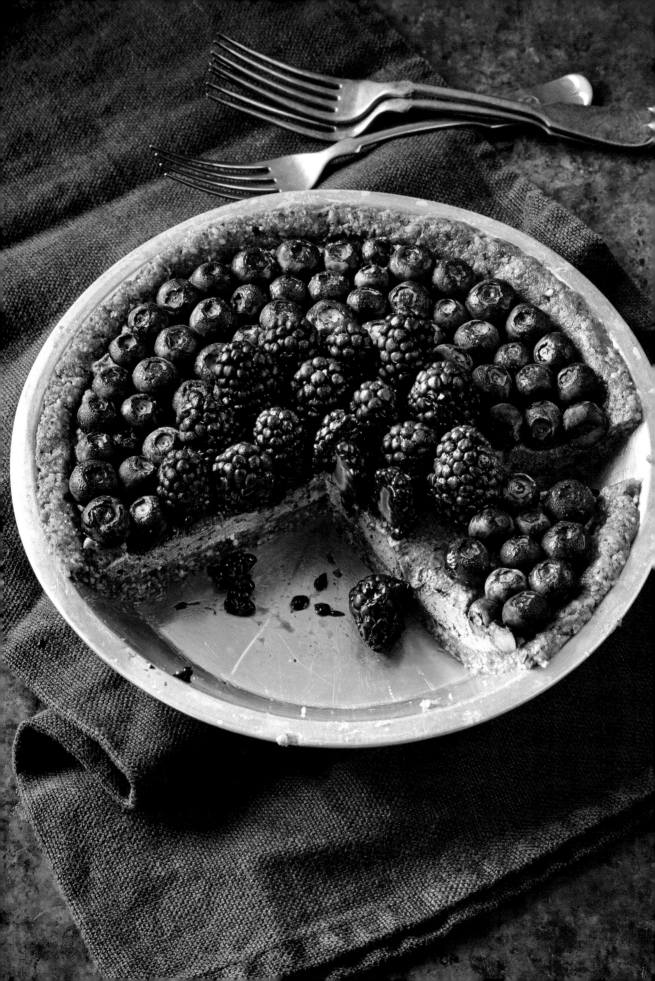

胡桃葵花籽餅皮雙莓派

份量： *8* **份** · **難易度：簡單**

以三種材料製成的簡單餅皮作為基底，搭配奶油狀餡料和新鮮莓果，就構成了這道美味甜派。

餅皮

胡桃或核桃…1 杯

葵花籽…3/4 杯

軟帝王椰棗*（去核）…1/2 杯

餡料

腰果（用熱水浸泡 3 小時後瀝乾）…3/4 杯

椰棗糖…2 大匙

檸檬（去皮打碎，作法見 P.3）…1/2 小匙

香草莢（對切並刮出香草籽）…1 根（約 2.5～3.8 公分），或香草精…1/2 小匙

熟香蕉…1/2 根

新鮮藍莓或冷凍藍莓（解凍）…1 又 1/4 杯

新鮮或冷凍（需解凍）**黑莓或小型草莓**…1 杯

餅皮：

- 將餅皮的所有食材放進食物調理機中，攪打至呈粗末狀的餅皮麵糰。（用手指捏起時若無法聚合，可加入 1～2 大匙水調整。）

- 將餅皮麵糰壓進 23 公分的派盤（可鋪層保鮮膜以方便拿取）或彈簧扣模中冷藏備用。

餡料：

- 將瀝乾的腰果、椰棗糖、檸檬碎和香草放進果汁機中以高速攪打至細滑，再加入香蕉和 1/2 杯的藍莓，攪打至細滑並呈乳霜狀後即成餡料，而後將餡料均勻抹在餅皮上。

- 將黑莓和剩餘的 3/4 杯藍莓於餡料上排成同心圓後，冷藏 4 小時待硬即可享用。（這道甜派當天作好風味最佳）

*編註：產於以色列，又稱「沙漠麵包」，為椰棗中的巨型品種，富含維生素礦物質高纖與糖分，果肉緊實，風味有如焦糖般甜蜜。

「每日飲食十二清單」中的食物

√ **莓果**　　√ **其他水果**　　√ **堅果與種籽**

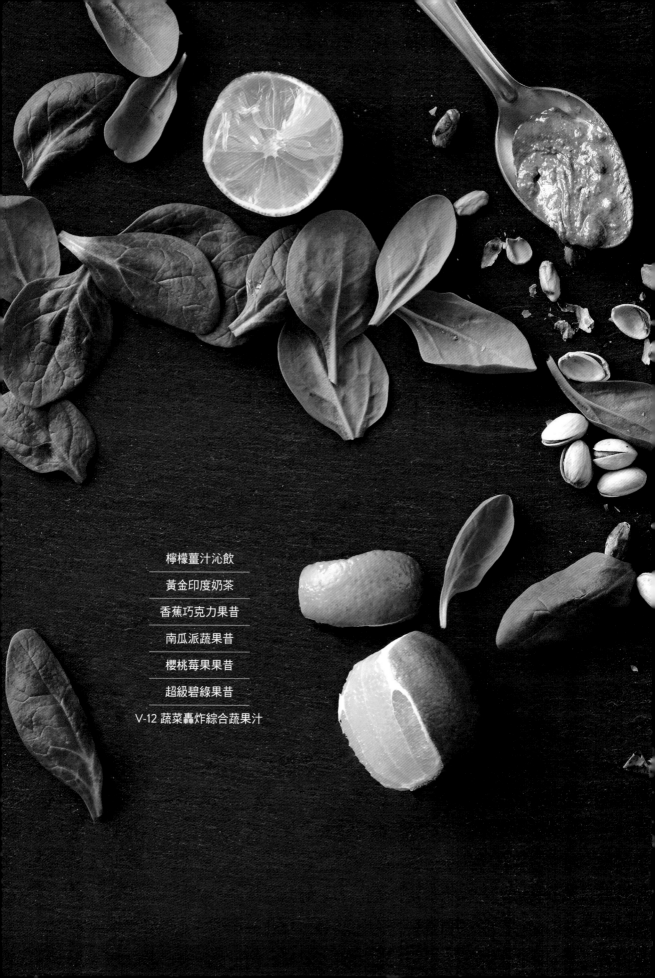

TWELVE

飲料

果昔的愛好者將會喜歡我們放在本章裡的這些飲料，
從超級碧綠果昔到超級美味的香蕉巧克力果昔應有盡有。
櫻桃莓果果昔就像夏天的味道，而南瓜派蔬果昔則是秋冬季節的完美選擇。
如果一定要挑一款，我最喜歡的新歡是 V-12 蔬菜轟炸綜合蔬果汁。

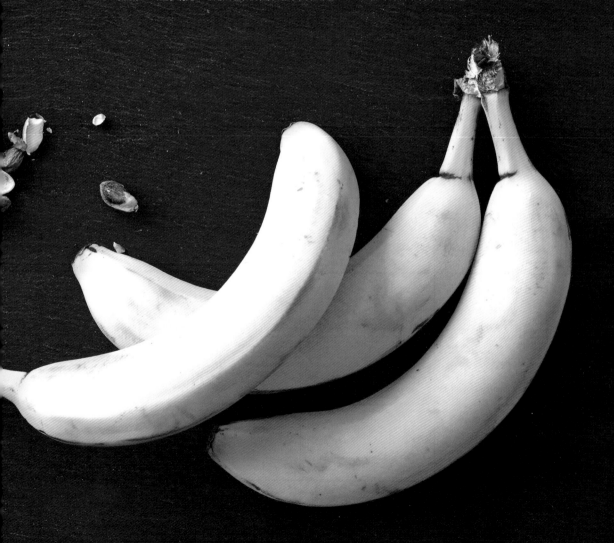

檸檬薑汁沁飲

份量：2份（每份2杯）• **難易度：簡單**

這道絕妙的飲品也可做成熱茶飲。

嫩薑塊（切片）…1個（約5公分）

檸檬（去皮打碎，作法見P.3）…2大匙

肉桂棒…1根（約10公分，可省略）

椰棗糖漿（作法見P.3）…適量（可省略）

新鮮薄荷（裝飾用）…適量（可省略）

水…4杯

1 將水和嫩薑片放進大湯鍋裡煮滾後，從火爐上移開，加入檸檬碎和肉桂棒，靜置 30 分鐘。

2 續加入椰棗糖漿調整至適當甜度，冷藏至涼後，即可倒進長形杯中加入冰塊，裝飾新鮮薄荷享用。

為飲用水添加風味的 5 種方式

在水杯或水瓶中加入下列任何一樣食材，就能讓飲用水好上加好：

1. 檸檬或萊姆片
2. 小黃瓜片
3. 薑片
4. 薄荷葉
5. 內含新鮮莓果的冰塊

「每日飲食十二清單」中的食物

√其他水果　√香料　√飲料

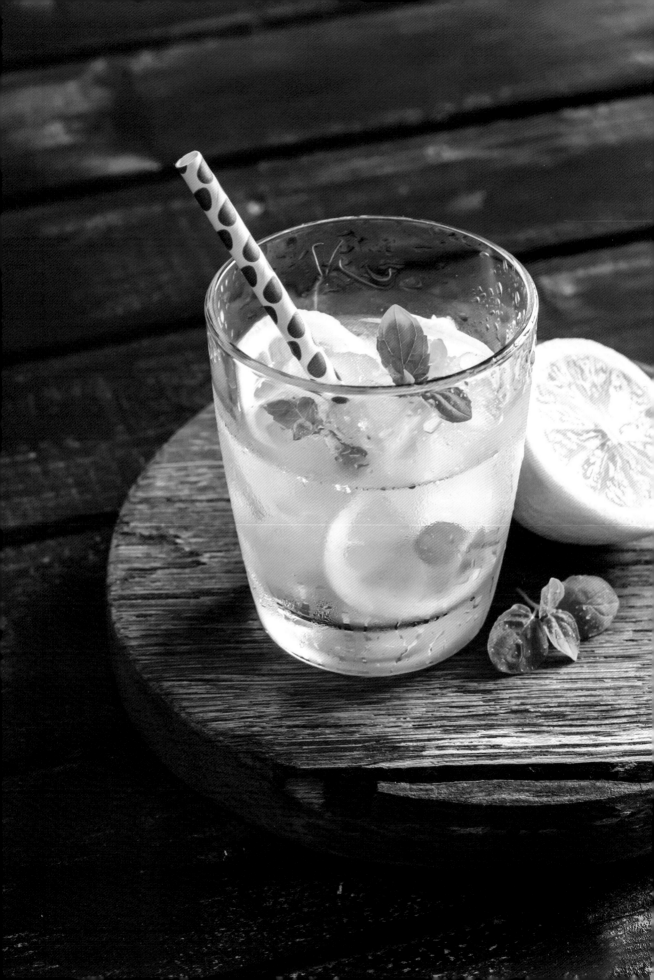

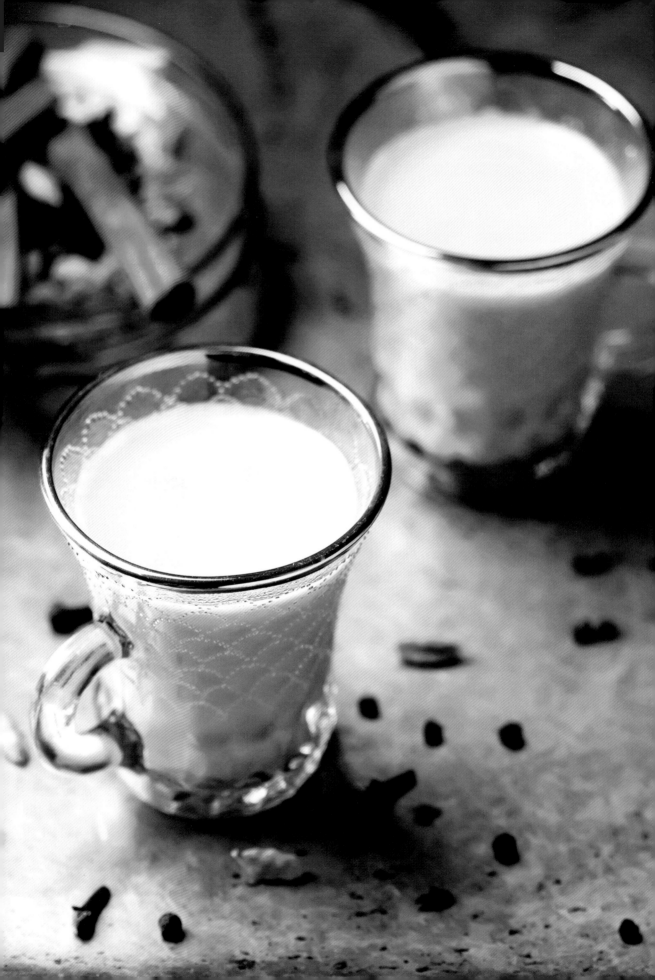

黃金印度奶茶

份量： *4* **份**（每份1又1/2杯）• **難易度：** *簡單*

薑黃為這款芬芳的茶品增添了一抹金黃色澤，且這款茶飲冷熱皆宜。

肉桂棒…2根（約5公分）

嫩薑（切成薄圓片）…1個（約2.5公分）

整顆丁香…8個

綠豆蔻莢（壓泥）…4個

茴香籽…2小匙

新鮮薑黃（磨泥）…1段（約0.6公分），
或薑黃粉…1/4小匙

冷水…6杯

大吉嶺或其他種類紅茶…6包

椰棗糖漿（作法見P.3）…1/4杯或適
量

杏仁奶（作法見P.2）…1杯或適量

1 將肉桂棒、嫩薑片、綠荳蔻莢、茴香籽和薑黃泥放進中型湯鍋裡，加水煮沸後，轉小火燉煮10分鐘離火。

2 續加入茶包，浸泡5分鐘後取出丟棄，並放入椰棗糖漿和杏仁奶拌勻後，即可倒入茶壺中再裝杯享用。

「*每日飲食十二清單*」*中的食物*

√其他水果　√堅果與種籽　√香料　√飲料

香蕉巧克力果昔

份量：1 份（每份2杯）• **難易度：簡單**

這款香濃的巧克力果昔味道非常濃郁美味，好喝到讓你忘了它有多健康！

冷凍的熟香蕉（冷凍前切塊）⋯1根

冷凍藍莓⋯1/3杯

無糖可可粉⋯2大匙

亞麻籽粉⋯1大匙

香草莢（對切並刮出香草籽）⋯1根（約 2.5～3.8公分），或香草精⋯1/2小匙

杏仁醬⋯1大匙

椰棗糖漿（作法見P.3）⋯2大匙（可省略，取決於水果的甜度）

生菠菜葉⋯1杯

冰塊⋯3～4個（可省略）

水⋯1杯

將所有食材放進果汁機中，以高速攪打至濃稠細滑，即可倒入杯中享用。（若想要稀一點，可加入少量冰塊或更多的水。）

果昔

我製作果昔的小技巧，就是把超級美味和比較沒那麼好吃的食材組合在一起，例如芒果配生羽衣甘藍，讓它們可以互相平衡。果昔能讓你攝取一些日常飲食中不會吃的食物，而且非常方便。對我而言，這代表了可以待在跑步機辦公桌前邊運動邊工作，同時還可以順便用吸管攝取一些「每日飲食十二清單」的食物！

有些人會說，當你把蔬菜和水果放進果汁機裡攪打時，纖維就流失了，但這是無稽之談，因為在果汁機中放進多少纖維，打完就有多少纖維。好的果汁機所做的事，就是用比我們牙齒更厲害的方式分解蔬果的細胞壁，幫助食物釋放出更多的營養。為了避免在喝完果昔後感到飢餓，請慢慢地喝，好讓身心有時間意識到這些攝取量，並送出適當的飽足信號。

「每日飲食十二清單」中的食物

√莓果　√其他水果　√綠色蔬菜　√亞麻籽　√堅果與種籽　√飲料

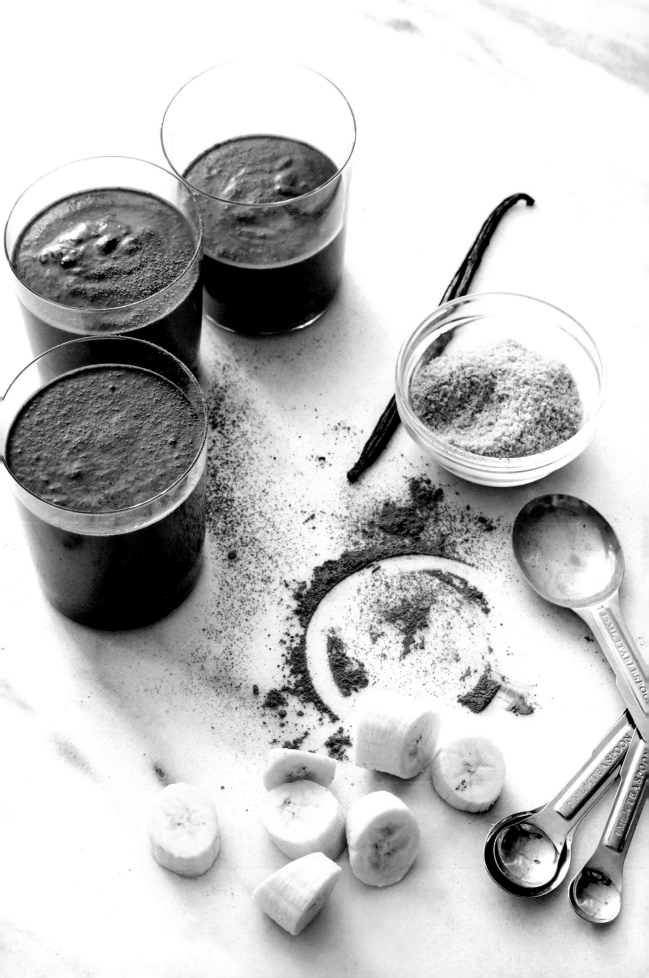

南瓜派蔬果昔

份量：*1*份（每份1又1/2杯）• 難易度：簡單

這款飲品喝起來就像是放在杯子裡的南瓜派，但必須確認你用的是大塊純南瓜糊罐頭，而不是南瓜派餡料。

大塊純南瓜罐頭⋯1/2杯

小型冷凍熟香蕉（冷凍前切塊）⋯1
根

軟帝王椰棗（去核）⋯3個

新鮮薑黃（磨泥）⋯1段（約0.6公分），
或薑黃粉⋯1/4小匙

南瓜派香料⋯1小匙

杏仁醬⋯1大匙

水⋯1杯

將所有材料放進果汁機中，以高速攪打至細滑，即可倒入杯中享用。

「*每日飲食十二清單*」中的食物

√其他水果　√其他蔬菜　√堅果與種籽　√飲料

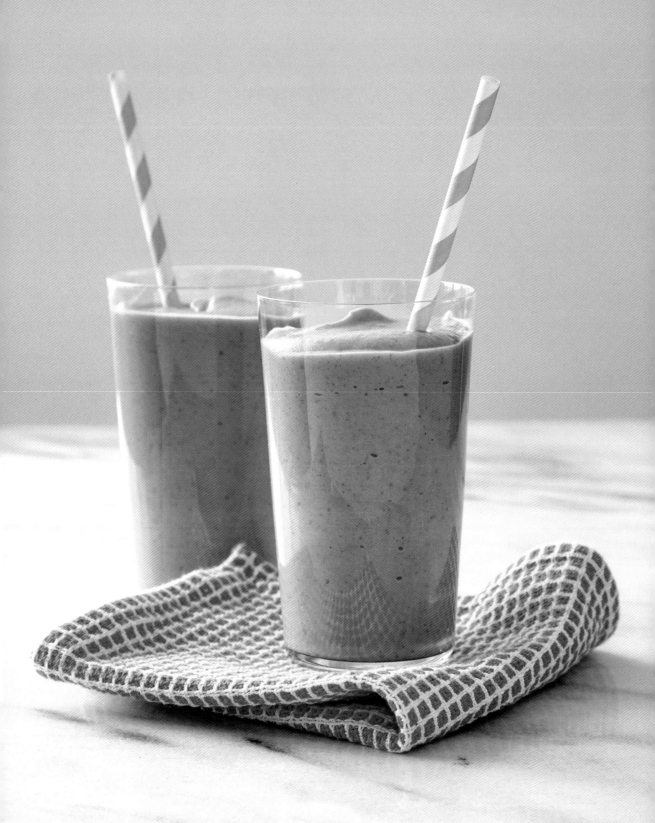

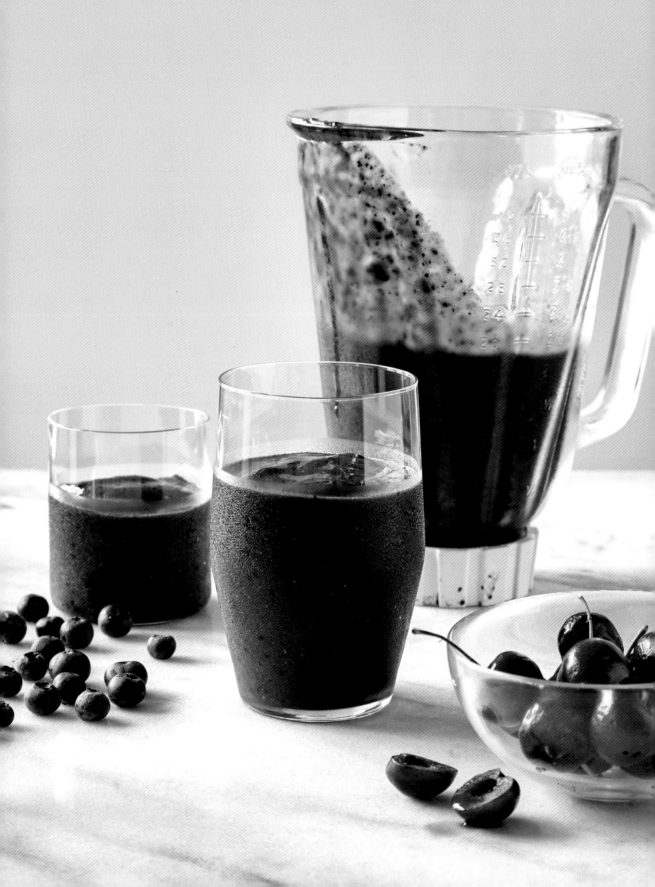

櫻桃莓果果昔

份量： *1* 份（每份 2 又 1/2 杯）。 **難易度：** 簡單

這是道家常必備的果昔，如果在冷凍庫儲存一些莓果，就能夠整年享用。亦可以任意搭配各種類型莓果，或用其他新鮮或冷凍的水果做些變化。如果水果不夠甜，可以加一兩顆軟椰棗，或者淋上適量的椰棗糖漿（作法見 P.3）。

冷凍藍莓⋯1 杯

新鮮或冷凍櫻桃（去核）⋯1/2 杯

冷凍熟香蕉（冷凍前切塊）⋯1 根

亞麻籽粉⋯1 大匙

杏仁醬⋯1 大匙

水⋯1 又 1/2 杯

將所有材料放進果汁機，攪打約 1 分鐘至細滑且呈乳霜狀後，即可倒入杯中享用。（若喜歡稀一點，可多加點水。）

「*每日飲食十二清單*」中的食物

√莓果　√其他水果　√亞麻籽　√堅果與種籽　√飲料

超級碧綠果昔

份量：**1** 份（每份 2 又 1/2 杯）• 難易度：**簡單**

你可以用這款美味清爽的飲料勾選掉「每日飲食十二清單」中的 6 個項目。只要一杯果昔就能勾掉 6 個喔！如果喜歡稀一點的口感，可多加點水。

新鮮嫩葉菠菜（塞緊）⋯2 杯

大型蘋果（去核）⋯1 個

鳳梨（切丁）⋯1 杯

熟哈斯酪梨（去皮去核）⋯1/2 個

新鮮薄荷葉（塞緊）⋯1/4 杯

軟帝王椰棗（去核）⋯3 個

新鮮薑黃（磨泥）⋯1 段（約0.6公分），或薑黃粉⋯1/4 小匙

檸檬或萊姆（去皮打碎，作法見 P.3）⋯2 小匙

亞麻籽粉⋯1 大匙

冰塊⋯適量（可省略）

水⋯2/3 杯

1 將除冰塊和水外的所有材料放進果汁機裡，攪打至完全細滑。

2 續加入水和冰塊，再攪打至細滑，即可倒入杯中享用。

「*每日飲食十二清單*」*中的食物*

✓其他水果　✓綠色蔬菜　✓其他蔬菜　✓堅果與種籽　✓香料　✓飲料

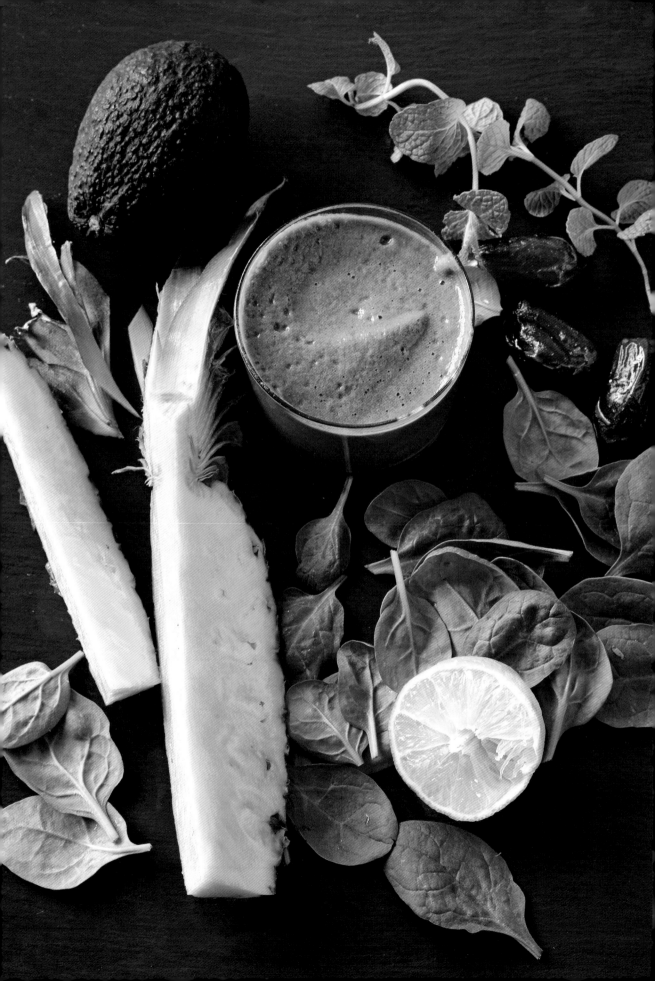

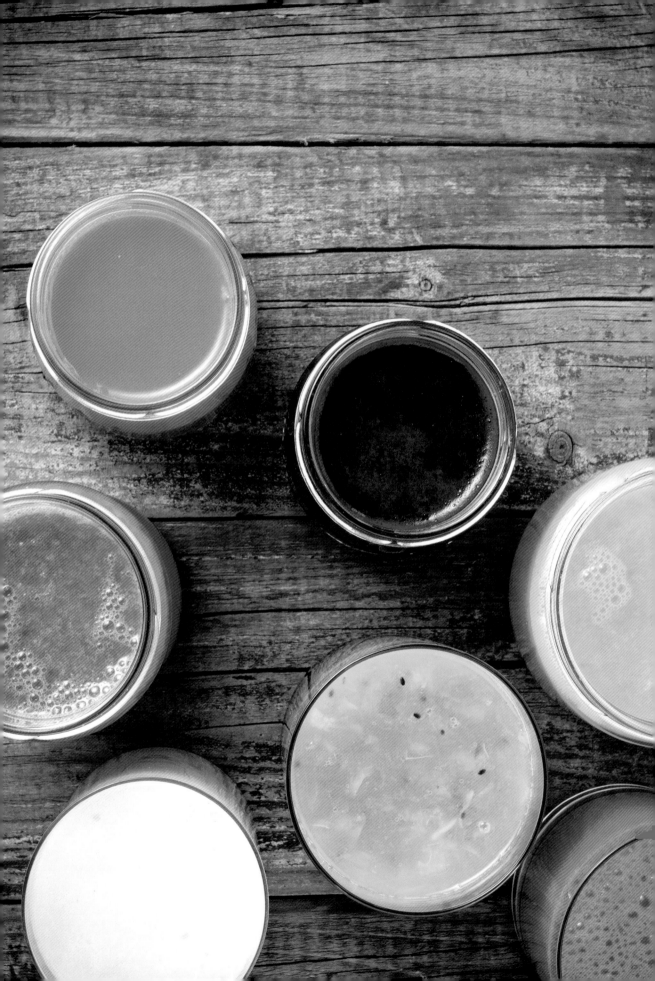

V-12 蔬菜轟炸綜合蔬果汁

份量：2份（每份340c.c）• **難易度：簡單**

這是種飲用蔬菜的好方法！

菠菜、紅羽衣甘藍或其他深綠色葉菜⋯2杯

李子番茄⋯1～2個

西洋芹梗（切粗碎）⋯1根

紅椒（切成4等份）⋯1/2個

紅洋蔥（切碎）⋯1大匙，或小型大蒜⋯1瓣

墨西哥辣椒（去籽）⋯1/2根（可省略，但加了會很High！）

檸檬（去皮打碎，作法見P.3）⋯2小匙

蘋果（去核切成4份）⋯1個

綠藻⋯2小匙（可省略）

新鮮薑黃（磨泥）⋯1段（約0.6公分）或薑黃粉⋯1/4小匙

冰塊⋯1/2杯

水⋯2杯

將所有材料放入果汁機中，以高速攪打至細滑後，即可倒入杯中享用。

「*每日飲食十二清單*」*中的食物*

√ 其他水果 √ 綠色蔬菜 √ 其他蔬菜 √ 香料 √ 飲料

十四天菜單計劃

人們通常不只跟我要食譜，還希望知道要怎樣建立一週以上的飲食計劃，
為了滿足這些需求，以下是兩週的菜單範例。
你也可以查看我的 Lighter 檔案，
裡面有數百種食譜所組成的免費飲食計劃：
www.lighter.world/providers/Michael_Greger

第一週

第一天

早餐
夏日燕麥粥

午餐
咖哩鷹嘴豆捲
V-12 蔬菜轟炸綜合蔬果汁

晚餐
超級沙拉佐蒜味凱薩醬與大麻仁
櫛瓜麵佐酪梨腰果白醬

甜點
草莓香蕉純素冰淇淋

第二天

早餐
烤墨西哥捲餅

午餐
蔬菜紅腰豆秋葵濃湯
起司羽衣甘藍脆片

晚餐
菠菜紅藻味噌湯
毛豆蕎麥麵佐杏仁綜合醬

甜點
莓果巧克力奇亞籽布丁

第三天

早餐
一碗穀物早餐

午餐
菠菜蘑菇黑豆墨西哥捲餅
毛豆酪梨醬 + 生菜

晚餐
芒果酪梨羽衣甘藍沙拉佐薑味芝麻橙汁醬
黑豆黃米飯佐綠花椰菜

甜點
軟心免烤布朗尼

第四天

早餐
超級碧綠果昔

午餐
西班牙黑豆冷湯沙拉
南瓜籽沾醬 + 生菜

晚餐
鑲波特菇佐香草蘑菇醬汁
炒紫高麗菜

甜點
蒸烤蘋果派

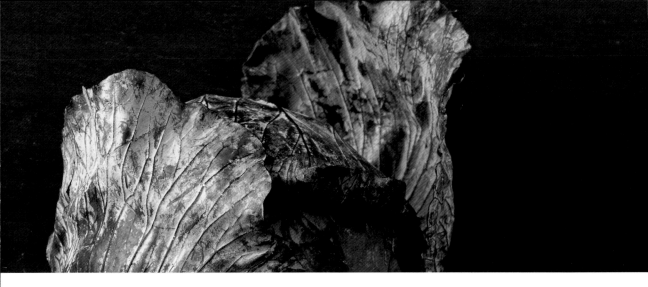

第五天

早餐

法式吐司佐莓果醬

溫熱糖煮梨

午餐

羽衣甘藍白豆湯

三種種籽餅乾

晚餐

超級沙拉佐蒜味凱薩醬與大麻仁

烤蔬菜千層麵

甜點

櫻桃純素冰淇淋

第六天

早餐

番薯雜燴

100% 全麥吐司

午餐

鮮蔬豆餡墨西哥餡餅

夏日莎莎醬

晚餐

波特菇綠蔬吐司

香烤洋蔥圈

甜點

胡桃葵花籽餅皮雙莓派

第七天

早餐

法式吐司佐莓果醬

午餐

邋遢喬菠蘿蜜三明治

晚餐

扁豆牧羊人派

烤蘆筍佐法式伯納西黃椒醬

甜點

杏仁松露巧克力

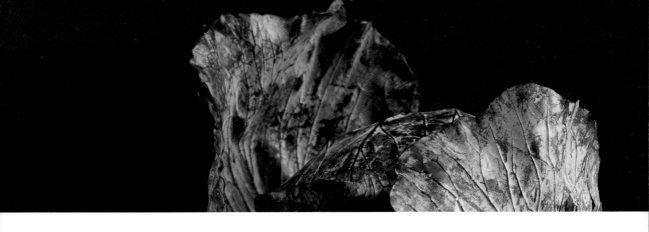

第二週

第八天

早餐

夏日燕麥粥

午餐

摩洛哥扁豆湯

起司羽衣甘藍脆片

晚餐

蒜炒青菜

奶油通心麵

甜點

覆盆子蜜桃脆片

第九天

早餐

南瓜派蔬果昔

超級食物一口早餐

午餐

蔬菜丁沙拉

冠軍蔬菜墨西哥辣湯

晚餐

胡蘿蔔鷹嘴豆藜麥抓飯

白花椰菜排佐摩洛哥青醬

甜點

草莓香蕉純素冰淇淋

第十天

早餐

巧克力燕麥粥

午餐

藜麥羽衣甘藍黑豆湯

甜菜漢堡

晚餐

開心果菠菜沙拉佐草莓巴薩米可陳年酒醋醬

波隆那扁豆醬全麥義大利麵

甜點

新鮮水果串佐黑莓淋醬

第十一天

早餐

烤墨西哥捲餅

午餐

煙燻米豆與芥藍菜葉

糙米飯

晚餐

鷹嘴豆與白花椰菜咖哩

糙米飯

印度風味菠菜與番茄

甜點

軟心免烤布朗尼

第十二天

早餐

超級食物一口早餐

櫻桃莓果果昔

午餐

韋拉克魯斯天貝生菜捲

煙燻烤鷹嘴豆

晚餐

燉天貝與青江菜佐沙薑醬

糙米飯

甜點

免烤燕麥核桃餅乾

第十三天

早餐

一碗穀物早餐

午餐

黑豆漢堡

芝麻紫高麗菜胡蘿蔔涼拌沙拉

晚餐

烤甜菜佐巴薩米可陳年酒醋燉甜菜葉

鑲冬南瓜佐黑豆醬

甜點

花生醬香蕉純素冰淇淋

第十四天

早餐

番薯雜燴

100% 全麥吐司

午餐

羽衣甘藍沙拉佐酪梨女神醬

鮮蔬豆餡墨西哥餡餅

晚餐

檸檬烤球芽甘藍、胡蘿蔔與胡桃

紅藜麵包佐金黃醬

甜點

新鮮水果串佐黑莓淋醬

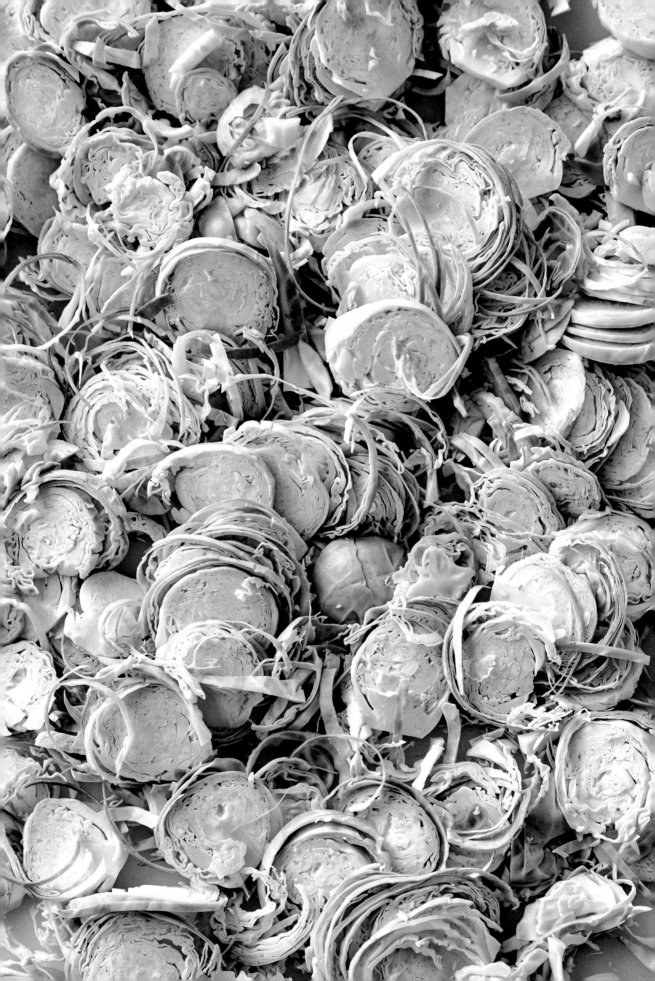

廚藝技巧
KITCHEN TECHHNIQUES

以下是一些能夠幫助你的廚房秘訣和烹飪技巧：

烤焙（Baking）

這種烹調方法是在烤箱中進行，通常溫度都低於 200℃，主要是用在變硬前尚未成形的食物上，像是馬芬或蛋糕。

用矽膠烤墊或烘焙紙烤焙或烘烤

在烤盤上先鋪好矽膠烤墊或烘焙紙，再放上食材，能夠讓你不用油就可以烘焙，也不用擔心食物沾黏，清潔時也更容易些。

燉（Braising）

這種烹調方同時運用濕熱與乾熱。一般情況下，食物會先用高溫乾煎，再放入加蓋的鍋中低溫烹調，由於鍋中可能會添加有味道的湯汁，而這些湯汁有時會隨烹調變得濃稠，進而形成醬料或醬汁。

烘烤（Roasting）

這種乾熱烹調的方法跟烤焙很類似，也是在烤箱中進行，通常溫度都在 200℃ 以上。烘烤適用於在烹調過程開始前，就已經具有固定結構的食物，例如蔬菜。

小火燉煮（Simmering）

這是種將食物以低於沸點小火烹調的技術。為了讓湯汁保持熱度，先將其煮沸，然後將爐火轉到幾乎停止產生泡泡的程度。屬於溫和烹飪法，通常用於烹調湯品和燉菜。

浸泡與打碎堅果

有些食譜需要將堅果打成粉末狀後加入醬料、堅果奶或堅果奶油中。跟去皮杏仁相比，腰果較軟，容易打成細末狀。為盡可能做出最細滑的醬料，可先把堅果打成粉狀，再用足夠長的時間攪打醬料，使其變得細滑；也可將堅果浸泡在水中一晚，或浸泡在熱水中幾個小時。

蒸天貝

使用天貝前，建議先用熱水蒸 15 ～ 30 分鐘，有助於促進風味。

蒸蔬菜

蒸蔬菜前，應先在大湯鍋中倒入幾公分深的水煮滾，再將蔬菜排於蒸盤裡，而後放在滾水上，確保蔬菜不會浸入水中，並要加蓋，直到蒸到所想要的軟硬度，且應檢查水位，以確保水份沒有全部蒸乾。

炒（Stir-frying）

這種在中大火下快速烹飪的方法，有助於保持食物的顏色、味道和質地。炒菜時，最好將食材事先準備好，以便它們可以迅速扔進炒菜鍋或煎鍋裡。而不同的食材要依據不同的烹調時間分別加進鍋裡，例如切成薄片的蘑菇只需要炒幾分鐘，而胡蘿蔔丁則需要炒較長的時間。在食材快要煮熟時，再加入香料或醬汁，並攪拌使其均勻覆蓋食材。雖然用油炒是常見的方法，但也可以用水代替油做出更健康的料理，避免添加沒有營養的熱量。

用水煎炒（Water-sauté）

這種烹調法是不用油來煎炒食材。水煎的做法是，將 2 大匙（或者更多，取決於食譜指示）的水倒進煎鍋中，以中火加熱。把食材加入熱水中烹煮、翻炒直到變軟。除用水外，也可以用紅酒、醋、蔬菜高湯（作法見 P.6），甚至是無鹽豆類的罐頭湯汁來煎炒。

如何購買與儲存食材

我寫這本食譜書，是因為人們想要一些食譜，幫助他們了解如何在日常飲食中應用《食療聖經》中的原則，並為他們提供方便又美味的方法，將「每日飲食十二清單」和其他很棒的綠燈食物放進膳食裡。

如果你已經致力於最健康的飲食方式，那真是太好了。但我仍然為了那些可能還在實驗階段的你寫了這本書，希望這時候的你正告訴自己：「好吧，我願意試著吃得更健康，但只會在我喜歡盤子裡的食物的前提下才願意這麼做！」

為了吃得更好，就會煮得更好；而為了煮得更好，你需要準備好對的食材。因此這一切，都始於採購。

當我去採買食材時，主要就想著三件事情：農產品、農產品、農產品。我會試著盡可能用新鮮蔬果塞滿冰箱。

在我們家，瘋狂購物的意思，就是把所有的時間幾乎都花在逛農產品區上。我好喜歡看看有哪些新的時令蔬果，例如夏季的桃子和冬季的南瓜，且我會試著確保我的購物車像彩虹一樣色彩繽紛，除了深淺不同的綠色蔬菜外，還可能會買紫高麗菜、黃椒、紅蘋果和藍莓，因為越多的顏色就代表了越多的植物色素，而越多植物色素則代表了越多的抗氧化劑。

作為我們收集農產品任務的一部分，我也會花時間在商店的另一頭，也就是冷凍食物區裡。有時候，冷凍蔬果實際上比新鮮蔬果含有更多的營養。冷凍蔬菜可能是在採收當天冷凍，而「新鮮」的農產品則可能是從地球的另一頭坐船渡海而來，在旅途中喪失了其營養價值。其實本地及新鮮摘採的農產品是最好的，但在我住的地方並非全年供應，這就是為什麼我會流連於冷凍食物區的原因。

我唯一一會進入商店中央區域時，就是到散裝區購買全麥義大利麵、罐裝或利樂包番茄製品、罐裝豆類（當沒有自己煮時）、全穀物、乾豆類、堅果與種籽，以及果乾和香料。我喜歡裝一大袋的豆類和綠色蔬菜，如此一來，就能隨時準備好立即改善任何一道菜餚的營養成分。我討厭看到好食物壞掉，因此這提供了我額外動力，來儘量裝滿最健康的食物。

此外，我還在廚房架上保存很多舊瓶子和調味料罐。它們裝滿了我所製作的香料——奇亞籽、葵花籽、乾燥巴西里、乾燥薄荷、乾燥蒔蘿、亞麻籽粉和乾燥伏牛花，這些全都能為菜餚添加額外的口感、風味和營養。

建立一個真正一級棒的蔬食廚房需要花點時間，我的建議是請用覺得自在的步調，來逐步轉換成這種基於實證的飲食方式。那些試著一下子就立刻採用全食物蔬食飲食的人，恐怕都無法堅持下去，在每樣食物和每餐中逐漸學會如何吃得更健康的人，或許才會做得最好。

因此在嘗試新食物時，不妨在飲食中加入更多的蔬菜，以排除一些較不健康的選擇；並在適當時，於烹飪中用上新的健康食譜，然後再找到另一個類似的食譜，之後一個接著一個，就能讓所有的飲食都以綠燈食物為主。

請記住，最重要的是長期堅持。最要緊的，不是你在人生中最初幾十年所吃的，或是明天或下星期吃的，而是接下來幾十年吃的食物，所以請用最適合自己的步調來進行。如果你有時走了回頭路，也不要給自己太大壓力，假如某天你吃得不健康，只要試著在第二天吃得健康一點就可以了。

除了這些基本概念，找到喜愛的食物也很重要。最好的方法，或許是拓展你的視野，既然有各式各樣異國風味的豆類和青菜，何不選擇一些不那麼熟悉的種類？試試赤小豆或希臘大豆如何？還是要試試酸模或芥藍？如果夠幸運，附近有大型亞洲市場的話，就可以找到更多不常見的農產品，像是菠蘿蜜，看起來就像是個長滿刺的大西瓜，具有像肉一樣的細絲狀質地，有助於將你的無肉星期一延續到玉米餅星期二*。雖然吃得健康最初聽起來可能有諸多限制，但很多人告訴我，最終他們的飲食反而比之前任何時候都更多元豐富。

走進在地市場的民族區，我們可以看到墨西哥、中國、印度、泰國、衣索匹亞以及其他地區的食材。我們的目標，是要找到能幫最不起眼的豆類和青菜注入活力的醬料和調味料。大多數調製好的醬料都是黃燈或紅燈食物，添加了鹽、糖和脂肪，但如果一種不太健康的醬料可以大幅增進你的全食物蔬食攝取量，或許值得一用，直到你能夠 Google 到綠燈版的替代品為止。

一些混合香料可能始於綠燈食物，像是義大利香料、牙買加煙燻香料（jerk）、玉米餅調味料（taco seasoning）、衣索匹亞綜合香料（berbere）、印度綜合香料（garam masala）及中東綜合香料（za'atar）。請確保你手邊隨時都有一些香料，好讓你在烹調時隨手就可以倒一些進鍋子裡，不需要為羅勒和奧勒岡（或其他香料）之間的適當比例傷腦筋，因為這些香料都已經幫你調配好了。

為了幫助你建立食物庫存，P.228 的清單是你可能會想要購買的食物指南，特別適合想要用這本書裡的食譜來做菜的你。

---

*譯註：無肉星期一（Meatless Monday），或稱為「週一無肉日」，是由星期一活動組織（The Monday Campaigns）在 2003 年推動的國際運動，號召大眾每逢週一茹素，以達成健康與環保的目的。而在美國許多城市，尤其是在加州，餐廳在星期二都會推出墨西哥玉米餅的優惠，因此有星期二是玉米餅日的說法。

- 朝鮮薊心（罐頭或冷凍）
- **豆類：**（乾燥或罐頭）黑豆、鷹嘴豆、腰豆、白豆、米豆、花豆、扁豆、豌豆和白腰豆
- 鷹嘴豆粉
- 阿斗波醬煙燻墨西哥辣椒（chipotle chilies in adobo）
- 可可粉（無糖）
- 咖哩粉
- 椰棗糖
- 乾辣椒
- **果乾：**椰棗乾、葡萄乾、杏桃乾、枸杞、無花果乾
- 紅藻片
- **全穀物類：**紅米、糙米、黑米、紅色或黑色藜麥、傳統燕麥片
- 味噌醬（白）
- 芥末醬（無鹽石磨）
- 堅果醬和白芝麻醬
- 營養酵母
- **堅果與種籽：**腰果、杏仁、胡桃、花生、核桃、亞麻籽、芝麻、去殼大麻籽（大麻仁）
- **義大利麵和麵條：**100% 全麥或豆製義大利圓直麵、義大利細麵、義大利螺旋麵、義大利千層麵、蕎麥麵
- 罐頭烤紅椒
- 調味料和乾燥香草
- **番茄製品：**無鹽瓶裝、不含雙酚 A 罐裝或利樂包番茄製品（番茄丁、整顆番茄、番茄糊、番茄醬、義式番茄醬）
- **墨西哥薄餅：**100% 全麥和玉米製
- 香草莢
- 醋（巴薩米可陳年酒醋、米醋、龍蒿醋）

新鮮食品

- **水果和根莖類蔬菜：**洋蔥、大蒜、胡蘿蔔、番薯、西洋芹，以及檸檬、萊姆、香蕉、薑和時令水果
- **綠色葉菜：**羽衣甘藍、嫩葉菠菜、芝麻葉、新鮮香料，以及十字花科蔬菜（包括白花椰菜和紫高麗菜）
- **沙拉材料：**生菜、小黃瓜、番茄、甜椒、酪梨以及其他蔬菜，像是蘆筍、四季豆、綠花椰菜、菇類、南瓜和玉米
- 天貝

冷凍食品

- **蔬菜：**綠色蔬菜、玉米粒、綠豌豆、毛豆
- **水果：**藍莓、櫻桃、草莓、桃子、芒果
- 煮好並分成小份的（黑、紅或糙）米飯、豆類和蔬菜高湯（作法見 P.6）

還有隨時準備好下列項目

- 杏仁奶（作法見 P.2）
- 椰棗糖漿（作法見 P.3）
- 香辣複合調料（作法見 P.4）
- 堅果帕馬森起司（作法見 P.4）
- 鮮味醬（作法見 P.5）
- 蔬菜高湯（作法見 P.6）
- 健康版辣醬（作法見 P.8）

食材採購指南

書中大部分的食材均可在傳統市場、超市、量販店等處購得，
少數不易購得的進口食材，可至好市多、微風超市、Jason's Market Place 選購；
或在露天拍賣、奇摩拍賣、蝦皮購物、Pchome24h 線上購物、樂天市場等網路平台以關鍵字搜尋；
或者在以下推薦的通路洽詢購買。
至於少數在台灣無法取得的食材，建議可斟酌以風味相近的同種類食材替代。

以下羅列的店家所販售的食材不限於下述分類，較完整的商品類別標註在營業項目說明中，您可利用各官方網站所提供之搜尋器或目錄來搜尋您所需要的品項。（以下店家依筆劃順序排列）

生鮮蔬果

101 購物商城（網路訂購）
http://www.101sm.com/shop/
營業項目：各式歐美進口食材、生菜、烘焙食材、香料及調味料、米麵五穀等。

la marche 圓頂市集（網路訂購）
http://www.lamarche.com.tw/
營業項目：各式生鮮蔬菜、乳酪與乳製品、米麵五穀、西式香料及醬料等。

大洋進口蔬果商行（門市）
https://goo.gl/Zd4PAA
營業項目：各式進口生鮮蔬菜及水果。

東遠國際（網路訂購）
http://www.pnpfood.com/
營業項目：各式進口生鮮蔬菜與水產、乳酪及乳製品、歐陸加工肉品、米麵五穀、調味料及醬料等。

歐陸食材小舖（門市／網路訂購）
https://www.theeupantry.com/
營業項目：各式進口生鮮蔬菜、乳酪及乳製品、烘焙材料、米麵五穀、香料、堅果及罐頭等。

米麵與五穀雜糧

iHerb（網路訂購）
https://tw.iherb.com/
營業項目：綜合類健康食材與食品，包括苔麩、奇亞籽、大麻仁（火麻仁）與各式堅果等。

天天里仁（門市／網路訂購）
https://www.leezen.com.tw/
營業項目：各式米麵五穀、堅果、素食及豆製品、香辛料、生鮮蔬果等。

棉花田生機園地（門市）
田裡甜購物網（網路訂購）
https://www.healthyfood.com.tw/
營業項目：各式米麵五穀、南北貨、生鮮蔬果、素食及豆製品、乳製品等。

聖德科斯生機食品（門市／網路訂購）
http://www.santacruz.com.tw/
營業項目：各式米麵五穀、堅果、素食及豆製品、調味品及醬料等。

素食豆製品

一般素食豆製品可至素食材料行或有機商店購買，天貝則可至印尼商店或以下通路洽詢。

台灣天貝食品（網路訂購）
http://www.tempeh.com.tw/

伊布天貝王（網路訂購）
http://www.yibutempeh.com.tw/

鵝之心天貝（網路訂購）
https://www.swanhearts.com.tw/

1   D. Ornish, S. E. Brown, L. W. Scherwitz, et al., "Can Lifestyle Changes Reverse Coronary Heart Disease? The Lifestyle Heart Trial," *Lancet* 336, no. 8707 (1990): 129–33.

2   J. W. Anderson and K. Ward, "High-Carbohydrate, High-Fiber Diets for Insulin-Treated Men with Diabetes Mellitus," *Am J Clin Nutr* 32, no. 11 (1979): 2312–21.

3   Kaiser Permanente, "The Plant-Based Diet: A Healthier Way to Eat," https://share.kaiserpermanente.org/wp-content/uploads/2015/10/The-Plant-Based-Diet-booklet.pdf. 2013, accessed April 10, 2015.

4   T. Monte and I. Pritikin, *Pritikin: The Man Who Healed America's Heart* (Emmaus, PA: Rodale Press; 1988).

5   D. Mozaffarian, E. J. Benjamin, A. S. Go, et al., "Heart Disease and Stroke Statistics—2015 Update: A Report from the American Heart Association," *Circulation* 131, no. 4 (2015): e29–322.

6   T. C. Campbell, B. Parpia, and J. Chen, "Diet, Lifestyle, and the Etiology of Coronary Artery Disease: The Cornell China Study," *Am J Cardiol* 82, no. 10B (1998): 18T–21T.

7   W. A. Thomas, J. N. Davies, R. M. O'Neal, and A. A. Dimakulangan, "Incidence of Myocardial Infarction Correlated with Venous and Pulmonary Thrombosis and Embolism. A Geographic Study Based on Autopsies in Uganda, East Africa and St. Louis, U.S.A.," *Am J Cardiol* 5 (1960): 41–47.

8   R. D. Voller and W. B. Strong, "Pediatric Aspects of Atherosclerosis," *Am Heart J* 101, no. 6 (1981): 815–36.

9   C. Napoli, F. P. D'Armiento, FP. Mancini, et al., "Fatty Streak Formation Occurs in Human Fetal Aortas and Is Greatly Enhanced by Maternal Hypercholesterolemia. Intimal Accumulation of Low Density Lipoprotein and Its Oxidation Precede Monocyte Recruitment into Early Atherosclerotic Lesions," *J Clin Invest* 100, no. 11 (1997): 2680–90.

10 W. F. Enos, R. H. Holmes, and J. Beyer, "Coronary Disease Among United States Soldiers Killed in Action in Korea: Preliminary Report," *J Am Med Assoc* 152, no. 12 (1953): 1090–93.

11 R. D. Voller and W. B. Strong, "Pediatric Aspects of Atherosclerosis," *Am Heart J* 101, no. 6 (1981): 815–36.

12 D. Ornish, L. W. Scherwitz, J. H. Billings, et al., "Intensive Lifestyle Changes for Reversal of Coronary Heart Disease," *JAMA* 280, no. 23 (1998): 2001–7.

13 C. B. Esselstyn Jr, G. Gendy, J. Doyle, M. Golubic, and M. F. Roizen, "A Way to Reverse CAD?" *J Fam Pract* 63, no. 7 (2014): 356–64b.

14 American Cancer Society, "Cancer Facts and Figures 2015" (Atlanta: American Cancer Society, 2015); National Heart, Lung, and Blood Institute, NIH, *NHLBI Fact Book, Fiscal Year 2012*, http://www.nhlbi.nih.gov/files/docs/factbook/FactBook2012.pdf, February 2013, accessed March 31, 2015.

15 P. Riso, D. Martini, P. Møller, et al., "DNA Damage and Repair Activity After Broccoli Intake in Young Healthy Smokers," *Mutagenesis* 25, no. 6 (November 2010): 595–602.

16 I. C. Walda, C. Tabak, H. A. Smit, et al., "Diet and 20-Year Chronic Obstructive Pulmonary Disease Mortality in Middle-Aged Men from Three European Countries," *Eur J Clin Nutr* 56, no. 7 (2002): 638–43.

17 J. L. Protudjer, G. P. Sevenhuysen, C. D. Ramsey, A. L. Kozyrskyj, and A. B. Becker, "Low Vegetable Intake Is Associated with Allergic Asthma and Moderate-to-Severe Airway Hyperresponsiveness," *Pediatr Pulmonol* 47, no. 12 (2012): 1159–69.

18 L. G. Wood, M. L. Garg, J. M. Smart, H. A. Scott, D. Barker, and P. G. Gibson, "Manipulating Antioxidant Intake in Asthma: A Randomized Controlled Trial," *Am J Clin Nutr* 96, no. 3 (2012): 534–43.

19 D. Mozaffarian, E. J. Benjamin, A. S. Go, et al., "Heart Disease and Stroke Statistics—2015 Update: A Report from the American Heart Association," *Circulation* 131, no. 4 (2015): e29–322; Centers for Disease Control and Prevention, Deaths: Final Data for 2013 Table 10, "Number of deaths from 113 selected causes," *National Vital Statistics Report 2016* 64, no. 2.

20 D. E. Threapleton, D. C. Greenwood, C. E. Evans, et al., "Dietary Fiber Intake and Risk of First Stroke: A Systematic Review and Meta-analysis," *Stroke* 44, no. 5 (2013): 1360–68.

21 L. D'Elia, G. Barba, F. P. Cappuccio, and P. Strazzullo, "Potassium Intake, Stroke, and Cardiovascular Disease: A Meta-analysis of Prospective Studies," *J Am Coll Cardiol* 57, no. 10 (2011): 1210–19.

22 J. C. de la Torre, "Alzheimer's Disease Is Incurable but Preventable," *J Alzheimers Dis* 20, no. 3 (2010): 861–70.

23 A. E. Roher, S. L. Tyas, C. L. Maarouf, et al., "Intracranial Atherosclerosis as a Contributing Factor to Alzheimer's Disease Dementia," *Alzheimers Dement* 7, no. 4 (2011): 436–44; M. Yarchoan, S. X. Xie, M. A. Kling, et al., "Cerebrovascular Atherosclerosis Correlates with Alzheimer Pathology in Neurodegenerative Dementias," *Brain* 135, part 2 (2012): 3749–56; L. S. Honig, W. Kukull, and R. Mayeux, "Atherosclerosis and AD: Analysis of Data from the US National Alzheimer's Coordinating Center," *Neurology* 64, no. 3 (2005): 494–500.

24 L. White, H. Petrovitch, G. W. Ross, et al., Prevalence of Dementia in Older Japanese-American Men in Hawaii: The Honolulu-Asia Aging Study," *JAMA* 276, no. 12 (1996): 955–60.

25 H. C. Hendrie, A. Ogunniyi, K. S. Hall, et al., "Incidence of Dementia and Alzheimer Disease in 2 Communities: Yoruba Residing in Ibadan, Nigeria, and African Americans Residing in Indianapolis, Indiana," *JAMA* 285, no. 6 (2001): 739–47.

26 V. Chandra, M. Ganguli, R. Pandav, et al., "Prevalence of Alzheimer's Disease and Other Dementias in Rural India: The Indo-US Study," *Neurology* 51, no. 4 (1998): 1000–1008.

27 P. S. Shetty, "Nutrition Transition in India," *Public Health Nutr* 5, no. 1A (2002): 175–82.

28 American Cancer Society, "Cancer Facts and Figures 2015," Atlanta: American Cancer Society, 2015.

29 T. T. Macdonald and G. Monteleone, "Immunity, Inflammation, and Allergy in the Gut," *Science* 307. no. 5717 (2005): 1920–25.

30 S. Bengmark, M. D. Mesa, and A. Gill, "Plant-Derived Health—The Effects of Turmeric and Curcuminoids," *Nutr Hosp* 24, no. 3 (2009): 273–81.

31 A. Hutchins-Wolfbrandt and A. M. Mistry, "Dietary Turmeric Potentially Reduces the Risk of Cancer," *Asian Pac J Cancer Prev* 12, no. 12 (2011): 3169–73.

32 International Institute for Population Sciences (IIPS) and Macro International. *National Family Health Survey (NFHS-3), 2005-06: India: Volume. 1.* Mumbai: IIPS, 2007. http://dhsprogram.com/pubs/pdf/FRIND3/FRIND3-Vol1andVol2.pdf

33 American Cancer Society, "Cancer Facts and Figures 2014," Atlanta: American Cancer Society, 2014.

34 A. C. Thiébaut, L. Jiao, D. T. Silverman, et al., "Dietary Fatty Acids and Pancreatic Cancer in the NIH-AARP Diet and Health Study," *J Natl Cancer Inst* 101, no. 14 (2009): 1001–11.

35 S. Rohrmann, J. Linseisen, U. Nöthlings, et al., "Meat and Fish Consumption and Risk of Pancreatic Cancer: Results from the European Prospective Investigation into Cancer and Nutrition," *Int J Cancer* 132, no. 3 (2013): 617–24.

36 Centers for Disease Control and Prevention, "Deaths: Final Data for 2013 Table 10."

37 A. Gibson, J. Edgar, C. Neville, et al., "Effect of Fruit and Vegetable Consumption on Immune Function in Older People: A Randomized Controlled Trial," *Am J Clin Nutr* 96, no. 6 (2012): 1429–36.

38 M. Veldhoen, "Direct Interactions Between Intestinal Immune Cells and the Diet," *Cell Cycle* 11, no. 3 (February 1, 2012): 426–27.

39 L. S. McAnulty, D. C. Nieman, C. L. Dumke, et al., "Effect of Blueberry Ingestion on Natural Killer Cell Counts, Oxidative Stress, and Inflammation Prior to and after 2.5 H of Running," *Appl Physiol Nutr Metab* 36, no. 6 (2011): 976–84.

40 Centers for Disease Control and Prevention, "Number (in Millions) of Civilian, Noninstitutionalized Persons with Diagnosed Diabetes, United States, 1980–2011," http://www.cdc.gov/diabetes/statistics/prev/national/figpersons.htm, March 28, 2013, accessed May 3, 2015.

41 Centers for Disease Control and Prevention, "Deaths: Final Data for 2013 Table 10."

42 M. Roden, T. B. Price, G. Perseghin, et al., "Mechanism of Free Fatty Acid–Induced Insulin Resistance in Humans," *J Clin Invest* 97, no. 12 (1996): 2859–65.

43 E. Ginter and V. Simko, "Type 2 Diabetes Mellitus, Pandemic in 21st Century," *Adv Exp Med Biol* 771 (2012): 42–50.

44 S. Tonstad, T. Butler, R. Yan, and G. E. Fraser, "Type of Vegetarian Diet, Body Weight, and Prevalence of Type 2 Diabetes," *Diabetes Care* 32, no. 5 (2009): 791–96.

45 R. C. Mollard, B. L. Luhovyy, S. Panahi, M. Nunez, A. Hanley, and G. H. Anderson, "Regular Consumption of Pulses for 8 Weeks Reduces Metabolic Syndrome Risk Factors in Overweight and Obese Adults," *Br J Nutr* 108, suppl. 1 (2012): S111–22.

46 S. Tonstad, K. Stewart, K. Oda, M. Batech, R. P. Herring, and G. E. Fraser, "Vegetarian Diets and Incidence of Diabetes in the Adventist Health Study-2," *Nutr Metab Cardiovasc Dis* 23, no. 4 (2013): 292–99.

47 J. W. Anderson and K. Ward, "High-Carbohydrate, High-Fiber Diets for Insulin-Treated Men with Diabetes Mellitus," *Am J Clin Nutr* 32, no. 11 (1979): 2312–21.

48 S. Bromfield and P. Muntner, "High Blood Pressure: The Leading Global Burden of Disease Risk Factor and the Need for Worldwide Prevention Programs," *Curr Hypertens Rep* 15, no. 3 (2013): 134–36.

49 S. S. Lim, T. Vos, A. D. Flaxman, et al., "A Comparative Risk Assessment of Burden of Disease and Injury Attributable to 67 Risk Factors and Risk Factor Clusters in 21 Regions, 1990–2010: A Systematic Analysis for the Global Burden of Disease Study 2010," *Lancet* 380, no. 9859 (2012): 2224–60.

50 D. Mozaffarian, E. J. Benjamin, A. S. Go, et al., "Heart Disease and Stroke Statistics—2015 Update: A Report from the American Heart Association," *Circulation* 131, no. 4 (2015): e29–322.

51 T. Nwankwo, S. S. Yoon, V. Burt, and Q. Gu, "Hypertension among Adults in the United States: National Health and Nutrition Examination Survey, 2011–2012," *NCHS Data Brief* no. 133 (2013): 1–8.

52 C. P. Donnison, "Blood Pressure in the African Native," *Lancet* 213, no. 5497 (1929): 6–7.

53 M. R. Law, J. K. Morris, and N. J. Wald, "Use of Blood Pressure Lowering Drugs in the Prevention of Cardiovascular Disease: Meta-analysis of 147 Randomised Trials in the Context of Expectations from Prospective Epidemiological Studies," *BMJ* 338 (2009): b1665.

54 P. Tighe, G. Duthie, N. Vaughan, et al., "Effect of Increased Consumption of Whole-Grain Foods on Blood Pressure and Other Cardiovascular Risk Markers in Healthy Middle-Aged Persons: A Randomized Controlled Trial," *Am J Clin Nutr* 92, no. 4 (2010): 733–40.

55 D. L. McKay, C. Y. Chen, E. Saltzman, and J. B. Blumberg, "*Hibiscus sabdariffa* L. tea (Tisane) Lowers Blood Pressure in Prehypertensive and Mildly Hypertensive Adults," *J Nutr* 140. no. 2 (2010): 298–303.

56 D. Rodriguez-Leyva, W. Weighell, A. L. Edel, et al., "Potent Antihypertensive Action of Dietary Flaxseed in Hypertensive Patients," *Hypertension* 62, no. 6 (2013): 1081–89.

57 Centers for Disease Control and Prevention, "Deaths: Final Data for 2013 Table 10."

58 E. M. McCarthy and M. E. Rinella, "The Role of Diet and Nutrient Composition in Nonalcoholic Fatty Liver Disease," *J Acad Nutr Diet* 112, no. 3 (2012): 401–9.

59 J. F. Silverman, W. J. Pories, and J. F. Caro, "Liver Pathology in Diabetes Mellitus and Morbid Obesity: Clinical, Pathological and Biochemical Considerations," *Pathol Annu* 24 (1989): 275–302.

60 S. Singh, A. M. Allen, Z. Wang, L. J. Prokop, M. H. Murad, and R. Loomba, "Fibrosis Progression in Nonalcoholic Fatty Liver vs Nonalcoholic Steatohepatitis: A Systematic Review and Meta-analysis of Paired-Biopsy Studies," *Clin Gastroenterol Hepatol* S1542–3565, no. 14 (2014), 00602–8.

61 S. Zelber-Sagi, D. Nitzan-Kaluski, R. Goldsmith, et al., "Long Term Nutritional Intake and the Risk for Non-alcoholic Fatty Liver Disease (NAFLD): A Population Based Study," *J Hepatol* 47, no. 5 (November 2007): 711–17.

62 Ibid.

63 H. C. Chang, C. N. Huang, D. M. Yeh, S. J. Wang, C. H. Peng, and C. J. Wang, "Oat Prevents Obesity and Abdominal Fat Distribution, and Improves Liver Function in Humans," *Plant Foods Hum Nutr* 68, no. 1 (2013): 18–23.

64 American Cancer Society, "Cancer Facts and Figures 2015."

65 T. J. Key, P. N. Appleby, E. A. Spencer, et al., "Cancer Incidence in British Vegetarians," *Br J Cancer* 101, no. 1 (2009): 192–97.

66 C. A. Thompson, T. M. Habermann, A. H. Wang, et al., "Antioxidant Intake from Fruits, Vegetables and Other Sources and Risk of Non-Hodgkin's Lymphoma: The Iowa Women's Health Study," *Int J Cancer* 136, no. 4 (2010): 992–1003.

67 S. G. Holtan, H. M. O'Connor, Z. S. Fredericksen, et al., "Food-Frequency Questionnaire-Based Estimates of Total Antioxidant Capacity and Risk of Non-Hodgkin Lymphoma," *Int J Cancer* 131, no. 5 (2012;): 1158–68.

68 Centers for Disease Control and Prevention. "Deaths: Final Data for 2013 Table 10."

69 J. Coresh, E. Selvin, L. A. Stevens, et al., "Prevalence of Chronic Kidney Disease in the United States," *JAMA* 298, no. 17 (2007): 2038–47.

70 T. P. Ryan, J. A. Sloand, P. C. Winters, J. P. Corsetti, and S. G. Fisher, "Chronic Kidney Disease Prevalence and Rate of Diagnosis," *Am J Med* 120, no. 11 (2007): 981–86.

71 J. Lin, F. B. Hu, and G. C. Curhan, "Associations of Diet with Albuminuria and Kidney Function Decline," *Clin J Am Soc Nephrol* 5, no. 5 (2010): 836–43.

72 P. Fioretto, R. Trevisan, A. Valerio, et al., "Impaired Renal Response to a Meat Meal in Insulin-Dependent Diabetes: Role of Glucagon and Prostaglandins," *Am J Physiol* 258, no. 3, part 2 (1990): F675–F83.

73 A. H. Simon, P. R. Lima, M. Almerinda V. F. Alves, P. V. Bottini, and J. B. Lopes de Faria, "Renal Haemodynamic Responses to a Chicken or Beef Meal in Normal Individuals," *Nephrol Dial Transplant* 13, no. 9 (1998): 2261–64.

74 P. Kontessis, S. Jones, R. Dodds, et al., "Renal, Metabolic and Hormonal Responses to Ingestion of Animal and Vegetable Proteins," *Kidney Int* 38, no. 1 (July 1990): 136–44.

75 Z. M. Liu, S. C. Ho, Y. M. Chen, N. Tang, and J. Woo, "Effect of Whole Soy and Purified Isoflavone Daidzein on Renal Function—A 6-Month Randomized Controlled Trial in Equol-Producing Postmenopausal Women with Prehypertension," *Clin Biochem* 47, nos. 13–14 (2014): 1250–56.

76 American Cancer Society, "Breast Cancer Facts and Figures 2013–2014," http://www.cancer.org/acs/groups/content/@research/documents/document/acspc-042725.pdf, published 2013, accessed March 10, 2015.

77 S. E. Steck, M. M. Gaudet, S. M. Eng, et al., "Cooked Meat and Risk of Breast Cancer—Lifetime versus Recent Dietary Intake," *Epidemiology* 18, no. 3 (2007): 373–82.

78 C. M. Kitahara, A. Berrington de Gonzhara, N. D. Freedman, et al., "Total Cholesterol and Cancer Risk in a Large Prospective Study in Korea," *J Clin Oncol* 29, no. 12 (2011): 1592–98.

79 D. A. Boggs, J. R. Palmer, L. A. Wise, et al., "Fruit and Vegetable Intake in Relation to Risk of Breast Cancer in the Black Women's Health Study," *Am J Epidemiol* 172, no. 11 (2010): 1268–79.

80 Q. Li, T. R. Holford, Y. Zhang, et al., "Dietary Fiber Intake and Risk of Breast Cancer by Menopausal and Estrogen Receptor Status," *Eur J Nutr* 52, no. 1 (2013): 217–23.

81 Centers for Disease Control and Prevention, "Deaths: Final Data for 2013, table 18," http://www.cdc.gov/nchs/data/nvsr/nvsr64/nvsr64_02.pdf, accessed March 20, 2015.

82 N. Sartorius, "The Economic and Social Burden of Depression," *J Clin Psychiatry*, 62, suppl. 15 (2001): 8–11.

83 A. C. Tsai, T.-L. Chang, and S.-H. Chi, "Frequent Consumption of Vegetables Predicts Lower Risk of Depression in Older Taiwanese—Results of a Prospective Population-Based Study," *Public Health Nutr* 15, no. 6 (2012): 1087–92.

84 F. Gomez-Pinilla and T. T. J. Nguyen, "Natural Mood Foods: The Actions of Polyphenols against Psychiatric and Cognitive Disorders," *Nutr Neurosci* 15, no. 3 (2012): 127–33.

85 A. A. Noorbala, S. Akhondzadeh, N. Tahmacebi-Pour, and A. H. Jamshidi, "Hydro-alcoholic Extract of Crocus sativus L. versus Fluoxetine in the Treatment of Mild to Moderate Depression: A Double-Blind, Randomized Pilot Trial," *J Ethnopharmacol* 97, no. 2 (2005): 281–84.

86 J. L. Jahn, E. L. Giovannucci, and M. J. Stampfer, "The High Prevalence of Undiagnosed Prostate Cancer at Autopsy: Implications for Epidemiology and Treatment of Prostate Cancer in the Prostate-Specific Antigen-Era," *Int J Cancer* 137, no. 12 (2015): 2795-2802.

87 Centers for Disease Control and Prevention, "Prostate Cancer Statistics," http://www.cdc.gov/cancer/prostate/statistics/index.htm, updated September 2, 2014, accessed March 11, 2015.

88 D. Ganmaa, X. M. Li, L. Q. Qin, P. Y. Wang, M. Takeda, and A. Sato," "The Experience of Japan as a Clue to the Etiology of Testicular and Prostatic Cancers," *Med Hypotheses* 60, no. 5 (2003): 724–30.

89 D. Aune, D. A. Navarro Rosenblatt, D. S. Chan, et al., "Dairy Products, Calcium, and Prostate Cancer Risk: A Systematic Review and Meta-analysis of Cohort Studies," *Am J Clin Nutr* 101, no. 1 (2015): 87–117.

90 D. Ornish, G. Weidner, W. R. Fair, et al., "Intensive Lifestyle Changes May Affect the Progression of Prostate Cancer," *J Urol* 174, no. 3 (2005): 1065–69.

91 Centers for Disease Control and Prevention, "Deaths: Final Data for 2013, table 10."

92 R. Vogt, D. Bennett, D. Cassady, J. Frost, B. Ritz, and I. Hertz-Picciotto, "Cancer and Non-cancer Health Effects from Food Contaminant Exposures for Children and Adults in California: A Risk Assessment," *Environ Health* 11 (2012): 83.

93 European Food Safety Authority, "Results of the Monitoring of Non Dioxin-like PCBs in Food and Feed," *EFSA Journal* 8, no. 7 (2010): 1701.

94 H. Arguin, M. Arguin, G. A. Bray, et al., "Impact of Adopting a Vegan Diet or an Olestra Supplementation on Plasma Organochlorine Concentrations: Results from Two Pilot Studies," *Br J Nutr* 103, no. 10 (2010): 1433–41.

[95] J. Lazarou, B. H. Pomeranz, and P. N. Corey, "Incidence of Adverse Drug Reactions in Hospitalized Patients: A Meta-analysis of Prospective Studies," *JAMA* 279, no. 15 (1998): 1200–1205; B. Starfield, "Is US Health Really the Best in the World?," *JAMA* 284, no. 4 (2000): 483–85; R. M. Klevens, J. R. Edwards, C. L. Richards, et al., "Estimating Health Care–Associated Infections and Deaths in U.S. Hospitals, 2002," *Public Health Rep* 122, no. 2 (2007): 160–66; Institute of Medicine, "To Err Is Human: Building a Safer Health System," http://www.iom.edu/~/media/Files/Report%20 Files/1999/To-Err-is-Human/To%20Err%20is%20 Human%201999%20%20report%20brief.pdf, November 1999, accessed March 12, 2015.

[96] Klevens, Edwards, Richards, et al., "Estimating Health Care–Associated Infections and Deaths in U.S. Hospitals, 2002."

[97] Lazarou, Pomeranz, and Corey, "Incidence of Adverse Drug Reactions in Hospitalized Patients."

[98] Institute of Medicine, "To Err Is Human."

[99] E. Picano, "Informed Consent and Communication of Risk from Radiological and Nuclear Medicine Examinations: How to Escape from a Communication Inferno," *BMJ* 329, no. 7470 (2004): 849–51.

[100] C. W. Schmidt, "CT Scans: Balancing Health Risks and Medical Benefits," *Environ Health Perspect* 120, no. 3 (2012): A118–21.

[101] P. N. Trewby, A. V. Reddy, C. S. Trewby, V. J. Ashton, G. Brennan, and J. Inglis, "Are Preventive Drugs Preventive Enough? A Study of Patients' Expectation of Benefit from Preventive Drugs," *Clin Med* 2, no. 6 (2002): 527–33.

[102] Y. F. Chu, J. Sun, X. Wu, and R. H. Liu, "Antioxidant and Antiproliferative Activities of Common Vegetables," *J Agric Food Chem* 50, no. 23 (2002): 6910–16.

[103] W. Rock, M. Rosenblat, H. Borochov-Neori, N. Volkova, S. Judeinstein, M. Elias, and M. Aviram, Effects of Date (Phoenix dactylifera L., Medjool or Hallawi Variety) Consumption by Healthy Subjects on Serum Glucose and Lipid Levels and on Serum Oxidative Status: A Pilot Study," *J Agric Food Chem* 57, no. 17 (September 9, 2009): 8010–17.

[104] D. Rodriguez-Leyva, W. Weighell, A. L. Edel, et al., "Potent Antihypertensive Action of Dietary Flaxseed in Hypertensive Patients," *Hypertension* 62, no. 6 (2013): 1081–89.

[105] V. A. Cornelissen, R. Buys, and N. A. Smart, "Endurance Exercise Beneficially Affects Ambulatory Blood Pressure: A Systematic Review and Meta-analysis," *J Hypertens* 31, no. 4 (2013): 639–48.

[106] C. J. Fabian, B. F. Kimler, C. M. Zalles, et al., "Reduction in Ki-67 in Benign Breast Tissue of High-Risk Women with the Lignan Secoisolariciresinol Diglycoside," *Cancer Prev Res* (Phila) 3, no. 10 (2010): 1342–50.

[107] S. Y. Kim, S. Yoon, S. M. Kwon, K. S. Park, and Y. C. Lee-kim, "Kale Juice Improves Coronary Artery Disease Risk Factors in Hypercholesterolemic Men," *Biomed Environ Sci* 21, no. 2 (2008): 91–97.

[108] R. H. Dressendorfer, C. E. Wade, C. Hornick, and G. C. Timmis, "High-Density Lipoprotein-Cholesterol in Marathon Runners during a 20-Day Road Race," *JAMA* 247, no. 12 (1982): 1715–17.

[109] G. K. Hovingh, D. J. Rader, and R. A. Hegele, "HDL Re-examined," *Curr Opin Lipidol* 26, no. 2 (2015): 127–32.

[110] D. B. Haytowitz and S. A. Bhagwat, "USDA Database for the Oxygen Radical Capacity (ORAC) of Selected Foods, Release 2," Washington, DC: United States Department of Agriculture, 2010.

[111] U.S. Department of Agriculture, "Oxygen Radical Absorbance Capacity (ORAC) of Selected Foods—2007," http://www.orac-info-portal.de/download/ ORAC_R2.pdf, November 2007, accessed April 10, 2015.

[112] R. C. Mollard, B. L. Luhovyy, S. Panahi, M. Nunez, A. Hanley, and G. H. Anderson, "Regular Consumption of Pulses for 8 Weeks Reduces Metabolic Syndrome Risk Factors in Overweight and Obese Adults," *Br J Nutr* 108, suppl. 1 (2012): S111–22.

[113] H. C. Hung, K. J. Joshipura, R. Jiang, et al., "Fruit and Vegetable Intake and Risk of Major Chronic Disease," *J Natl Cancer Inst* 96, no. 21 (2004): 1577–84.

[114] K. J. Joshipura, F. B. Hu, J. E. Manson, et al., "The Effect of Fruit and Vegetable Intake on Risk for Coronary Heart Disease," *Ann Intern Med* 134, no. 12 (2001): 1106–14.

[115] K. J. Joshipura, A. Ascherio, J. E. Manson, et al., "Fruit and Vegetable Intake in Relation to Risk of Ischemic Stroke," *JAMA* 282, no. 13 (1999): 1233–39.

[116] Y. F. Chu, J. Sun, X. Wu, and R. H. Liu, "Antioxidant and Antiproliferative Activities of Common Vegetables," *J Agric Food Chem* 50, no. 23 (2002): 6910–16.

117 M. N. Chen, C. C. Lin, and C. F. Liu, "Efficacy of Phytoestrogens for Menopausal Symptoms: A Meta-analysis and Systematic Review," *Climacteric* 18, no. 2 (2015): 260–69.

118 C. Nagata, T. Mizoue, K. Tanaka, et al., "Soy Intake and Breast Cancer Risk: An Evaluation Based on a Systematic Review of Epidemiologic Evidence among the Japanese Population," *Jpn J Clin Oncol* 44, no. 3 (2014): 282–95.

119 F. Chi, R. Wu, Y. C. Zeng, R. Xing, Y. Liu, and Z. G. Xu, "Post-diagnosis Soy Food Intake and Breast Cancer Survival: A Meta-analysis of Cohort Studies," *Asian Pac J Cancer Prev* 14, no. 4 (2013): 2407–12.

120 E. L. Richman, P. R. Carroll, and J. M. Chan, "Vegetable and Fruit Intake after Diagnosis and Risk of Prostate Cancer Progression," *Int J Cancer* 131, no. 1 (2012): 201–10.

121 S. S. Nielsen, G. M. Franklin, W. T. Longstreth, P. D. Swanson, and H. Checkoway, "Nicotine from Edible Solanaceae and Risk of Parkinson Disease," *Ann Neurol* 74, no. 3 (2013): 472–77.

122 Y. F. Chu, J. Sun, X. Wu, and R. H. Liu, "Antioxidant and Antiproliferative Activities of Common Vegetables," *J Agric Food Chem* 50, no. 23 (2002): 6910–16.

123 S. C. Jeong, S. R. Koyyalamudi, and G. Pang, "Dietary Intake of Agaricusbisporus White Button Mushroom Accelerates Salivary Immunoglobulin A Secretion in Healthy Volunteers," *Nutrition* 28, no. 5 (2012): 527–31.

124 M. Jesenak, M. Hrubisko, J. Majtan, Z. Rennerova, and P. Banovcin, "Anti-allergic Effect of Pleuran (β-glucan from Pleurotus ostreatus) in Children with Recurrent Respiratory Tract Infections," *Phyto-ther Res* 28, no. 3 (2014): 471–74.

125 M. Maghbooli, F. Golipour, A. Moghimi Esfandabadi, and M. Yousefi, "Comparison between the Efficacy of Ginger and Sumatriptan in the Ablative Treatment of the Common Migraine," *Phytother Res* 28, no. 3 (2014): 412–15.

126 F. Kashefi, M. Khajehei, M. Tabatabaeichehr, M. Alavinia, and J. Asili, "Comparison of the Effect of Ginger and Zinc Sulfate on Primary Dysmenorrhea: A Placebo-Controlled Randomized Trial," *Pain Manag Nurs* 15, no. 4 (2014): 826–33.

127 World Cancer Research Fund/American Institute for Cancer Research, "Food, Nutrition, Physical Activity, and the Prevention of Cancer: A Global Perspective," Washington, DC: AICR, 2007.

128 G. E. Fraser and D. J. Shavlik, "Ten Years of Life: Is It a Matter of Choice?" *Arch Intern Med* 181, no. 13 (2001): 1645–52.

129 N. Annema, J. S. Heyworth, S. A. Mcnaughton, B. Iacopetta, and L. Fritschi, "Fruit and Vegetable Consumption and the Risk of Proximal Colon, Distal Colon, and Rectal Cancers in a Case-Control Study in Western Australia," *J Am Diet Assoc* 111, no. 10 (2011): 1479–90.

130 Y. F. Chu, J. Sun, X. Wu, and R. H. Liu, "Antioxidant and Antiproliferative Activities of Common Vegetables," *J Agric Food Chem* 50, no. 23 (2002): 6910–16.

131 M. Murphy, K. Eliot, R. M. Heuertz, and E. Weiss, "Whole Beetroot Consumption Acutely Improves Running Performance," *J Acad Nutr Diet* 111, no. 4 (2012): 548–52.

132 V. Kapil, R. S. Khambata, A. Robertson, M. J. Caulfield, and A. Ahluwalia, "Dietary Nitrate Provides Sustained Blood Pressure Lowering in Hypertensive Patients: A Randomized, Phase 2, Double-Blind, Placebo-Controlled Study," *Hypertension* 65, no. 2 (2015): 320–27.

133 M. Cruz-Correa, D. A. Shoskes, P. Sanchez, et al., "Combination Treatment with Curcumin and Quercetin of Adenomas in Familial Adenomatous Polyposis," *Clin Gastroenterol Hepatol* 4, no. 8 (2006): 1035–38.

134 C. Galeone, C. Pelucchi, R. Talamini, et al., "Onion and Garlic Intake and the Odds of Benign Prostatic Hyperplasia," *Urology* 70, no. 4 (2007): 672–76.

135 S. Gallus, R. Talamini, A. Giacosa, et al., "Does an Apple a Day Keep the Oncologist Away?" *Ann Oncol* 16, no. 11 (2005): 1841–44.

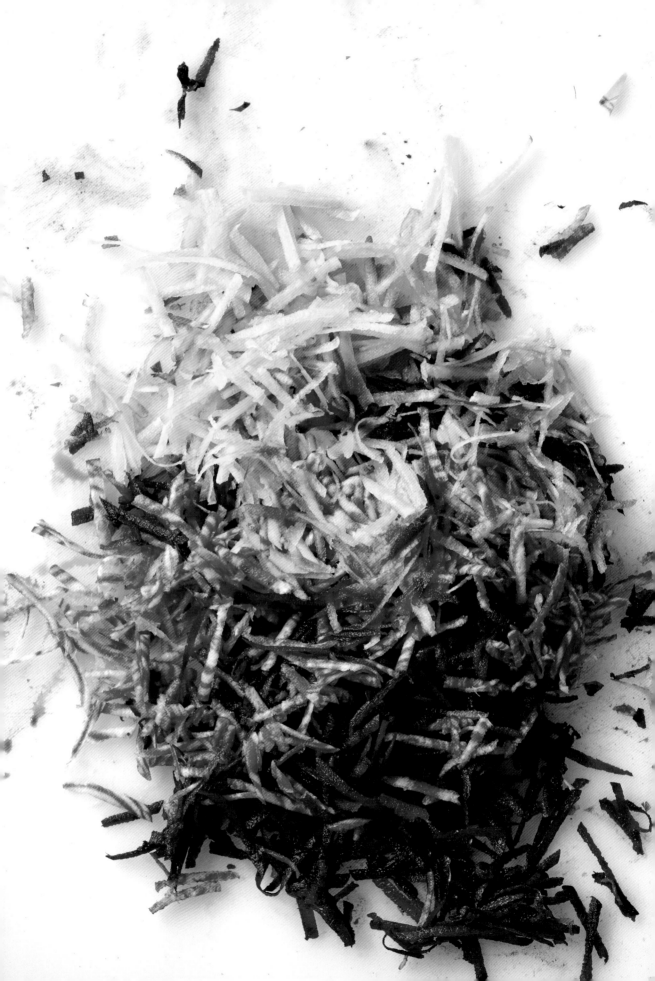

索引

斜體加粗的頁碼表示為照片。

H

I

N

O

W

Y

Z

食療聖經‧食譜版
預防‧阻斷‧逆轉15大慢性病的全食物蔬食×天然調味料理

THE HOW NOT to DIE COOKBOOK
100+ Recipes to Help Prevent and Reverse Disease

作者　麥克‧葛雷格（Michael Greger, MD）＆金‧史東（Gene Stone）
食譜設計　羅蘋‧羅伯森（Robin Robertson）
譯者　謝宜暉
特約編輯　宋良音
封面設計　Zooey Cho
內頁構成　奧嘟嘟工作室
行銷企劃　蕭浩仰、江紫涓
行銷統籌　駱漢琦
營運顧問　郭其彬
業務發行　邱紹溢
責任編輯　劉淑蘭
總編輯　李亞南

出版　漫遊者文化事業股份有限公司
地址　台北市大同區重慶北路二段 88 號 2 樓之 6
電話　(02)2715-2022
傳真　(02)2715-2021
讀者服務信箱　service@azothbooks.com
漫遊者臉書　www.facebook.com/azothbooks.read
網路書店　http://www.azothbooks.com

發行　大雁出版基地
地址　231 新北市新店區北新路三段 207-3 號 5 樓
電話　(02)8913-1005
傳真　(02)8913-1056
劃撥帳號　50022001
戶名　漫遊者文化事業股份有限公司

初版一刷　2018 年 11 月
二版三刷 (1)　2024 年 7 月
定價　台幣 750 元
ISBN　978-986-489-829-9

國家圖書館出版品預行編目 (CIP) 資料

食療聖經.食譜版：預防‧阻斷‧逆轉 15 大慢性病的全食物蔬食 × 天然調味料理 / 麥克.葛雷格 (Michael Greger), 金.史東 (Gene Stone) 合著；羅蘋.羅伯森 (Robin Robertson) 食譜設計；謝宜暉譯.-- 二版 .-- 臺北市：漫遊者文化事業股份有限公司出版：大雁文化事業股份有限公司發行, 2023.07
272 面；　19x26 公分

譯自：The how not to die cookbook : 100+ recipes to help prevent and reverse disease
ISBN 978-986-489-829-9(平裝)

1.CST：營養學 2.CST：健康飲食 3.CST：食譜

411.3
112009501

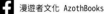

https://www.azothbooks.com/
漫遊，一種新的路上觀察學
漫遊者文化 AzothBooks

https://ontheroad.today/
大人的素養課，通往自由學習之路
遍路文化‧線上課程